Dr. med. Georg Kneißl

Das sanfte Gesundheitsbuch für Frauen

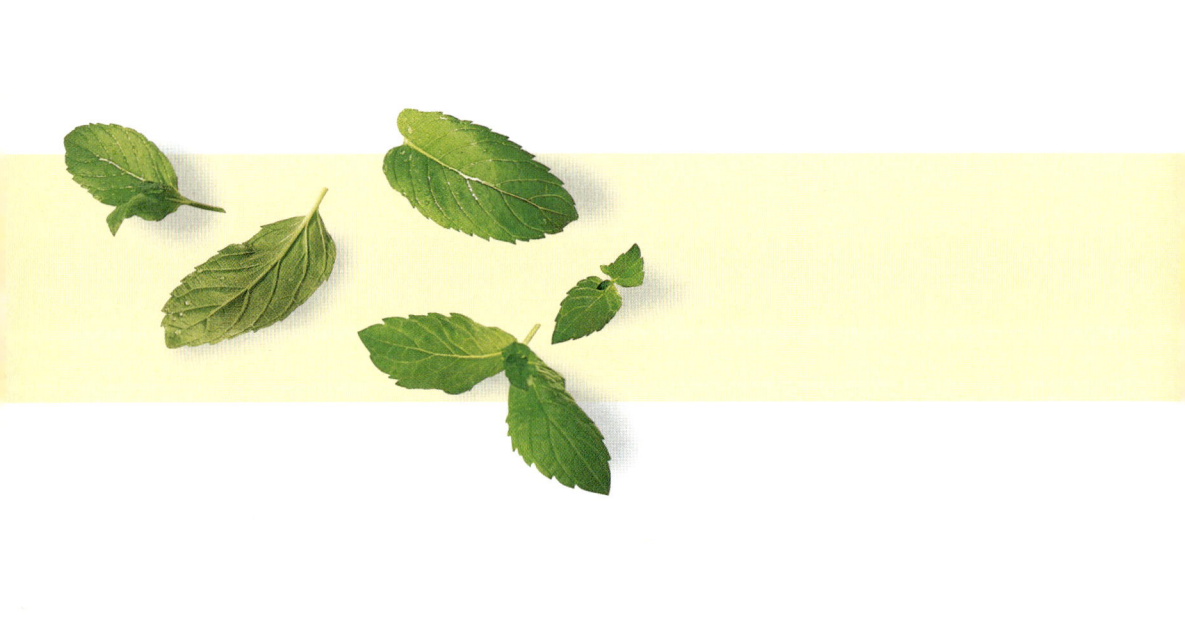

Dr. med. Georg Kneißl

Das sanfte Gesundheitsbuch für Frauen

Prävention, Behandlung und Selbsthilfe

➤ Traditionelle Chinesische Medizin
➤ Homöopathie und Schüßler-Salze
➤ Das Beste aus Ost und West

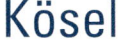

Wichtiger Hinweis:

Die in diesem Buch enthaltenen Empfehlungen, Hinweise und Vorschläge zur Selbstbehandlung sowie für die Behandlung von frauenspezifischen Erkrankungen basieren auf langjährigen Erfahrungen des Autors mit natürlichen Methoden der Vorbeugung und Heilung. Autor und Verlag weisen jedoch darauf hin, dass Leserinnen und Leser selbst zu entscheiden haben, inwieweit sie die Anregungen umsetzen möchten, und dass Selbstbehandlungen in eigener Verantwortung geschehen.

Im Zweifelsfall, bei akuten Schmerzen oder bei bestehender Erkrankung ist für eine korrekte Diagnose bzw. entsprechende Behandlung stets ein Arzt oder eine andere qualifizierte Fachperson aufzusuchen. Eine Haftung irgendwelcher Art von Seiten des Autors oder des Verlages wird hiermit ausgeschlossen.

Alle Fallgeschichten in diesem Buch entstammen der Praxis des Autors. Sämtliche Namen von Patienten wurden zur Wahrung ihrer Privatsphäre geändert.

Copyright © 2008 Kösel-Verlag, München,
in der Verlagsgruppe Random House GmbH
Umschlag: fuchs_design, München
Umschlagmotiv: Getty Images/Patrik Giardino
Layout und Herstellung: Ilse Weidenbacher, München
Gesamtherstellung: Print Consult, Grünwald
ISBN: 978-3-466-34519-9

*Gedruckt auf umweltfreundlich hergestelltem Bilderdruckkpapier
(säurefrei und chlorfrei gebleicht)*

www.koesel.de

Dieses Buch widme ich meiner lieben Frau Andrea,
die mir immerzu zur Seite steht.

INHALT

Vorwort 11
Zu Beginn: Das Beste aus Ost und West 13

METALL

Wehrhaft wie die Amazonen: Element Metall 29

Gut geschützt	☹ Infektanfälligkeit	30
Wärme von innen	☹ Entzündungen von Blase und Unterleib	33
Gesunde Schleimhäute	☹ Pilzinfektionen und Ausfluss	40
Kein Platz für Viren	☹ Feigwarzen und Herpes	50
Schön, glatt, rein	☹ Probleme mit Haut, Haaren und Nägeln	56

Wieder im Takt: Wie Sie dem Element Metall Gutes tun 70

ERDE

Die Mitte finden: Element Erde 77

Ein guter Spagat	☹ Überlastung und Burnout	80
Klar und konsequent	☹ Übergewicht	89
Rund, weich, sanft	☹ Magersucht	106
Gut in Form	☹ Cellulitis und Krampfadern	108

Ganz rund: Wie Sie dem Element Erde Gutes tun 115

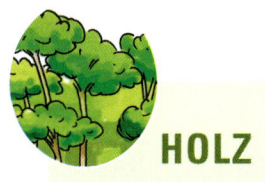

HOLZ

Im Auge des Sturms: Element Holz 123

Entspannung und Anspannung im Wechsel	☹Migräne	127
Gut gestimmt	☹Prämenstruelles Syndrom und Periodenschmerzen	132
Ruhiger Fluss	☹Zyklusstörungen und Blutungsanomalien	139
Frei von inneren Konflikten	☹Endometriose: Schleimhautnester im Bauchraum	149
Natürliche Hormone	☹Probleme mit der (falschen) Pille	154
Freie Meridiane	☹Knoten in der Brust	161
Intakte Steuerung	☹Krebs an Brust, Gebärmutter und anderen Organen	169
Hormonhaushalt in Balance	☹Myome und Eierstockzysten	182
Angemessene Reaktionen	☹Allergien	190

Ruhig und gelassen: Wie Sie dem Element Holz Gutes tun 192

FEUER

Sinn und Ziel sind eins: Element Feuer 197

Der richtige Platz	☹Schlafstörungen	199
Feuer und Flamme	☹Depressionen	205
Das Leben führen	☹Herz-Kreislauferkrankungen	209

Auf dem richtigen Weg: Wie Sie dem Element Feuer Gutes tun 213

WASSER

Frau und Mutter sein: Element Wasser		217
Störungsfreie Funktionen	☹ Sterilität und unerfüllter Kinderwunsch	219
Erfüllende Lust	☹ Sexualstörungen	234
Innerlich stark	☹ Gebärmuttersenkung und Harninkontinenz	238
Hormone bis zum Ende	☹ Wechseljahre und »Verblühen«	241

Potenziale entfalten: Wie Sie dem Element Wasser Gutes tun 259

P.S.: Lieber gesund als perfekt 261
Mein Dank 264

Anhang

Literaturempfehlungen 265
Bildquellen 269
Rezepturen 270
Bezugsquellen und Adressen 275
Über den Autor 277
Vorträge und Seminare des Autors 278
Sachregister und Medikamente 279
Register der Krankheiten und Symptome 284

VORWORT

Das Los der Frauen – oder gibt es auch welche ohne »Frauenleiden«?

»Wenn man es nur rechtzeitig erkannt hätte!«, höre ich oft Patientinnen und Patienten in meiner Praxis klagen. Viele von ihnen haben eine Odyssee von Arzt zu Arzt hinter sich, manchmal über Jahre hinweg. Oft gelten sie als »austherapiert«, und nicht selten sehen sie meine Praxis als letzte Anlaufstelle, bevor sie resignieren. Sie möchten es halt noch einmal mit einem naturheilkundlich arbeitenden Arzt probieren …

All das ist für mich Praxis-Alltag. Und damit offenbart sich das ganz normale Dilemma der Medizin, wie sie an unseren Universitäten gelehrt wird: der so genannten Schulmedizin. In manchen Bereichen zwar effektiv und mit überzeugenden Ergebnissen, versagen ihre therapeutischen Möglichkeiten aber oft gerade dann, wenn es um chronische Erkrankungen geht. Und warum? Dafür gibt es meines Erachtens viele Gründe. Ich will mich jedoch hier gar nicht so grundsätzlich darüber auslassen, denn ich bin selbst ausgebildeter Schulmediziner und schätze viele meiner Kollegen sehr.

Eines allerdings springt mir ins Auge: Die wissenschaftliche Schulmedizin versteht sich als Feuerwehr. Sie rückt mit dem großen Löschzug und mit schwerem Gerät an, wenn der Brand bereits den Dachfirst durchschlägt: Der Lippenherpes hat sich schon über den gesamten Oberlippenbogen gezogen, der Schlaganfall ist da, und ganze Areale im Gehirn sind lahmgelegt, die Krebsvorsorge war in Wahrheit keine Vorsorge, sondern nur Früherkennung, der Tumor jedenfalls existiert bereits, und so weiter. Wie man aber verhindern kann, dass der Großbrand überhaupt entsteht – dazu hat die Schulmedizin keine Antworten.

Stellen Sie sich vor, dass von einer brennenden Kerze, mit der Sie Ihren Tisch geschmückt haben, ein kleiner Funke auf das Tischtuch überspringt. Ein Tupfen mit dem Finger genügt, und schon wird Schlimmeres verhindert. Selbst wenn schon eine Flamme züngelt, können Sie noch aus eigener Kraft das Unheil aufhalten, indem Sie mit einer Decke das Feuer ersticken.

So ähnlich ist es auch mit kleinen und auch großen Erkrankungen: Jede Erkrankung hat ihren Grund und jede hat ihre Entstehungsgeschichte, keine Krankheit wird vom Himmel geschickt oder entsteht durch Zufall. Und jede Krankheit lässt sich verhindern. Für schulmedizinische Ohren ist das starker

Tobak, ich weiß das. Noch einmal, denn das ist mir wichtig: Jede Krankheit lässt sich verhindern! Sie müssen nicht an Migräne leiden. Niemand zwingt Sie dazu, mit starken Schmerzen vor oder während der Periode zu leben. Zu Beschwerden während der Wechseljahre hat Sie niemand verurteilt. Ausfluss, Cellulitis, Myome, usw. – die sogenannten Frauenleiden sind nicht normal!

Und viele chronische Krankheiten und Beschwerden, die nicht im Vorfeld verhindert wurden, sind heilbar, wenn Sie noch rechtzeitig genug die Ursachen beseitigen, bevor die Krankheiten unumkehrbare physische Fakten geschaffen haben.

Aber: Nur wenn Sie sich mit den Ursachen und Bedingungen von Gesundheit und Krankheit beschäftigen, können Sie frühzeitig erkennen, dass – um beim Bild der Kerze zu bleiben – der Docht unsauber brennt und Funken wirft. Sie müssen schon genau hinschauen! Wenn Sie das tun – und in diesem Buch zeige ich Ihnen, worauf Sie achten müssen –, dann erkennen Sie die gesundheitlichen Störungen früh. Und je früher, desto einfacher und wirksamer ist die Therapie. Vieles können Sie dann noch selbst wieder ins Lot bringen, auch ohne Arzttermin. Außerdem erkennen Sie dann auch, wann der Gang zum Arzt wirklich angezeigt ist und die Grenzen der Selbstbehandlung erreicht sind.

Und nun gehen Sie noch einen Schritt weiter: Wenn Sie wirklich völlig gesund leben und Ihren Organismus gezielt und gründlich dort gestärkt haben, wo eine Schwachstelle war, dann können Krankheiten gar nicht erst entstehen. Dieses Ziel lässt sich heutzutage zwar kaum mehr vollständig erreichen – dazu ist unsere alltägliche Umgebung bereits zu vergiftet, zu verstrahlt, zu stressig –, aber Sie können versuchen, dem Ideal nahezukommen. Und unterschätzen Sie nicht, was unser Körper alles aushält. Damit eine Krankheit ausbricht, muss schon eine massive Beeinträchtigung vorliegen. Gesund sein, das ist auch heute noch möglich.

Ich wünsche mir, dass dieses Buch Ihnen hilft, gesünder und freier von Beschwerden zu leben.

Ihr Dr. med Georg Kneißl *Zangberg, im Frühjahr 2008*

ZU BEGINN:
DAS BESTE AUS OST UND WEST

Seit einiger Zeit – ausgehend von der modernen Physik seit den Nobelpreisträgern Albert Einstein, Werner Heisenberg, Niels Bohr und Max Planck zu Beginn des 20. Jahrhunderts – zieht eine ganz ungeheuerliche Entdeckung immer weitere Kreise und ist Gegenstand modernster Forschungen: Der Kern, die Substanz, das, was uns im Innersten zusammenhält, ist gar nicht fest. Ist kein Körnchen Materie, kein Atom, wie man sich das immer so gerne vorgestellt, sondern ein unkörperliches Etwas, das in ständigem Austausch, in unablässiger Kommunikation mit seiner Umgebung steht. Das kleinste Detail, das kleinste Bausteinchen eines jeden Körpers, ist gar kein Steinchen, sondern *Botschaft*. Information. Also im Prinzip: Geist. Alles Leben, alles, was wir anfassen können, ist danach ein einziges, komplexes Kommunikationssystem. Das klingt abstrakt. Aber die Auswirkungen sind ganz konkret!

Völlig verblüffend sind die Versuchsergebnisse, wenn man das Verhalten von Wassermolekülen unter veränderten Bedingungen im Elektronenmikroskop sichtbar macht: Die Moleküle fangen Stimmungen auf, in denen sich eine anwesende Versuchsperson befindet, und verändern entsprechend ihre Struktur. Unglaublich! Gerade Wasser als die Grundbedingung allen Lebens ist offenbar ganz besonders bereit dazu, Botschaften aufzufangen und weiterzuleiten. Masaru Emoto, ein japanischer Forscher, hat hierzu äußerst eindrucksvolle Bilder in seinem Buch *Die Botschaft des Wassers* veröffentlicht.

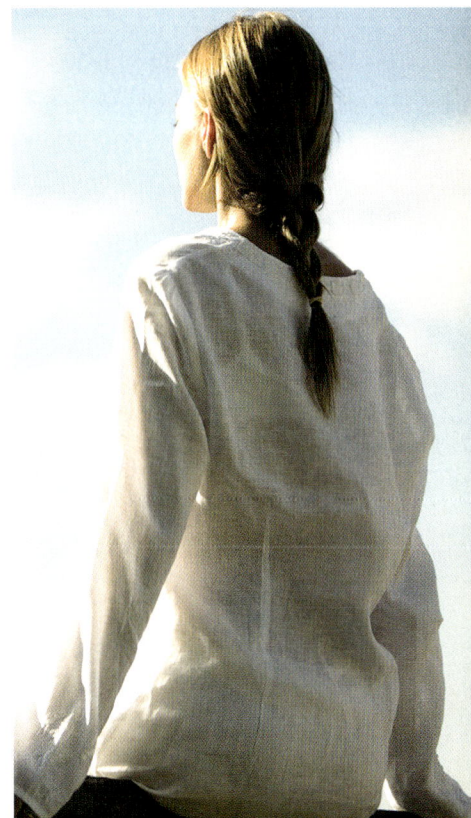

Die *Homöopathie* weiß von diesen so genannten »feinstofflichen« Wirkungen schon seit über 200 Jahren und nutzt dieses Wissen als Heilkunst. In der allerhöchsten Verdünnung einer Arznei bleibt die pure Information, die Botschaft »Heilung« zurück. Nicht die stoffliche Substanz ist also das Entscheidende, sondern die Botschaft, die sie trägt. So erklärt sich auch, warum die Homöopathie gerade mit den höchsten Verdünnungen (Potenzen genannt) die höchste Wirksamkeit erreicht.

In diesen hohen Potenzen finden Chemiker kein einziges Molekül der Ausgangssubstanz. Sie schütteln den Kopf und sagen: »So ein Quatsch, da ist nichts mehr drin! Kann nicht wirken!« – Und sie übersehen dabei völlig, dass die Trägersubstanz (Zucker, Alkohol oder Wasser) die konzentrierte, heilende Information aufgenommen hat, und dass sie nicht nach der Ausgangssubstanz, sondern nach der Botschaft hätten suchen sollen. Natürlich, das liegt jenseits der Grenzen der Chemie, dafür muss man Verständnis haben. Aber die Homöopathie wirkt auch bei Chemikern …

Das homöopathische Prinzip

»Similia similibus curantur« – Ähnliches wird mit Ähnlichem geheilt – ist hier das Motto einer jeden Therapie: Der Homöopath sucht nicht nach einem Gegenmittel gegen die Krankheit, sondern nach einer Substanz, deren Wirkungen bei unverdünnter Einnahme exakt den Symptomen entsprechen, die die jeweilige Krankheit hervorbringt. Dieses Mittel mobilisiert nun in seiner stark verdünnten (und damit chemisch ungefährlichen) Form die körpereigenen Kräfte – der Kranke wird durch das zur Selbstheilung angeregt, was ihn eigentlich krank machen wollte –, das heißt: Die Krankheit wird mit ihren eigenen Waffen geschlagen!

Mit dieser Methode, die der deutsche Arzt Samuel Hahnemann, der Begründer der Homöopathie, um 1800 das erste Mal in seinem Hauptwerk, dem Organon der Heilkunst, formulierte, lassen sich Krankheiten wirklich ausheilen. Der Körper wird mit ihnen ein für allemal fertig. Damit hat die Homöopathie uns etwas an die Hand gegeben, wovon die Schulmedizin nur träumen kann: Krankheiten können an der Wurzel geheilt werden, statt nur deren Symptome zu beseitigen!

Wie man ein konstitutionelles Erbe ausschlägt

Jeder, der einmal die plötzliche und verblüffende Wirkung des zur jeweiligen Symptomatik passenden homöopathischen Mittels am eigenen Leib verspürt hat, braucht keine »Beweise«. Aber die Homöopathie kann noch mehr, als nur akute Krankheiten heilen: Stellen Sie sich eine Medizin vor, die familiäre Dispositionen für bestimmte Krankheits-Typen – Erkrankungen der Lunge, der Haut, des Herzens usw. – auslöschen kann.

Was genau ist gemeint? Wenn Ihre Vorfahren über Generationen hinweg an Tuberkulose erkrankt waren, dann haben Sie von ihnen ziemlich sicher eine konstitutionelle Schwachstelle an der Lunge geerbt. Sie neigen dann zu allerlei Lungenkrankheiten, beginnend bei chronischen Atemwegsinfekten. Eine solche Medizin könnte Sie von dieser ererbten Schwachstelle ein für allemal befreien. Zauberei? Zukunftsmusik? Gentechnik? – Mitnichten! Nur homöopathische Konstitutionstherapie, und die gibt es seit über 200 Jahren ...

Ich kann ein Lied davon singen, wie oft mir Patientinnen erzählen, dass nicht nur sie, sondern auch ihre Mutter, Schwester und Oma an Migräne oder schmerzhaften Zyklusstörungen litten! Und meine Diagnose ergibt dann jedes Mal denselben Befund: die Regulation des Hormonsystems ist erblich vorbelastet und damit einhergehend in aller Regel auch noch andere Funktionen des Organismus.

Behandeln kann man solche ererbten Schwachstellen meines Wissens ausschließlich mit der Homöopathie. Damit ist sie für mich das stärkste Therapiesystem, das ich kenne. Es ist für mich das Beste, was der Westen in Sachen Therapie zu bieten hat. Viel besser, viel wirksamer als alles, was auch die asiatische Heilkunst über Tausende von Jahren entwickelt hat. Bei der Diagnose sieht es anders aus, aber dazu unten mehr.

Wirkt sie – oder wirkt sie nicht?

In den letzten Jahren ist die Homöopathie (wieder einmal) in das Kreuzfeuer der Kritik geraten: Sie sei als Heilsystem nicht bewiesen und ihre Wirkung bestenfalls die eines Placebos – eines Pseudo-Medikamentes also, dessen Wirkung nur auf dem Glauben daran beruht. Auch die *Stiftung Warentest,* eine vermeintlich seriöse Institution, hat die Homöopathie »getestet« und für unwirksam befunden – dabei hat man in Wahrheit nur herausgefunden, dass die wissenschaftlichen Kriterien und Testmethoden, die angewendet wurden, nicht zum homöopathischen Prinzip passen und so kein Nachweis pro oder contra möglich ist. Methodisch eigentlich eine Blamage für die »Tester«. Das ist so ähnlich, als würden Sie die Qualität eines Weines testen, indem Sie ihn wiegen anstatt ihn zu verkosten.

In der Tat hat die Wissenschaft noch nicht verstanden, wie die Homöopathie wirkt. Aber weil sie wirkt, setze ich sie jeden Tag in meiner Praxis ein. Die Wissenschaft wird die Homöopathie eines Tages bestimmt verstehen. Nur: Warum sollten wir darauf warten?

Die Miasmen

Wie kommen nun diese Belastungen zustande, worauf beruht die Schwächung der Konstitution, die an die Betroffenen weiter»vererbt« wurde? Samuel Hahnemann spricht hier von *Miasmen,* metaphorisch gesprochen handelt es sich dabei um Erbgifte, die aus den Erkrankungen unserer Vorfahren an uns weitergegeben wurden und uns schwächen. Deshalb ist der Blick auf unsere Ahnen auch so wichtig! Denn er gibt uns entscheidende Hinweise auf unsere Vorbelastungen. Das heißt nicht, dass diese Vorbelastung zwangsläufig zu einer bestimmten Krankheit führt (siehe Beispiele auf Seite 16 f.), das heißt nur,

Die vier Grund-Miasmen der klassischen Homöopathie

Das psorische Miasma ...

... verweist auf Menschen mit einem mangelhaft ausgeprägten Immunsystem. Charakteristischerweise sind psorische Menschen ganz besonders empfänglich für Infektionskrankheiten und Pilze. Psora kommt aus dem Griechischen und bedeutet so viel wie »Krätze« – damit ist klar, worunter psorische Menschen oft zu leiden haben: Die Haut und sämtliche Schleimhäute sind dünn und anfällig.

Erste Hinweise auf eine psorische Belastung finde ich bei meinen Patienten in einer allgemeinen Minderfunktion, die zunächst ganz unauffällig sein kann: Der Blutdruck ist niedrig und das Bindegewebe schwach und schlecht ausgebildet. Diese Menschen sind besonders anfällig für Virus-Infektionen der Haut und der Schleimhäute; Gifte, Allergene und Pilze haben leichtes Spiel bei ihnen. Aber auch psychisch erlebe ich Übereinstimmungen bei psorischen Menschen: Sie sind häufig geplagt von Minderwertigkeitskomplexen, haben wenig Selbstvertrauen und blicken nicht selten ohne viel Hoffnung in die Zukunft. Kein Wunder, dass es diesen Menschen nicht leicht fällt, sich durchzusetzen!

Hinter einem sykotischen Miasma ...

... steckt eine Geschlechtskrankheit, an der Vorfahren oder Vor-Vorfahren einmal gelitten haben: der Tripper (Gonorrhö). Eine sykotische (anderer Ausdruck hierfür: medorrhinische) Belastung ist immer dann anzutreffen, wenn Funktionen des Körpers überschießend und exzessiv reagieren und regelrecht außer Kontrolle geraten: beispielsweise durch die Anhäufung von Schlacken und Stoffwechselprodukten, Ablagerungen (z.B. Steine), Bindegewebsverhärtungen, Allergien, Gicht, Rheuma, Diabetes, erhöhte Blutfette mit Arteriosklerose, viele Unterleibserkrankungen, Wucherungen und Tumore.

dass wir hier eine ererbte Schwäche haben, die es Pilzen, Strahlen, Viren, Bakterien und Umweltgiften leicht macht, unserer Gesundheit ernsthaft zu schaden.

Die Miasmen sind ein faszinierendes Instrument, um körperlichen wie auch möglichen psychischen Auffälligkeiten auf die Spur zu kommen, bevor sie ihr zerstörerisches Werk beginnen können. Natürlich lässt sich kaum ein Mensch als ganz reiner Typ erfassen, fast immer liegen Mischformen vor, in denen die eine oder die andere Belastung überwiegen mag. Entstanden sind diese Belastungen immer aus der gesundheitlichen und sozialen Lebenssituation unserer Vorfahren. Ergänzt werden sie durch unsere – gesunde oder ungesunde – Lebensweise und die (krankmachenden) Bedingungen, die wir vorfinden: Umweltgifte, Strahlenbelastungen, Viren, Bakterien, Gifte, Stress, Impfungen.

Es gibt zum einen die ererbte Konstitution, zum anderen die erworbene Konstitution. Die eine stärken Sie mit Hilfe eines klassischen Homöopathen, die zweite durch einen gesunden Lebenswandel. Das ist schon der ganze Zauber. Ja, das klingt einfach, aber leicht ist dann beides doch nicht ...

Homöopathie und Chinesische Medizin – wie passt das zusammen?

Eine gute Therapiemethode ohne ein gutes Diagnosesystem ist wie ein schnelles Auto ohne Straße. Frustriert von der Schulmedizin, die Krankheiten immer erst dann diagnostizieren kann, wenn sie schon da sind, suchte ich bereits als junger Arzt nach einer Methode, mit der man Krankheiten schon entdecken kann, bevor sie richtig ausbrechen. Mein Ehrgeiz war: Ich wollte zum einen die Krankheiten ganzheitlich betrachten und auch die seelischen Zusammenhänge mit heranziehen. Am eigenen Leib habe ich erfahren müssen, was es heißt, wenn Menschen die seelische Basis entzogen wird: Mit sechs Jahren war ich Vollwaise und auf mich allein gestellt. Erst viele Jahre später habe ich die gesundheitlichen, psychosomatischen Folgen verstanden und dann über mehrere Jahre hinweg ausheilen können.

Zum anderen wollte ich lernen, wie man Krankheiten schon dann »sieht«, wenn das schulmedizinische Labor noch behauptet: »Alles im grünen Bereich«. Krankheiten entstehen nun einmal nicht von einer Sekunde auf die nächste. Wir erblicken mit einem Set von Erbbelastungen das Licht der Welt, von denen wir unter idealen Bedingungen vielleicht niemals etwas erfahren würden, weil wir (trotzdem) immer gesund wären. Nur leben wir nicht in einer idealen Welt – wir sind umgeben von krankmachenden Reizen. Ich nenne jetzt ein-

---

Sykotisch/medorrhinisch belastete Menschen sind leicht reizbar, neigen zu Planlosigkeit und Hast und verlieren auch immer wieder einmal den Blick für das rechte Maß. Dann kennen sie keine Grenzen – weder ihre eigenen noch die der anderen. Auch findet man häufig Mitmenschen unter ihnen, die getrieben sind von Habsucht, Neid und Eifersucht. Und nicht selten spielen große Traurigkeit und Selbstmordgedanken eine Rolle.

Ein syphilitisches Miasma ...

... ist häufig dann anzutreffen, wenn das Immunsystem mit Zerstörung auf den eigenen Körper regiert – zum Beispiel bei Autoimmunerkrankungen oder Aids. Dieses zerstörerische Grundmuster bildet sich in der Familiengeschichte der Betroffenen in bösartigen Erkrankungen ab, also durch Krebs (auch des Blutes), Psychosen, degenerativen Nervenleiden und einer auffälligen Häufung von Suiziden.

Entsprechend sind bei der syphilitischen Belastung auch die Krankheitsbilder, die Menschen zu mir in die Praxis führen: Colitis ulcerosa und andere Autoimmunerkrankungen, bei denen der Körper einen Krieg gegen sich selbst führt, Multiple Sklerose (MS), Parkinson, Alzheimer, Knocheneiterungen und Geschwüre an Haut und Schleimhäuten, Fisteln und Entstellungen (etwa der Fingernägel, deformierte Zähne oder ein deutlich asymmetrisches Gesicht). Auch auf psychischer Ebene macht sich eine syphilitische Belastung durch gravierende Auffälligkeiten bemerkbar: Zwangsneurosen, Perversionen, Aggressivität und Gewalttätigkeit, aber auch Depressionen und Suizidneigung.

Eine tuberkulinische Belastung ...

... ist in unseren Breiten, wo es oft kalt und regnerisch ist und daher unsere Vorfahren reihenweise an Tuberkulose erkrankt waren, sehr häufig anzutreffen. Menschen mit dieser Erbbelastung sind meist sehr kälteempfindlich, fangen sich häufig Infekte ein, haben Bronchitis oder Asthma. Sie vertragen Kuhmilch schlecht und entwickeln häufig Allergien.

mal nur Handys, Radiowecker und Mikrowellengeräte, weil wir meist vergessen, dass wir andauernd davon umgeben sind. Wir schaffen uns also selbst oftmals nicht gerade ideale Bedingungen für unsere Gesundheit: Wir essen zu fett, zu viel, zu häufig, wir rauchen, bewegen uns nicht, haben die falschen Schlafplätze und, und, und … Auch die Natur hat einiges zu bieten, das uns ganz schön zu schaffen machen kann: Viren, Bakterien und Pilze, die unsere Körperfunktionen durcheinanderbringen, und deren Ausscheidungs- und Zerfallsprodukte uns langsam vergiften können.

Wonach ich also suchte, war ein System, das mir dabei half, die Wirkungen von schädlichen Einflüssen bereits dann erfassen zu können, wenn der Körper noch nicht mit einer deutlichen Reaktion, anders gesagt: mit Krankheitssymptomen darauf reagiert hat. Ich fand dieses System tatsächlich. Und zwar in China.

Die *Traditionelle Chinesische Medizin (TCM)* ist ein schon mehrere tausend Jahre altes Gesundheitssystem. Sie geht davon aus, dass unser Körper durchzogen ist von *Meridianen* = Leitbahnen für den Fluss von Energie und Informationen. Ohne diese Meridiane würden unsere Organe eine Art Eigenleben entwickeln, das heißt, sie würden in dem großen Symphonieorchester, als das man unseren Organismus beschreiben könnte, nicht die richtige Melodie spielen. Während die Niere sich an der kleinen Nachtmusik versuchen würde, wären die Nebennieren mit HipHop beschäftigt und das Kleinhirn mit einem Alpenschlager. Die Blase würde ein Flötenkonzert anstimmen und der Darm Metallica favorisieren. Alle Organe würden auch noch falsch spielen, weil es keinen Dirigenten gäbe. Kurz: ein ohrenbetäubender Lärm, der mit Musik so viel zu tun hätte wie mit einem Autounfall.

Dieser Vergleich ist weniger gewagt, als er zunächst aussieht: Eine Blockade eines oder sogar mehrerer Meridiane kann früher oder später zum totalen Zusammenbruch des gesamten Organismus führen! Blockaden bauen sich meist langsam auf. Zunächst ist der Informationsfluss hin zum Zielorgan nur gestört: Das heißt, die Botschaften kommen nicht vollständig oder mit Verzögerung an, und entsprechend unvollständig oder zu spät sind die Organreaktionen. Anfänglich kaum bemerkbar, bauen sich nun die Blockaden immer weiter auf und nehmen zu, bis sie schließlich den Informationsfluss komplett einschnüren. Dies ist der Zeitpunkt, wo die Schulmedizin mit ihren diagnostischen Verfahren anerkennt, dass eine Störung, eine Krankheit vorliegt. Ich sage: Das ist zu spät!

Was ist »Gesundheit«? – Die chinesische Sicht

Gifte, Viren, Bakterien und Pilze, aber auch Strahlungen vom benachbarten Mobilfunkmast, können unsere Meridiane, also unsere Energiebahnen, blockieren, auf denen die Lebensenergie fließt. Sie behindern damit auch den Informationsfluss hin zu unseren Organen. Eindringlinge wirken in den Meridianen wie eine Störung in der Telefonleitung: Die Informationen fließen nicht mehr frei und erreichen nur noch bruchstückhaft und verzerrt ihr Zielorgan – so, als ob wir am Telefon nur noch ein Knacken und Rauschen hören. Bei immer wiederkehrenden Infektionen beispielsweise erhält die Haut bzw. die Schleimhaut statt der Information »Bitte Schutzwall aufbauen, Viren im Anmarsch!« gar keine Information oder wenigstens nichts Verständliches. Die Abwehr klappt dann nicht mehr. Nach der Chinesischen Medizin sind wir gesund, wenn unsere Meridiane, die tief und gut geschützt im Körper liegen, frei von Blockaden sind.

Die Lehre von den Fünf Elementen

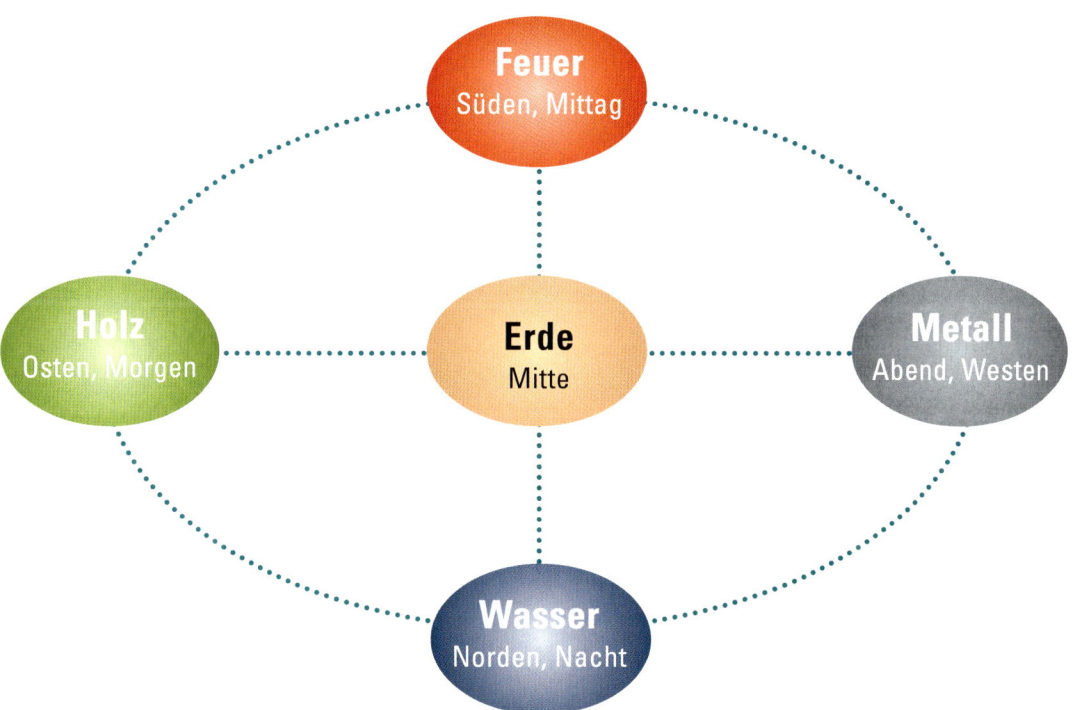

Die Chinesen haben da ein viel feineres Instrumentarium. In der alten daoistischen Theorie von den *Fünf Elementen* werden die Gesetzmäßigkeiten untersucht, nach denen sich alles Lebendige im körperlichen und seelischen Bereich verändert. Die Fünf Elemente sind sozusagen Symbole für fünf verschiedene Lebensprinzipien, die sich gegenseitig beeinflussen: *Metall, Erde, Holz, Feuer*

und Wasser. Wofür die einzelnen Elemente stehen, finden Sie ausführlich in den entsprechenden fünf großen Kapiteln dieses Buches beschrieben. Die Fünf-Elemente-Lehre hat auch Eingang in die Philosophie und Praxis von Shiatsu, Qigong, dem Ayurveda, Feng Shui, Taijiquan und Xingyiquan gefunden.

An ganz zentraler Stelle dieser mächtigen Lehre steht die Dualität von *Yin und Yang* – die nie allein auftreten, sondern in gegenseitiger Abhängigkeit voneinander ihre Kräfte entfalten: Wenn Yin stark ist, ist Yang schwächer und umgekehrt. Das eine kann nicht ohne das andere sein. Immer geht es dabei um das Zusammenspiel zweier *gleichwertiger* Kräfte: Das Fushi-Zeichen – bei uns als Yin-und-Yang-Zeichen bekannt – zeigt dementsprechend auch immer die beiden Polaritäten als eine Einheit, wobei jedes ein Element des anderen in Gestalt des Punktes in sich trägt. Während Yin für das weibliche Prinzip steht, für den Herbst und den Winter, wenn die Ernte eingefahren ist und die Zeit zur Besinnung gekommen, steht Yang für das Männliche, für das Frühjahr und den Sommer, die Zeit der Aktivität und des Bestellens der Felder.

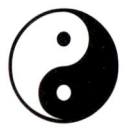
Yin und Yang: Stets trägt das eine den Keim des anderen in sich

Im Laufe der Zeit hat die Dualität von Yin und Yang weitere Ausdifferenzierungen erfahren: Yang steht auch für den Himmel, das aufwärts Gerichtete und oben Liegende, für die aktiven Kräfte schlechthin; Yang ist warm, sonnig, hell und Geist. Yin dagegen entspricht der Erde, der Struktur, dem Stofflichen, dem Zu-Grunde-Liegenden und dem In-sich-Gekehrten. Yin ist kühl, dunkel, feucht und der Nacht zugeordnet wie Yang dem Tag. Die Spitze des Systems bildet *qi* – was wir im Westen immer sehr unzureichend und nur annäherungsweise mit »Energie« übersetzen –, *qi* meint das Fließen und das Im-Fluss-Sein, meint die Essenz alles Lebendigen, den Austausch und die Kommunikation.

Wenn die Elemente geschwächt sind

Auch die TCM kennt die Vorbelastungen, die Hahnemann – wie erwähnt – als Miasmen, als Erbgifte beschrieben hat. Nach der Chinesischen Medizin erhalten wir jedoch als »Geschenk« unserer Ahnen eine Schwächung in einem oder mehreren der fünf Elemente. Nach Auffassung der chinesischen Ärzte ist diesen Unzulänglichkeiten, die in unserer tiefsten Schicht lagern, nur sehr schwer beizukommen. Aber genau damit wollte ich mich nicht begnügen! Deswegen versuchte ich, die Hahnemannsche Miasmenlehre in die traditionelle Medizin zu integrieren. Und so habe ich es mir zur Methode gemacht, Erscheinungen von Krankheiten nach den Kriterien der Chinesischen Medizin zu diagnostizieren, das heißt, auf alle fünf Elemente hin zu untersuchen. Dann wird plötzlich klar, dass zum Beispiel der Knoten in der Brust etwas mit dem chronischen Nebenhöhleninfekt zu tun hat und warum das so ist. Dieser Effekt ist verblüffend und durchgreifend! Selbst sehr schwere Störungen und Krankheiten, die als austherapiert gelten, können so positiv beeinflusst, die meisten sogar ausgeheilt werden, weil ich als Arzt endlich weiß, wo im System ich ansetzen kann.

Bei meinen Forschungen fiel mir auch auf, wie verheerend sich der Einfluss von Viren, Bakterien, Pilzen, Schwermetallen (die Bestandteile von Amalgam z. B.), Umweltgiften und Erdstrahlen auf die Gesundheit auswirken kann, wenn eine Schwächung der Elemente bzw. eine Belastung durch Erbgifte vorliegt. Nehmen wir ein relativ »harmloses« und sehr häufiges Beispiel: einen Herpesvirus. Die meisten haben die hässlichen und schmerzhaften Herpesbläschen, die die Lippen so entstellen können, schon gesehen oder selbst darunter gelitten. In Kontakt mit dem Herpesvirus waren wir alle schon, denn er ist quasi überall. Aber wieso hat dann nicht jeder und ständig Herpes? Ganz einfach: Die Herpesviren haben keine Chance, das heißt, sie würden niemals eindringen können, wenn nicht eine Belastung durch Erbgifte und somit eine Schwächung der Struktur (Yin) des Elements Metall vorliegt.

Erkennt man nun die Vorbelastungen aufgrund einer gründlichen Diagnose nach den Fünf Elementen, kann man rechtzeitig und gezielt das Element Metall stärken, um den Schutzwall der Lippen aufzubauen, noch bevor das Virus zuschlagen kann. Und mehr noch: Mit *Schüßler-Salzen*, bestimmten homöopathischen Arzneien in niedrigen Potenzen, kann man dem Körper helfen, fehlende Substanzen besser in den Körper einzubauen und defekte Zellstrukturen somit wieder zu komplettieren. Geschwächte Zellverbände, in diesem Fall die Haut der Lippen, lassen sich auf diese Weise stärken. Und damit kann ein vorbelastetes Milieu bis zur vollkommenen Gesundheit und Stabilität aufgebaut werden!

Aber bevor ich gezielt therapieren kann, brauche ich eine genaue Diagnose. Darin ist die TCM mit ihren Fünf Elementen für mich unübertroffen. Es ist das Beste, was der Osten zu bieten hat, besser und präziser als alles, was wir hier im Westen entwickelt haben. Wohlgemerkt: Auch ich benutze Ultraschall, Laboruntersuchungen und vieles mehr, was an unseren Universitäten gelehrt wird. Das sind für mich hervorragende Ergänzungen. Aber ohne die Systematik der Fünf Elemente kann ich mit den Ergebnissen hinsichtlich der Therapie letztlich wenig anfangen.

Ost und West kombiniert

Die Traditionelle Chinesische Medizin ist für mich also unübertroffen bei der Diagnose, die Homöopathie unersetzlich bei der Therapie. Das Ganze verhält sich wie Schlüssel und Schloss. Die TCM bietet außerdem noch eine ganze Reihe von wirksamen (und weitgehend nebenwirkungsfreien) Therapieverfahren, die im Laufe von Hunderten von Jahren ausgebildet und verfeinert worden sind:

- Akupunktur
- Ohrakupunktur
- Moxibustion (kleine Mengen von Heilkräutern werden auf Akupunkturpunkten abgebrannt)
- Chinesische Heilpflanzen (Phytotherapeutika)
- Chinesische Diätetik
- Energieübungen (Qigong, Taiji)
- Massagen (Tuina)

Bei Schmerzzuständen, vegetativen Beschwerden, aber auch bei chronischen Erkrankungen wie Allergien und chronischen Entzündungen ist die TCM auch in der Therapie ein wertvolles Verfahren. Die Tiefenwirkung der Homöopathie erreicht sie allerdings nicht.

Ergänzend verwende ich bei der täglichen Praxisarbeit:

- Orthomolekulare Therapie (Gabe von Vitalstoffen wie Vitamine, Mineralstoffe und Spurenelemente)
- Westliche Pflanzentherapie
- Magnetfeldtherapie
- Enzymtherapie
- Sauerstoff- und Eigenbluttherapie
- Symbioselenkung zum Aufbau einer gesunden Darmflora
- Bachblütentherapie
- Colon-Hydro-Therapie (Darmwäsche)
- Bioresonanz- und Vitalfeld-Therapie
- Edelstein- und Heilsteintherapie

Ihre Gesundheit liegt in Ihrer Hand

Eine Therapie wird allerdings erst dann überhaupt notwendig, wenn Sie nicht ausreichend gesund gelebt haben. Und die beste Therapie bleibt wirkungslos, wenn Ihre Lebensweise Ihnen Tag für Tag weiterhin Schaden zufügt. Was Sie selbst tun können, um gesund zu werden und gesund zu bleiben – darum geht es in diesem Buch, und zwar ganz gezielt im Hinblick auf die typischen Krankheiten, mit denen Sie als Frau zu tun haben. Von Prostata-Vorsorgeuntersuchungen werden Sie hier also nichts lesen. Für Männer wie Frauen (und auch

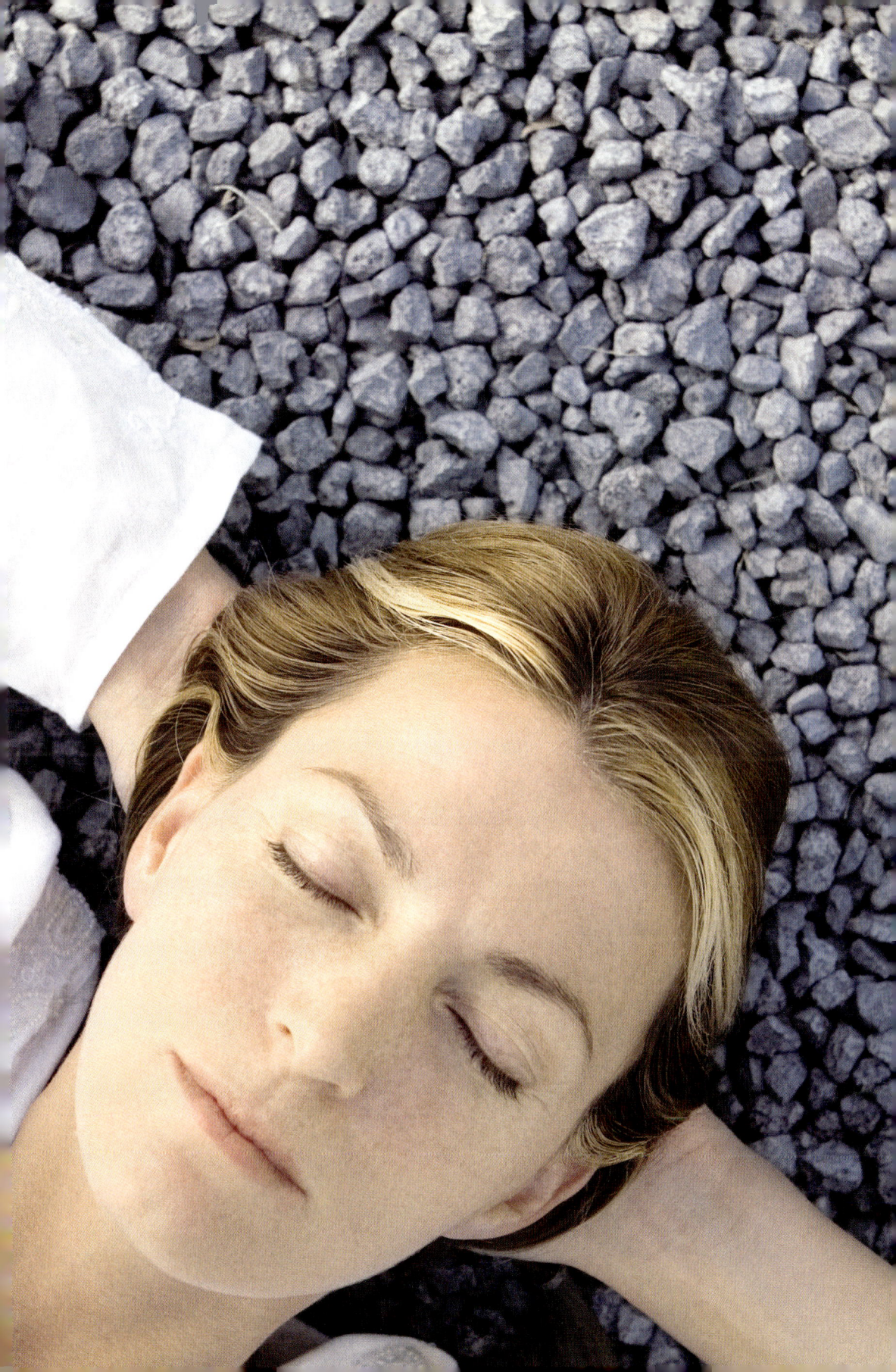

Kinder) gilt aber gleichermaßen: Die Grundlagen für Ihre Gesundheit schaffen Sie und nur Sie! Am wichtigsten ist dabei:

Das richtige Essen

Essen Sie, was Ihnen wirklich gut tut und Ihren Organismus optimal dabei unterstützt, seine Aufgaben zu erfüllen. In unserer heutigen, krankmachenden Lebenswelt gilt außerdem: Gezielte Nahrungsergänzung ist unverzichtbar, weil die Vitalstoffe auch bei einer gesunden Ernährung nicht ausreichen. Im Kapitel über das Element Erde (Seite 96 ff.) erfahren Sie mehr über eine Vitalkost, die den richtigen Boden für Ihre Gesundheit bereitet.

Das richtige Trinken

Die vom Körper aufgenommenen Schadstoffe müssen aus dem Körper wieder hinausbefördert werden. Während und nach einer naturheilkundlichen Behandlung sogar in besonderem Umfang. Das geht nur, wenn als Transportmittel dafür genügend Wasser getrunken wird – und zwar mindestens zwei Liter am Tag. Fruchtsäfte, Kaffee und schwarzer Tee zählen nicht (Alkohol sowieso nicht!). Es geht um eine möglichst unbelastete Flüssigkeitszufuhr, für die der Organismus auch keine Verdauungsenergie aufbringen muss. Und das gelingt mit gutem Wasser und gegebenenfalls noch mit (den richtigen) Kräutertees. Informationen dazu finden Sie im Element Erde (Seite 101 f.).

Die richtige Hautpflege

… ist unter Umständen: gar keine! Jedenfalls keine, die Sie (wenn Sie die Mitte 30 noch nicht überschritten haben) aus einem Cremetiegel auf die Haut schmieren. Was der Haut wirklich bekommt, ist alles, was sie darin unterstützt, ihre Entgiftungsfunktion zu erfüllen. Lesen Sie mehr dazu im Element Metall (Seite 56 ff.).

Der richtige Schlafplatz

Was nützt es, tagsüber seine Gesundheit zu pflegen und Nacht für Nacht über schädlichen magnetischen Feldern und Wasseradern zu schlafen? Der richtige Schlafplatz ist die Grundvoraussetzung für Gesundheit. Er sollte frei sein von Belastungen durch geopathische Felder, Handy-Strahlung und dergleichen. Mehr dazu im Element Feuer (Seite 199 ff.).

Die richtige Bewegung

Um regelmäßige Bewegung, um Entspannung im Wechsel mit Anspannung, kommt man nicht herum, will man seinen Körper bei all seinen Aufgaben wirklich unterstützen. Dabei kommt es hier gar nicht darauf an, Höchstleistungen zu vollbringen – viel wichtiger ist das richtige Maß: ausreichend und regelmäßig und möglichst an der frischen Luft. Ein täglicher, zügiger Spaziergang – dafür braucht es eine halbe Stunde, und schon ist Ihre Atmung stimuliert, die Zirkulation des Blutes angeregt, der Stoffwechsel beschleunigt und die Muskulatur gestärkt. Bewegung ist grundlegend für alle fünf Elemente. Sie finden in diesem Buch mehr dazu insbesondere in den Elementen Metall und Holz (Seite 72 und 89 ff.).

Wenn auch der Schwerpunkt dieses Buches in der Prävention (Vorbeugung) liegen soll, so kommt auch die naturheilkundliche Therapie – aus dem Erfahrungsschatz meiner langjährigen Praxistätigkeit – für die wichtigsten und häufigsten Frauenbeschwerden nicht zu kurz:

> Wenn Sie zurzeit Beschwerden und Erkrankungen – und nicht nur gynäkologischer Art – entwickelt haben, dann können Sie aus dem großen Katalog der verschiedensten naturheilkundlichen Verfahren über einen Stufenplan Ihre bevorzugten Therapiemaßnahmen auswählen und so immer tiefergehende Heilungsmaßnahmen ergreifen.
> Sind Sie bereit?

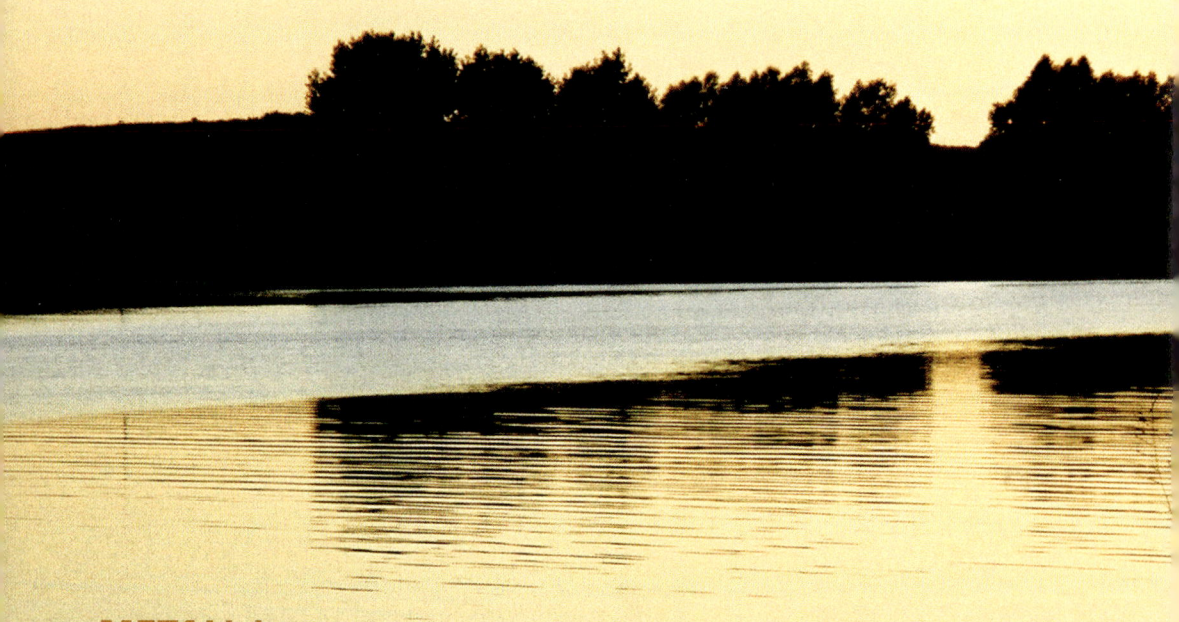

METALL ist:

Westen, Herbst, Ernte, Abend, trocken, scharf, gleißend, Trauer, Nase, Schleim, Lunge, weiß, silbrig, durchsichtig, Dickdarm, Verstand, Kummer, Vertrauen, Verlässlichkeit, Zuversicht

In all diesen Bereichen und Attributen ist das Element Metall ansprechbar, empfänglich und beeinflussbar.

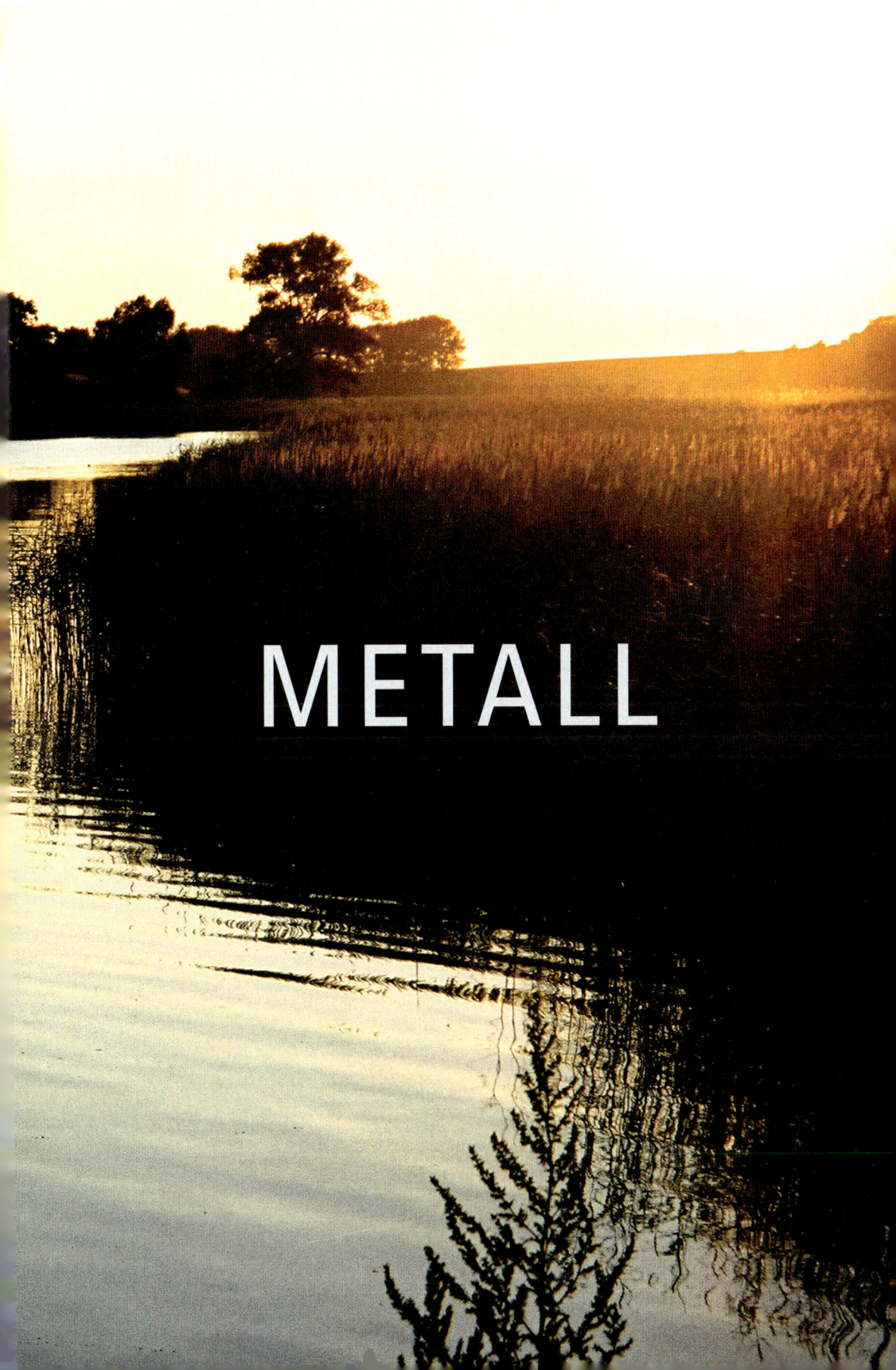

METALL

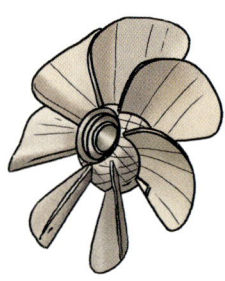

DER ERSTE EINDRUCK

Ein höfliches Klopfen an der Tür, und eine korrekt gekleidete junge Frau betritt meine Praxis. Das Lächeln freundlich, aber reserviert, ein kurzes Nicken mit dem Kopf, ein noch kürzerer, geradezu sparsamer Händedruck. Und sofort ist etwas im Raum, das vorher nicht da war, und das sich doch ganz leicht fassen lässt: Distanz. Auf meine Fragen antwortet sie präzise, aber knapp und so, als wolle sie alles um sich herum – mich, meine fachliche »Neugier« und selbst ihre Reaktion darauf – einen Meter von sich weghalten. Mindestens. Grenzen ziehen: Ich bin ich, und du bist du. Eigentlich nicht verwunderlich, dass die junge Frau sich nach Verhütungsmethoden (die Pille will sie nicht) erkundigt. Grenzen ziehen, sich schützen, Unterschiede betonen: ein ausgeprägtes Element Metall.

WEHRHAFT WIE DIE AMAZONEN:
Element Metall

Das Element Metall ist das Element der Grenzen und der Abwehr. Es umgibt uns wie ein Schutzschild, auf den alles trifft, was von außen auf uns einwirkt: Nässe und Trockenheit, Kälte und Hitze, Luft und Sonnenstrahlung, Schläge, Kratzer, Stiche und Schnitte, Viren, Bakterien und Pilze. Das Element Metall stellt sicher, dass nichts in unseren Körper eindringt, was nicht dort hineingehört. Aber gleichzeitig ist es durchlässig für Sauerstoff, unser Lebenselixier, nämlich in der Lunge, wo außerdem Kohlendioxid nach draußen transportiert wird. Die Grenze ist also nicht hermetisch abgeriegelt.

Im Element Metall wird außerdem der Kontakt nach außen hergestellt, und zwar mit dem dafür größten Organ: der Haut. Und natürlich mit den Schleimhäuten in Mund und Nase, im Bronchialsystem, dem Magen-Darm-Trakt, in der Vaginalschleimhaut. Auch das Immunsystem gehört zum Element Metall. Klar, der Schutz vor Infektionen durch Krankheitserreger, das ist ein Metall-Thema. Der größte Teil des Immunsystems befindet sich im Darm – hätten Sie's gewusst?

Menschen mit einem starken Element Metall betonen ihre Eigenständigkeit. Sie lieben die Ordnung, beachten Regeln und wissen mühelos zu unterscheiden: innen und außen, privat und öffentlich, mein und dein. Bei Gegenwind sind sie nicht so leicht umzuwerfen, sie haben ein dickes Fell. Menschen mit schwachem Element Metall dagegen sind oft sehr sensibel und verletzbar, Grenzüberschreitungen im Beruflichen wie im Privaten können sie nur schwer verkraften, selbst wohlmeinende Kritik kann sie zutiefst verletzen. Sie sind dünnhäutig. Deshalb sind sie besonders auf die Sicherung ihrer Grenzen bedacht. Freund oder Feind – das ist die Frage! Wer ihnen unerwünscht zu nahe kommt, den lassen sie abblitzen! Und nicht nur bei Luftzug – auch wenn es im Zwischenmenschlichen »zugig« wird, stellen sich ihnen die Härchen auf, und sie bekommen eine Gänsehaut: Achtung, Grenzkonflikt!

Ein starkes Metall drückt sich oft in der Liebe zur Musik aus. Und umgekehrt: Musikgenuss stärkt das Element Metall. Denn Musik ist Klang und Rhythmus. Und Rhythmus und Bewegung wiederum kennzeichnen das Element Metall. Eine seiner Funktionen ist die rhythmische Aufnahme und Abgabe von Energie: Einatmen – Ausatmen. »Hart wie Stahl« mag uns jemand erscheinen, der etwas zu metalllastig ist. Unnahbar und abweisend. Andererseits ist ein Zuwenig im Metall auch nicht wünschenswert, denn wer keine Grenzen ziehen kann, wird oft ausgenutzt und verletzt. Neinsagen, konsequent sein – das ist eine gute Fähigkeit, die wir dem Element Metall verdanken, weil sie uns schützt.

😊 GUT GESCHÜTZT

☹ Infektanfälligkeit

Ein starkes Metall kann uns vor Verletzungen und Übergriffen schützen. Es ist das Element, das uns intakt hält und widerstandsfähig macht gegen Eindringlinge. Zum Beispiel gegen Krankheitserreger und Keime, die in der Luft herumschwirren und uns infizieren – wenn wir sie nicht an der Körperaußengrenze abweisen. Und das kann man sich so vorstellen: In der Schleimhaut des Magen-Darm-Traktes und im angrenzenden Darm-Lymphatikum befindet sich fast unser gesamtes Immunsystem, nämlich 80 Prozent davon! Dafür, dass es optimal funktioniert, sind vor allem die Mandeln, der Blinddarm sowie unzählige kleine Lymphknoten und das sich daran anschließende Lymphsystem zuständig.

Alles zusammen sorgt dafür, dass das, was uns schadet, abgewehrt wird – Bakterien, Viren, Pilze. Die Chinesen sprechen hier von der »Wehrenergie«. Das erklärt auch, warum wir unbekümmert im Garten buddeln, die Rosen schneiden und Unkraut tief aus dem Boden ziehen können, ohne an allem Möglichen zu erkranken, obwohl dabei Millionen von Krankheitserregern in kleine Risse und Wunden der Haut eindringen. Der Tetanus-Erreger beispielsweise, der Wundstarrkrampf verursacht, hält sich zwar mit Vorliebe im Erdreich auf und wäre bereit, uns zu infizieren – aber da ist ja unser starker Schild, der uns schützt. Erst bei einer starken Schwächung des Metalls haben Erreger eine Chance und können uns krank machen. Anders ausgedrückt: Nicht die Krankheitserreger sind die eigentliche Ursache von Infektionskrankheiten, sondern das geschwächte Metall! Denn mit einer starken Wehrenergie bekommen Sie keine Grippe, und wenn die Grippewellen auch noch so heftig um Sie herumtoben.

Woran liegt es, wenn das Element Metall geschwächt ist? Zwei Hauptursachen kommen dafür in Frage: eine angeborene, also konstitutionelle Schwäche, und eine erworbene. Oft genug treten beide gemeinsam auf.

Was schwächt das Element Metall?

Was zerkratzt das Metall am meisten? Unser moderner Lebensstil! Denn für viele Frauen zerstört er jeden gesunden Rhythmus und – so erstaunlich das klingen mag – ihre Haut! Dass Berufstätigkeit heutzutage für Frauen eine Selbstverständlichkeit ist, ist wunderbar! Aber viele Frauen überschreiten gerade hier ihre Grenzen. Zum Beispiel, wenn sie nach der Geburt ihres Kindes zu früh zu arbeiten beginnen. Dann geraten sie leicht in den Spagat zwischen Familienpflichten und beruflichen Anforderungen. Beidem wollen sie gerecht werden, nichts soll unter der Belastung leiden. Da muss man eben flexibel bleiben und sich anpassen, richtig? Den Lebensrhythmus geben dann aber nicht mehr Sie selbst vor, sondern er wird von außen diktiert: Keine festen Schlafenszeiten, unregelmäßige Mahlzeiten, bunte Tages- und Wochenpläne ohne Pausen und Regelmäßigkeiten, keine Zeit für wiederkehrende Rituale.

Das Leben kommt aus dem Tritt, wird zum Gestolper, verliert seinen Rhythmus. Jede zusätzliche Anforderung von außen ist dann eine Grenzüberschreitung. Die Folge: Infektanfälligkeit – Nasennebenhöhlen-Entzündungen, Bronchitiden, Probleme mit der Verdauung, weil die Darmschleimhaut angegriffen ist, Unterleibserkrankungen. Es ist vor allem diese Rhythmusstörung, die dem Element Metall gehörig zusetzen kann.

Was passiert dann? Der Melatoninspiegel fällt ab! Dieses wichtige Hormon reagiert außerordentlich sensibel auf Rhythmusstörungen. Seine Fähigkeit, im Körper freie Radikale zu entschärfen, nimmt ab, und damit nimmt die Infektanfälligkeit zu.

Infektionskrankheiten, besonders, wenn sie chronisch sind, machen mich stets hellhörig! Zu oft habe ich in meiner Praxis erlebt, dass Patientinnen, die wegen einer Erkrankung der Brust zu mir kamen, über viele Jahre an Nebenhöhlenentzündungen gelitten haben. Und bei Frauen mit Myomen in der Gebärmutter enthält die Anamnese so gut wie immer eine lange Tradition von Mandelentzündungen. Es ist eben nicht immer nur das Organ betroffen, das sichtbar erkrankt ist!

Wie Sie Ihr Metall stärken können und sich damit eine zuverlässige Infektabwehr erhalten können, schildere ich zusammengefasst am Ende des Kapitels. Wenn Sie aber zu den Ungeduldigen gehören und schon jetzt etwas in der Hand haben wollen:

- Immunpflanzen wie Echinacin, Umckaloabo
- Kittharz der Honigbienen: Propolis
- Darmabwehrstimulantien wie Symbioflor
- Homöopathika wie TOXI loges N

… sind Naturmittel, die die Abwehr stärken. Fragen Sie in Ihrer Apotheke!

»Ohne Taschentuch komme ich schon lange nicht mehr aus!«

Eine 38-jährige Patientin klagt, ewig sei sie »verrotzt«, Antibiotika würden ihr gar nicht mehr helfen, und überhaupt fühle sie sich abgeschlagen und »alle«! Über lange Zeit hatte diese Frau im Wechsel unter Mandelentzündungen und chronischen Nebenhöhlenentzündungen gelitten. Zudem hatte sie ein Myom in der Gebärmutter, immer wieder Eierstockszysten, und auch die Schilddrüse war nicht in Ordnung. Schon als Kind sei sie »drüsenschwach« gewesen, erzählt sie. Dass die Antibiotika wirkungslos waren, ist kein Wunder: Hinter den Infekten steckte der Epstein-Barr-Virus, gegen den Antibiotika nichts ausrichten können. (Das muss ab und zu deutlich gesagt werden: Antibiotika helfen nicht gegen Viren, sie töten nur Bakterien, und zwar wahllos freundliche wie feindliche.)

So waren die Infekte chronisch und immer mehr zu einer Störung für den Lebermeridian geworden, was wiederum die Entstehung des Myoms, der Eierstockszysten und der Schilddrüsenstörung begünstigte. Ein äußerst komplexes Krankheitsbild also, das auch nicht ungefährlich für meine Patientin war. Es bestand nämlich nicht nur Krebsgefahr für die Schilddrüse, sondern auch für den Unterleib!

Um den Lebermeridian wieder zum Fließen zu bringen, setzte ich Akupunktur ein. Gegen die Infektneigung und zur Ausleitung der alten Infekte verabreichte ich Immunpflanzen-Extrakte wie Betaglucan, Echinacin, Rote Beete-Saft und Holunder-Kapseln. Hochdosiertes Vitamin C, Zink und Selen – zunächst als Infusion, dann oral, wirkten gegen den oxidativen Stress.

Zur Stärkung der Gesamtkonstitution gab ich das homöopathische Arzneimittel Pulsatilla (Küchenschelle) in der Potenz C200 sowie Schüßler-Salze, um das Element Metall aufzubauen.

Wie erwartet – weil bei tiefgreifenden naturheilkundlichen Therapien üblich – reagierte meine Patientin zunächst mit einer Erstverschlimmerung, einer heftigen Mandelentzündung mit Halsschmerzen und Fieber. Geduld, eine konsequente Therapie und der komplette Verzicht auf Antibiotika haben sich dann jedoch mehr als ausgezahlt: Nach zwei Jahren waren die Infekte und auch die Bereitschaft dazu auskuriert. Die Schilddrüsenwerte der Patientin hatten sich im »grünen« Bereich eingependelt, und die Gewächse im Unterleib waren verschwunden.

WÄRME VON INNEN

☹ Entzündungen von Blase und Unterleib

»Unterleibsgeschichten« sagt der Volksmund und betont damit auch intuitiv die oft lange Dauer dieser Leiden. Ob die Blase betroffen ist, die Nieren oder die Gebärmutter – oft beginnt mit den ersten Symptomen eine manchmal jahrelange Odyssee von Arzt zu Arzt. Immer sind die Hoffnungen zunächst groß – und die Enttäuschungen dann leider auch. »Nichts hat geholfen«, höre ich dann oft, und nicht selten ist alles nur schlimmer geworden. Was diesen Frauen meist fehlt, ist: Wärme! Wirklich, einfach Wärme. Ganz körperlich als Schutz vor Minusgraden und Kälte. Aber auch seelisch brauchen sie ein wärmendes Polster: Zuwendung, Aufmerksamkeit, Entlastung bei Stress und – Zärtlichkeit! Streicheln, Massagen, sanfte körperliche Zuwendung vom geliebten Partner. Das ist es, was den betroffenen Frauen besonders gut tut!

Blasenentzündungen

Nur kurze Zeit kalte Füße oder auf kaltem Untergrund gesessen, und schon ist sie da: die Blasenentzündung. Denn Kälte blockiert den Energiefluss des Blasenmeridians. Dadurch staut er sich, und Krankheitserreger – allen voran die »Darmbewohner« Coli-Bakterien und Enterokokken – können sich breitmachen und vermehren. Üblicherweise werden dann Antibiotika verschrieben. Leider! Denn sie sind nicht nur nutzlos, sondern kontraproduktiv: Antibiotika sind aus chinesischer Sicht eiskalt. Eine solche »Therapie« ist demnach nichts anderes als der Versuch, den Teufel mit dem Beelzebub auszutreiben. Eiskalt gegen kalt! Anfänglich täuscht eine Besserung oder sogar das vorübergehende Abklingen der Blasenentzündung einen Erfolg vor. Denn es ist ja tatsächlich eine »heiße« Entzündung, die mit der Kälte des Medikaments heruntergekühlt wird. Was dabei aber immer wieder missverstanden wird: Die Entzündung, das Heiße, ist nicht die Krankheit, sondern die Antwort des Körpers auf einen Kälteschaden. Jede Entzündung ist nichts anderes als ein lokales Fieber, mit dem der Körper versucht, sich selbst zu heilen. Und was bedeutet dann eine Behandlung der heilenden Wärme mit Eiseskälte? Sabotage!

Wenn der hinter allem stehende Kälteschaden nicht kuriert wird, sondern nur die Selbstheilungsversuche des Körpers unterdrückt werden, wird der Infekt schnell chronisch. Das ist einfach zu verstehen: Die Ursache bleibt bestehen. Und die Antwort des Körpers wurde geschwächt und kann nicht mehr ausrichten, als nur noch eine Patt-Situation herzustellen.

Und immer wieder aufs Neue kommen dann Antibiotika zum Einsatz, die Darmflora wird weiter geschädigt, und die an und für sich wenigen physiologischen Candida-Pilze im Darm fangen an, in ganz ungesunder Weise zu wuchern, denn um sie herum ist alles abgetötet, sie haben plötzlich viel Platz zum Gedeihen. Das Immunsystem wird immer schwächer, und eine Blasenentzündung folgt auf die andere. Also, überlegen Sie sich bitte: Was tun Sie, wenn Ihnen Ihr Arzt bei der nächsten Blasenentzündung mal wieder ein Antibiotikum verschreibt?

> **Immer unter Strom**
>
> Neben Kälte kann auch dauerhafter Stress die Ursache für Blasenentzündungen sein. Denn durch Stress kommt es zu einem überschießenden Yang des Elements Holz und dadurch zu einem Übergreifen auf den Blasenfunktionskreis. Leidet eine Frau also immer wieder unter Blasenentzündungen, lohnt sich ein Blick auf ihre berufliche und private Situation!

Das hilft bei einer akuten Blasenentzündung

Was jederzeit wohltut und die Kälte vertreibt, ist ein warmes (ansteigendes) Fußbad am Abend.

Zur Stärkung des Immunsystems haben sich die folgenden Phytotherapeutika als Fertigarznei-Mischungen bestens bewährt:

- Bärentraubenblätter (z.B. Cystinol® akut Tbl.)
- Birkenblätter (z.B. Uroflan® Brause Tbl. oder als frischer Heilpflanzensaft der Fa. florabio)
- Goldrutenkraut (z.B Cysto Fink® mono Kps. oder Stromic® Kps.)
- Merrettichwurzel/Kapuzinerkressenkraut (z.B. Angocin Anti-Infekt® N Tbl.)
- Brennesselkraut (z.B. florabio Heilpflanzensaft)
- Orthosiphonblätter (z.B. Carito® mono Kps.)
- Kombinationen: Cysto Fink® N, Cystinol-Lsg., Solidagoren® N Tr., Canephron® novo oder Aqualibra® Tbl., nephro-loges® oder Nephroselect® M Liqidum

Wählen Sie eine oder mehrere Pflanzen aus. Die Fertigmischungen kann man verstärken durch bewährte Tees: Nieren-Blasen-Tee zur Durchspülung: siehe Anhang, Seite 273.

Es gibt auch Fertigtees wie Kneipp®-Blasen-und-Nieren-Tee oder Stada-Blasen-und-Nieren-Tee.

Bewährte **Komplexhomöopathika** sind:
Pascobal® Tropfen oder Hewecyst®forte
(je bis zu stündlich 5 bis 10 Tropfen)

Wenn Sie gerne zu Einzelhomöopathika greifen, können Sie auch ein auf Ihr Beschwerdebild passendes symptomatisches Einzelhomöopathikum auswählen:

Cantharis: Schneidender, brennender Schmerz, vor, nach und insbesondere während des Wasserlassens, unfreiwilliger Harnabgang während der Blasenentzündung

Dulcamara: Fortgesetzter Harndrang nach Durchnässung und Unterkühlung; trüber Harn

Mercurius corrosivus: Starke Krämpfe, besonders abends und nachts, Brennen zwischen den Harnabgängen, Lymphdrüsenschwellung

Aconit: plötzlicher Beginn, Folge von kaltem Wind oder Schreck

Belladonna: stürmischer Beginn, Gesicht rot und heiß, Fieber, Hände und Füße kalt

Sarsaparilla: häufiger Harndrang, brennende Schmerzen am Ende der Harnentleerung, Blasenkoliken

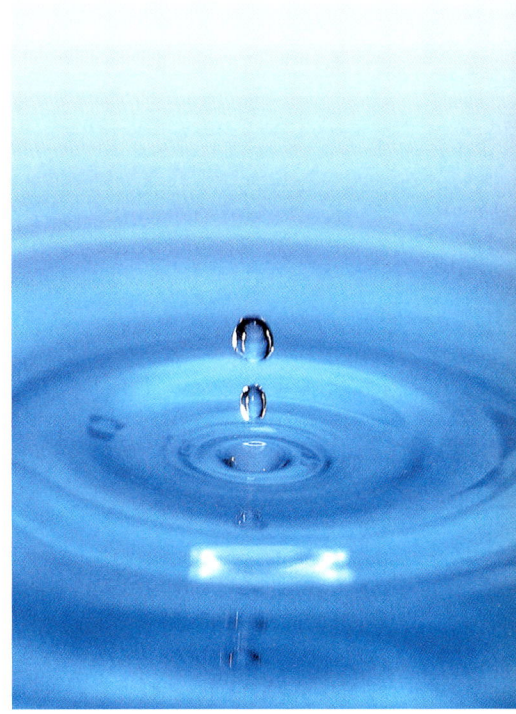

Pulsatilla: Blasenschmerzen schlimmer gegen Ende der Harnentleerung, schlimmer beim Versuch, den Harn zurückzuhalten

Man nimmt vom ausgewählten Mittel die Potenz C12 oder C30, 3 bis 5 x 5 Globuli pro Tag. Wenn Sie das passende Mittel getroffen haben, werden die Beschwerden rasch nachlassen, ansonsten müssen Sie das Mittel wechseln.

Auch eine Therapie mit **Schüßler-Salzen** lindert Blasenentzündung:

Nr. 9, 5 bis 7 Tabletten über den ersten Tag verteilt, danach zusätzlich: Nr. 3, 4, 7, 21: jeweils 1 Tablette pro Mittel zusammen in ein Glas Wasser geben, mit einem Plastiklöffel verrühren und bis zur vollständigen Besserung einige Tage lang schluckweise über den Tag verteilt trinken.

Die zusätzliche Gabe von Symbioflor I® bringt die Darmschleimhaut wieder ins Gleichgewicht und unterstützt so die Immunreaktion und damit die Heilung der Blasenentzündung (3 bis 5 x 20 Tropfen).

> **Achtung!**
> Starke Beschwerden mit Fieber und Schmerzen in der Nierengegend unbedingt vom Arzt abklären lassen!

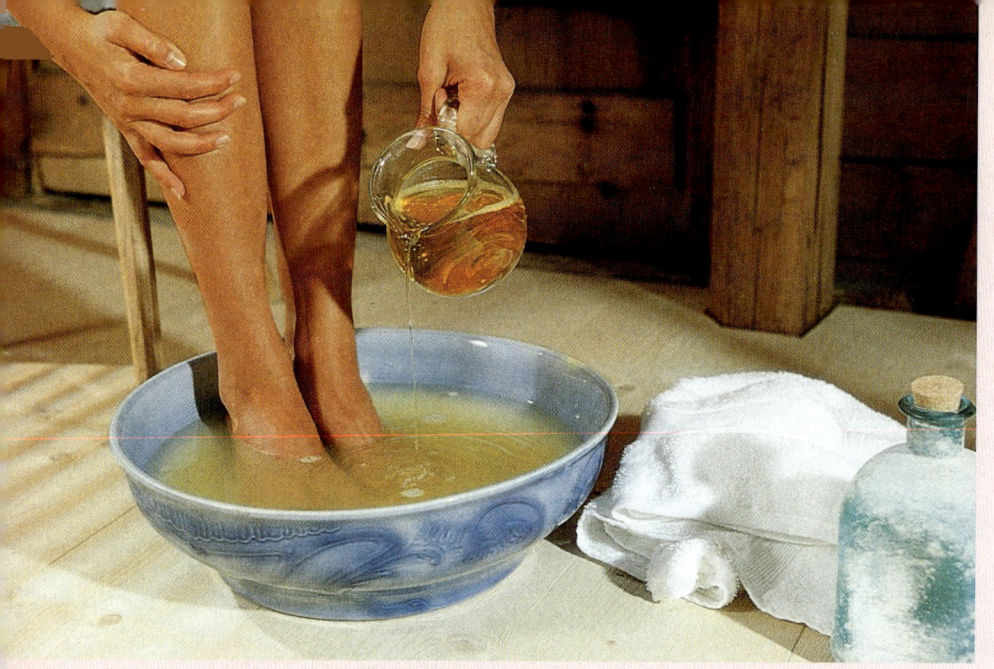

Chronische Blasenentzündungen – Stufenplan

Stufe I

Allgemeinmaßnahmen:
- Halten Sie sich warm! Mit wollenen Socken, warmer Unterwäsche, Kissen auf kalten Stühlen und tgl. einem abendlichen ansteigenden Fußbad.
- Darmsanierung: Immer die Darmflora mit aufbauen!
- Zuckerfreie Kost, Vermeiden von Weißmehl, wenig Hefe und Milchprodukte
- Kanne Brottrunk über mehrere Monate: 1 x tgl. 1 Glas (0,2 l)
- Einnahme von Milchsäurebakterien: z.B. Symbiolact® comp. 1 x 1 Btl. tgl. über mindestens 5 Monate oder Omniflora® Kapseln, 1 x 2 Kps. morgens, ebenfalls über diesen Zeitraum.
- Wenn Sie spüren, dass Ihnen beruflicher oder privater Druck zu schaffen macht, Sie ständig angespannt und gereizt sind, ist gezielte Entspannung Ihr Weg zurück in die Balance! Lesen Sie nach im Element Holz!

Orthomolekulare Therapie:
Basisrezeptur plus Antioxidation plus Immunrezeptur plus Haut- und Schleimhautvitalstoffe (»Sanu-Est-protect«), siehe Anhang »Rezepturen«, Seite 274 f.

Einnahme der Aminosäure Methionin zur Harnansäuerung: 3 x 500 mg pro Tag.

Phytotherapie:
Nieren-Blasen-Tee, siehe Anhang »Rezepturen«, Seite 273.

Brennnesseltee (reinigt nicht nur die Blase, sondern unterstützt auch das Hormon Östriol mit seiner schleimhautschützenden Wirkung).

Preiselbeere: (z.B. Cran Max / Fa. Douglas) als Kps. tgl. 1 x 3 über mehrere Wochen

Schüßler-Salze:
Spezifisches Mittel für chronische Blasenentzündung: Nr. 11 (Silicea): Am ersten Tag 5 bis 7 Tabletten über den Tag verteilt lutschen, dann 3 bis 14 Tage zusätzlich: Nr. 3, 4, 5, 6, 15, 17, 19, 21 kurmäßig angewendet.

STUFE II

Komplexhomöopathie:
Phönix-Solidago® spag., 2 x Wo. 2 x 10 Tropfen zwischen den Mahlzeiten.
Lymphomyosot®, einnehmen wie Solidago.

Sollten die Maßnahmen der Stufe I und II innerhalb eines viertel bis halben Jahres nicht greifen, dann unbedingt Stufe III!

STUFE III

Traditionelle Chinesische Medizin:
Bei einem TCM-Arzt.

Klassische Homöopathie:
Konstitutionstherapie bei einem klassischen Homöopathen.

Außerdem hat sich bei *Reizblase* Folgendes bewährt:

Goldrutenkrautextrakt als Monosubstanz (z.B. Stromic®) oder auch als Kombinationspräparat mit verschiedenen »Nierenpflanzen«: Cystinol®-Lsg., Rhioval® Tr.

Als homöopathisches Komplexpräparat empfiehlt sich z.B. Hewecyst forte®. Fragen Sie in Ihrer Apotheke.

Aus meiner Praxis

Nie wieder Blasenentzündungen!

Seit über zehn Jahren war sie Stammgast beim Urologen: eine jetzt 55-jährige Patientin, die manchmal bis zu siebenmal im Jahr eine Blasenentzündung hatte. Was hatte sie nicht alles über sich ergehen lassen! Schmerzhafte Blasenspiegelungen, sinnlose Antibiotika-»Kuren«. Am Ende hatte sie sogar einer operativen Erweiterung der Harnröhre, einer Meatus-Operation, zugestimmt. Es hätte ja eine Verengung vorliegen können, so die schulmedizinische Verlegenheitsdiagnose ... Aber was Heilung hätte bringen sollen, hatte alles nur noch schlimmer gemacht: Durch die Zerstörung des natürlichen Verschlussmechanismus der Harnröhre hatten Krankheitserreger »Eintritt frei! Vorhang auf für den nächsten Akt des Trauerspiels!«

Erster Schritt meiner naturheilkundlichen Behandlung war eine gründliche Darmsanierung. Mit Akupunktur, homöopathischen Mitteln und Heilkräutern konnte schrittweise der chronische Kälteschaden ausgeleitet werden. Und regelmäßige ansteigende Fußbäder wärmten den Funktionsbereich Niere.

Um das Immunsystem wieder auf Vordermann zu bringen, erhielt die Patientin hochdosiert die Vitamine A und C sowie Zink, Selen, Mangan und Kupfer. Wahre Wunder wirkte die wochenlange Verabreichung von Preiselbeerextrakt! Und natürlich Tees, allen voran Brennnesseltee, die die Harnwege gründlich durchspülten.

Die homöopathische Ausheilung der ererbten medorrhinischen und tuberkulinischen Belastung, die die Patientin so empfänglich für Infekte gemacht hatte, bereitete schließlich dann die Grundlage für eine Zukunft ohne Blasenentzündungen! Seit Jahren ist die Patientin nun völlig beschwerdefrei.

Unterleibsentzündungen

Neben der häufigeren Blasenentzündung sind es vor allem die Nierenbeckenentzündung und die Entzündung von Gebärmutter, Eileiter und Eierstöcken, die ernsthafte Gesundheitsschäden anrichten können. Unbedingt und ohne Zeitverlust müssen sie ärztlich behandelt werden!

Nierenbeckenentzündung

Starke Schmerzen, Fieber, Klopfschmerz in der Nierengegend und Blut im Urin sind deutliche Symptome für eine bakterielle Entzündung des Nierenbeckens. Hier kommt man um Antibiotika in der Regel nicht herum, zumal diese Erkrankungen ganz dramatisch verlaufen können. Die Erreger sind zumeist dieselben wie die der Blasenentzündung: Coli-Bakterien aus dem Darm. Ohne eine Ausleitung des Kälteschadens (siehe Seite 32 ff.) und eine konsequente Darmsanierung ist eine Heilung von Grund auf jedoch nicht möglich.

Gebärmutter-/Eierstock-/Eileiterentzündungen

Diese Entzündungen gehen meist mit stärksten Schmerzen und einem schlechten Allgemeinzustand einher. Weil hier die Gefahr einer Unfruchtbarkeit droht (Verkleben der Eileiter!), wird der Facharzt Antibiotika verordnen. Eine ergänzende naturheilkundliche Therapie sollte neben der Einnahme von hochdosierten Vitalstoffen (Immunrezeptur, siehe Anhang, Seite 275) unbedingt aus der Einnahme von Enzymen bestehen – aus Pflanzen oder Pilzen gewonnene Extrakte, die Entzündungen, Schwellungen, Verklebungen verhindern oder auflösen können. Wichtig ist bei akuten Erkrankungen die ausreichend hohe Dosierung als Stoßtherapie: Beispielsweise mit Bromelain®, Phlogenzym® oder Wobenzym® N: 2 bis 3 x täglich bis 10 Tabletten, unbedingt ½ bis 1 Stunde vor der Mahlzeit.

Übrigens: Enzyme helfen bestens auch zum schnellen Auskurieren von Sportverletzungen.

GESUNDE SCHLEIMHÄUTE

☹ Pilzinfektionen und Ausfluss

Kaum eine Frau könnte berichten, dass sie noch niemals unter Ausfluss und Scheidenpilz gelitten hätte. Für mich ist das ein ganz deutlicher Hinweis darauf, wie Frauen heute leben, was sie belastet und was ihrer Gesundheit nicht gut tut. Denn eigentlich ist die Scheide ein perfekt gegen unliebsame Eindringlinge gesichertes Terrain – wenn die Frau rundum gesund ist. Dann schützt ein ganzes Heer von Bakterien die Scheidenschleimhaut, und damit auch die Gebärmutter, die Eileiter und die Eierstöcke. Allen voran sind es die Milchsäurebakterien, nach ihrem Entdecker auch »Döderlein-Bakterien« genannt, die für ein leicht saures und damit gesundes Scheidenmilieu sorgen. Nur wenn der physiologische ph-Wert von 4,5, der eine intakte Scheidenflora kennzeichnet, aus dem Gleichgewicht gerät, haben Krankheitserreger und Keime eine Chance. Deshalb kann man generell sagen: Eine gesunde Schleimhautflora und ein gesundes Abwehrsystem des ganzen Unterleibs sind der beste Schutz gegen Pilze und Krankheitskeime! Das gilt sogar für Aids-Viren und die Erreger von Geschlechtskrankheiten, die so entsorgt und unschädlich gemacht werden können.

Beeinträchtigungen der Vaginalschleimhaut und des Scheidenmilieus bemerken Frauen in aller Regel sehr schnell – es kommt zu vermehrtem Ausfluss von unterschiedlicher Farbe, Konsistenz und Geruch, der meist mit Juckreiz und schmerzhaftem Brennen einhergeht. Dabei ist diese für die betroffenen Frauen sehr unangenehme Erscheinung im Grunde nichts anderes als der Versuch des Körpers, sich selbst zu reinigen. Oder – wie es in der Chinesischen Medizin heißt – »Trübes«, nämlich Pilze und Keime, auszuscheiden. Eigentlich ist es genau dasselbe, was wir erleben, wenn wir uns eine akute Bronchitis zugezogen haben und die Becherzellen in den Schleimhäuten der Atemwege nun mehr Schleim bilden, um Krankheitserreger damit »einzuschleimen« und nach draußen zu transportieren. Was raus muss, muss raus! Nur schafft ein geschwächter Körper das nicht alleine!

Angeboren oder erworben?

Wie kommt es aber nun, dass überhaupt mehr Schleim entstehen kann? Hier ist ein Blick durchs Mikroskop, um Pilze und Bakterien zu erkennen, nicht ausreichend! Wir wissen dann zwar, *welche* Pilze und *welche* Bakterien sich dort breitgemacht haben, aber nicht, *warum*! Eine Therapie, die nach der Identifizierung des Bakterien- oder Pilzstamms schlicht ein dazu passendes Antibiotikum oder

Antimykotikum verschreibt, ist keine Therapie, die diesen Namen verdient. Denn die Ursache bleibt bestehen, und was hinzukommt, sind neue Probleme.

Nach dem Verständnis der Traditionellen Chinesischen Medizin weist eine vermehrte Schleimbildung immer auf eine Schwäche der Mitte, also im Element Erde, hin. Deren wesentliche Aufgabe besteht ja darin, das »Trübe« vom »Klaren« zu trennen. Eine geschwächte Mitte kann einerseits angeboren sein, also konstitutionell bedingt, andererseits erworben. Ein in der Chinesischen Medizin erfahrener Arzt wird sehr bald erkennen, ob die Schwäche der Mitte auf der Konstitution der Patientin beruht – dann kann primär nur hier ärztliche Hilfe wirklich zu einer tiefgreifenden Änderung führen.

Ursache für eine angeborene konstitutionelle Schwäche ist immer eine medorrhinische (sykotische) Belastung der Vorfahren durch Geschlechtskrankheiten, allen voran der Tripper, die über viele Generationen hinweg der Patientin »vererbt« worden ist. Das bedeutet nicht, dass die Betroffene selbst darunter leidet, sondern dass bestimmte Mineralstoffe, vor allem Jod, Kalzium, Zink und Eisen, nicht ausreichend in die befallenen Gewebe eingebaut werden können. Dies macht sie dann so anfällig für Bakterien und Pilze.

... auch eine Frage der Lebensführung

Ist die Schwächung der Mitte erworben, gilt es, nach den Verursachern zu fahnden. Und die findet man oftmals dort, wo man sie am wenigsten vermutet hätte! So entdecke ich mit schöner Regelmäßigkeit eine Schwermetallbelastung durch die Amalgam-Füllungen in den Zähnen der Patientin! Schwermetalle sind an erster Stelle zu nennen, wenn es um die Entstehung von »heißem« Schleim geht. Bakterien und Pilze fühlen sich in einem solchen Milieu, im »Trüben« so zu Hause, dass sie sich oft geradezu explosionsartig vermehren. Hinzu kommen oft Fehler in der Lebensführung, die der Mitte nicht gut tun.

Sie selbst können hier wieder ein gesundes Gleichgewicht herstellen. Am wichtigsten dafür ist eine vitale und ausgewogene Ernährung und regelmäßige Bewegung an der frischen Luft. Und damit meine ich nicht, mal kurz die Wäsche im Garten aufzuhängen. Am besten täglich mindestens eine halbe Stunde, besser

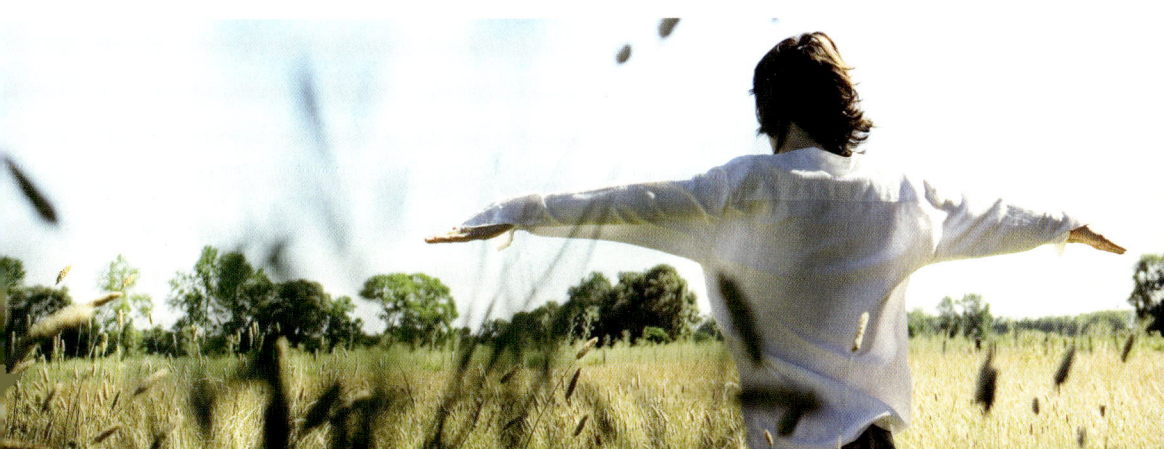

> Ausreichend Bewegung stärkt nicht nur die Muskulatur, sondern bringt Ihr Immunsystem auf Trab und schützt damit Haut und Schleimhäute – viel Bewegung sorgt auch für inneren Frieden, Ausgeglichenheit, Harmonie.

eine ganze, zu Fuß oder mit dem Rad unterwegs sein, bei Wind und Wetter. Das meine ich!

Sorgen Sie aber auch für einen ausgeglichenen Säure-Basen-Haushalt, damit Ihr Organismus nicht in die Übersäuerung kippt (siehe auch Element Erde, Seite 118 f.). Und Sie können noch mehr tun, damit Ihre Mitte wieder ins Lot kommt: Indem Sie sich darum kümmern, dass die anderen Elemente ebenfalls stark und ausgeglichen sind, stärken Sie auch Ihre Mitte, das Element Erde. In den jeweiligen Kapiteln finden Sie die besten Methoden dafür.

»Klarer« Gegner: Candida-/Soor-Entzündungen

Meist stecken »ganz normale« Pilze dahinter, nämlich Candida, die wir natürlicherweise im Darm haben. Candida sind aber auch fast überall in unserer Umwelt zu finden: im Schwimmbad, auf Toiletten, im Bett und sogar in Nahrungsmitteln. Alles ganz normal. Nur wenn das ökologische Gleichgewicht der Schleimhäute in der Scheide gestört ist, fängt der Pilz an, sich unkontrolliert zu vermehren und wandert in die tiefer gelegenen Teile der Vagina und um den Gebärmutterhals. Für die betroffene Frau sehr unangenehm! Typische Symptome einer solchen Candida-/Soor-Entzündung (Soorkolpitis):

- Reizung, Brennen und starker Juckreiz der Vulva und des äußeren Vaginaleingangs; oft sind Vagina und äußere Schamlippen stark gerötet;
- weißer oder weißlich-gelber, oft cremiger Ausfluss, der manchmal nach Hefe riecht;
- häufiger Harndrang und Brennen beim Wasserlassen;
- ein weißlicher Belag und das – nur unter dem Mikroskop sichtbar – typische fadenförmige Pilzgeflecht.

Üblicherweise wird ein schulmedizinisch arbeitender Frauenarzt die Pilze mit Cremes oder Zäpfchen behandeln, die in die Vagina eingeführt werden. Die eingesetzten Wirkstoffe Nystatin (z.B. Moronal®) oder Cotrimazol (z.B. Canesten Creme®/Vaginaltabletten oder Mykofungin®) wirken lokal und töten innerhalb von drei Tagen die Pilze ab. Bei Rezidiven, wenn also die Pilzerkrankungen immer wiederkommen, wird sechs Tage und länger behandelt. Oftmals wird aber auch ein Breitbandpräparat verschrieben, das sich gegen alle möglichen Pilze und Keime gleichzeitig richtet. Problem: Die Pilze können ihre Empfindlichkeit dagegen verlieren und verursachen dann eine Infektion nach der anderen – es ist eine Chronifizierung eingetreten.

Hat die lokale Behandlung keinen Erfolg und treten immer wieder Infektionen auf, wird systemisch behandelt, das heißt mit Medikamenten zum Einnehmen, die auf den gesamten Organismus wirken! Die dafür erforderlichen Wirkstoffe Fluconazol (z.B. Fungata®) oder Ketokonazol (z.B. Nizoral®) sind Chemotherapeutika, die nicht nur die Pilze abtöten, sondern auch Leber und Niere schädigen können!

Ausfluss: Reichen Pilzsalben nicht?

> Eine 32-jährige Frau kam wegen Ausfluss, dem einfach nicht beizukommen war, in meine Praxis. Von ihrem Frauenarzt war sie bereits mehrmals mit lokalen Pilzsalben und innerlich mit Tabletten behandelt worden, aber kaum war sie im Schwimmbad oder hatte Geschlechtsverkehr gehabt, setzte der Ausfluss erneut ein. Als sie dann endlich zu mir gefunden hatte, war die Scheideninfektion bereits chronifiziert und machte der Frau mindestens fünfmal im Jahr zu schaffen. Was war passiert? Die Anti-Pilzsalbe hatte zwar die lästigen Symptome, den Ausfluss, unterdrückt, doch die Ursachen waren nicht beseitigt. Außerdem nahm die Patientin die Pille, was dazu führte, dass ihre hormonelle Eigenregulation gestört war und Progesteron und Östriol abgesunken waren. Aus ihrer Vorgeschichte erfuhr ich, dass die Patientin, eine üppige, dunkelhaarige Frau mit deutlichen Pigmentflecken vor allem an Gesicht und Händen, in der Jugend bereits unter einer Eierstockentzündung gelitten hatte. Später, bei der Geburt ihres Kindes, hatten die Wehen vorzeitig eingesetzt – alles Anzeichen für eine medorrhinische Belastung.
> Um die Belastung auszuheilen, war das A und O der Therapie die Wahl des passenden Konstitutionsmittels: Sepia C1000. Ergänzt wurde mit Vitamin C-, Zink- und Selengaben sowie Schüßler-Salz-Rezepturen für das Immunsystem. Nach zwei Wochen war der Ausfluss deutlich verstärkt, verminderte sich dann aber von Tag zu Tag, bis nach ein paar Monaten Stabilität eingetreten war. Nach dem Aufbau einer gesunden Darmflora war die Patientin nach einem Jahr wieder ganz gesund und beschwerdefrei. Neue Pilzinfektionen sind nie wieder aufgetreten.

Aus meiner Praxis

Von (fast) allem etwas: Vaginale Mischinfektionen

Sogenannte vaginale Mischinfektionen sind neben Candida-Infektionen die häufigste Ursache für Entzündungen der Scheide. Sie werden meist durch eine Störung des natürlichen Scheidenmilieus hervorgerufen. Das kann durch Östrogenmangel oder mechanische Reizungen – Geschlechtsverkehr bei zu geringer vaginaler Sekretion, zu enge Hosen, auch häufige Scheidenspülungen! – entstehen oder auch nach häufigen Partnerwechseln oder Analverkehr ohne Kondome. Auch kann dies iatrogen, also therapeutisch verursacht sein, wenn Antibiotika, Cortison oder synthetische Hormone (Pille!), die den Säuregehalt der Scheide verändern, eingenommen wurden. Als Folge des gestörten Milieus findet man oft *Haemophilus vaginalis*, früher auch Gardnerella genannt, dann eine »bakterielle Mischflora« aus Enterokokken, Staphylokokken, Streptokokken, Coli- und Coryne-Bakterien und anderen Erregern. Ein Ausfluss kann unterschiedliche Ursachen haben, wie die folgende Übersicht und die nebenstehende Tabelle zeigt.

Differentialdiagnose Ausfluss (Fluor)

klar, ohne Geruch	Zyklusmitte, zeigt Eisprung an
weiß-gelblich, cremig	v.a. Pilzinfektion (Candida)
gelb-grünlich, schaumig	v.a. Trichomoniasis (Geschlechtskrankheit)
gelblich bis eitrig	v.a. Bakterien wie Chlamydien
grau, wässrig	v.a. Haemophilus-vaginalis (bakterielle Infektion)
braun, blutig, wässrig	v.a. bösartige Krebserkrankung!

Erstes Anzeichen für eine vaginale Mischinfektion ist häufiges Wasserlassen und Brennen. Nicht selten treten auch Kreuzschmerzen und Krämpfe auf. Die Vulva kann geschwollen und die Lymphknoten, vor allem in der Leiste, können druckempfindlich sein. Oftmals sind auch die Vaginalwände geschwollen und mit einer dicken Eiterschicht belegt. Der Eiter kann weiß oder gelblich sein, gelegentlich ist Blut beigemischt, und manchmal riecht er übel oder gar fischartig. Es besteht ein mehr oder weniger starker Juckreiz der Vulva.

Eine nicht seltene Infektion stellt auch die sogenannte Trichomoniasis dar, die nicht durch Bakterien verursacht wird, sondern durch einzellige spindelförmige Lebewesen, die sich vor allem in der Vagina und im Darm der Frauen, oftmals auch in der männlichen Harnröhre, vermehren können und durch Geschlechtsverkehr übertragen werden. Ein klassischer Hinweis hierfür ist meist gelb-grünlicher, schaumiger Ausfluss, manchmal jedoch kann eine chronische Infektion auch keinerlei Beschwerden verursachen.

Wenn solche Vaginalinfektionen nicht dauerhaft bekämpft werden, können sie sich von der Vagina auf die Harnröhre und die äußeren Schamlippen ausbreiten und sogar in die Gebärmutter und zu den Eileitern aufsteigen! Dann droht nicht nur Sterilität, sondern auch ein abnormales Wachstum der Zellen im Gebärmutterhals mit der Gefahr, dass am Muttermund Krebs entsteht.

Die schulmedizinische Therapie bei vaginalen Mischinfektionen besteht aus der Gabe eines lokalen Antiseptikums oder lokalen Tetracyclin-Antibiotikums. Wenn wiederholt Infektionen auftreten oder sich bereits eine Therapieresistenz entwickelt hat, wird ein systemisch wirkendes Antibiotikum gegeben. Bei Gardnerella- und Trichomonaden-Infektionen verabreicht man Metronidazol.

Akute Infektionen der Scheide

Bei akuten Scheideninfektionen finden sich neben Candida oft folgende Erreger:

Erreger	Übertragungsweg	Typische Symptome	Schulmedizinische Therapie
Bakterielle Mischinfektionen	• infizierte feuchte Textilien (Badeanzug, Unterwäsche, Waschlappen etc.) • Kontakt mit warmem, feuchtem Milieu (z.B. Toiletten, Schwimmbad) • falsche Hygiene (Wischen vom After zur Scheide statt umgekehrt, häufige Vaginalspülungen) • Geschlechtsverkehr.	• Ausfluss verschiedenster Farbe (hell, wässrig bis eitrig) • Juckreiz • brennende Schmerzen	• *lokal antiseptisch:* • z.B. Vagiflex® Supp. • lokales Tetracyclin-Antibiotikum (Mysteclin®) • *Bei häufigen Rezidiven:* Systemische Tetracycline: z.B. Doxycyclin. Bei Antibiotikagabe leider häufig Störung der Darmflora, sehr häufig Rezidive!
Trichomonaden Einzellige spindelförmige Lebewesen vor allem in der Vagina und im Darm der Frauen, oftmals auch in der männlichen Harnröhre	• sexuelle Kontakte (bes. Analverkehr) • Übertragung auch über Waschlappen, Klobrillen etc	• starker Juckreiz • Entzündung der Vulva und Vaginaleingang • Brennen beim Wasserlassen • übel riechender, schaumiger, gelblich-grüner Ausfluss	• Metronidazol (z.B. Flygyl®, Clont®) – leider nicht frei von Nebenwirkungen • immer Mitbehandlung des Partners
Haemophilus vaginalis (auch Gardnerella vaginalis oder Coryne-Bakterien genannt)	• Geschlechtsverkehr	• wässriger grauer Ausfluss, oftmals riechend • manchmal brennender Schmerz • gelegentlich leichte vaginale Entzündungen	• lokale Anwendung von • Metronidazol (z.B. Clont®) • immer Mitbehandlung des Partners
Mykoplasmen Immer häufiger Ursache leichter Genitalinfektionen. Als Verursacher vorzeitiger Wehen und eines vorzeitigen Blasensprungs in der Diskussion, machen möglicherweise auch unfruchtbar.	• Geschlechtsverkehr	• Keine oder die einer Scheidenentzündung: – Brennen beim Wasserlassen – Gefahr von aufsteigenden Entzündungen (Muttermund, Eierstöcke und Eileiter, Bartholinische Drüse)	• Lokale Antiseptika (z.B. Betaisodona) • Antibiotika (z.B. Tetracyclin oder Erythromycin)

Erreger	Übertragungsweg	Typische Symptome	Schulmedizinische Therapie
Chlamydien Häufige Erreger einer Muttermundentzündung, die mit ihrem Ausfluss eine Scheidenentzündung unterhalten kann. Oftmals ansteigende Infektionen (Gebärmutter-, Eileiterentzündung) mit Gefahr späterer Eileiterschwangerschaften oder Sterilität.	• Geschlechtsverkehr	• vermehrter, weißlich-gelber eitriger Ausfluss, häufig wiederkehrende Unterbauchschmerzen • häufiger Harndrang	• Gabe von Antibiotika (Tetrazykline) über 14 Tage • Partnermitbehandlung!

Vaginale Infektionen – Stufenplan

Stufe I

Allgemeinmaßnahmen:

- Richtige Hygiene: Wischen von vorne nach hinten, nicht vom After zur Scheide. Vulva lieber mit der Hand als mit dem Waschlappen reinigen. Keine häufigen Vaginalspülungen oder Intimsprays. Keine alkalischen Seifen verwenden. Saure Seifen in der Apotheke erhältlich. Auf Sauberkeit beim Partner achten. Kein Geschlechtsverkehr während der Ausheilungsphase.
- Unterwäsche aus synthetischen Fasern vermeiden, Baumwollschlüpfer tragen. Badeanzug nicht am Körper trocknen lassen.
- Bei Empfindlichkeit gegen Chlorwasser kann auch zum Baden ein spezieller Schutztampon, der mit Vaseline getränkt ist (Symbiofem protect®), verwendet werden.
- Vollwertkost, wenig Zucker, Weißmehl und raffinierte Produkte.
- Kanne Brottrunk über mehrere Monate: 1 x tgl. 1 Glas (0,2 l).
- Einnahme von Milchsäurebakterien: z.B. Symbiolact comp. 1 x 1 Btl. tgl. über mindestens 5 Monate oder Omniflora Kapseln, 1 x 2 Kps. morgens ebenfalls über diesen Zeitraum.
- Aloe-vera-Saft-Kur: 3 x tgl. möglichst auf leeren Magen 1 Schnapsglas voll trinken.

Lokalmaßnahmen:

- Obstessigspülung: 1 bis 2 EL auf 30 bis 50 ml Wasser, mit 20 ml Spritze 1 bis 2 x tgl. Scheide ausspülen oder:
- Morgendliche Vaginalspülung mit Natriumkarbonat (eine Messerspitze auf eine große Tasse Wasser) und/oder:
- Tampons mit Kanne Brottrunk tränken und einführen.
- Knoblauch am Morgen und Abend: Eine Zehe geschält, nicht eingeschnitten, denn das kann Brennen verursachen, pur oder in Mullstreifen gehüllt einführen; eventuell Faden durchziehen!
- Bei Mitentzündung der äußeren Scheide – Sitzbäder am Abend mit:
  – Eichenrindenextrakt (Fertigessenz)
  – Quercus-Essenz® Wala
  – Kamillosan® Konzentrat Lösung
- Immer Aufbau der Vaginalflora: Lactobacillen aus angereichertem »aktiven« Naturjoghurt über Nacht oder mit Vagiflor®. Ab der zweiten Woche kann der Joghurt ergänzt werden mit ätherischen Ölen: 5 Tropfen Lavendelöl und 5 Tropfen Thymianöl dazumischen.
- Reibesitzbäder nach Kneipp – so wird's gemacht:
  Mit der hohlen Hand oder Waschlappen über dem Bidet kaltes Wasser schöpfen und den gesamten Genitalbereich, nach vorn bis oberhalb der Haargrenze und hinten bis zum Anus sowie die Innenseite der Oberschenkel ein paar Minuten lang abreiben. Abtrocknen und warm einpacken. Mehrmals pro Woche durchführen.

> Wer selber gern einen Tee kochen möchte: Kombiniertes Eichenrinden-Sitzbad (die Teeabkochung dem Sitzbad zuführen), siehe Anhang, Seite 270.

Orthomolekulare Therapie:

Basisrezeptur plus Antioxidation plus Immunrezeptur (siehe Anhang, Seite 274 f.).

Bei Amalgamträgern zusätzlich Amalgamausleitung (siehe Element Erde, Seite 112).

Haut- und Schleimhautvitalstoffe (»Sanu-Est-protect«, siehe Anhang, Seite 275) sowie Nachtkerzenöl und Borretschöl (je 500 mg) stützen das Yin des Metalls zusätzlich und machen es widerstandsfähiger.

> Übrigens: Die Kneippanwendung ist sehr wirksam auch bei Zyklusstörungen, chronischen Blasenentzündungen, Zysten an Brust und Eierstock, unerfülltem Kinderwunsch, Wechseljahresbeschwerden und vielen anderen Frauenbeschwerden!

Phytotherapie:

Entgiftender Frauentee, siehe Anhang, Seite 271.
 Ergänzt oder abwechselnd mit Pflanzen der Leberentgiftung (siehe Element Erde, Seite 110 ff.).

Schüßler-Salze:

Die Auswahl des Mittels richten Sie bitte nach der Beschaffenheit des Ausflusses:

klar, durchsichtig, hell, wässrig	Nr. 8 (Natr. mur.)
wässrig, scharf und juckend	Nr. 11 (Sil.)
gelb, schleimig	Nr. 6 (Kal.sulf.)
klebrig-dick und weiß	Nr. Nr. 4 (Kal. chlor.)
eitrig	Nr. 9 (Natr. phos.) und Nr. 11 (Silicea)
goldgelb, sauer, käsig	Nr. 9 (Natr. phos.)
grün	Nr. 10 (Natr. sulf.)
eiweißartig	Nr. 2 (Calc. phos.)
übelriechend	Nr. 5 (Kal. phos.)

Lutschen Sie bitte vom ausgewählten Mittel (alle in D12) 5 bis 8 x täglich eine Tablette bis zur Beschwerdebesserung.
 Nach der Akuttherapie empfiehlt sich ein längerfristiger Aufbau der Unterleibabwehr über die Unterstützung der Fünf Elemente: Schüßler-Salze-Nr.: 3, 4, 5, 6, 7, 11, 15, 17, 19, 21, 22, kurmäßig angewendet.

Aromatherapie:

Fortuna l´arome® Teebaumöl extra stark, äußerlich pur oder verdünnt, auch fürs Sitzbad.
 IS® Rose-Teebaum Essenz mit Lavendel-, Manuka-, Teebaum-, Rosenöl.

Anthroposophische Therapie:

Majorana-Vaginalgel (Wala).
 Majorana-Melissa (Weleda) Vaginalzäpfchen. Sehr bewährt!

Enzymtherapie:

Wobenzym N®, 3 x 5 im Akutfall, dann 2 x 3 bis Abheilung.

Stufe II

Komplexhomöopathie:

Zur ausleitenden Therapie: Lymphdiaral Basistropfen®.
Zur Stimulierung des Immunsystems: Pascatox mono®.
Bei Pilzen: Alcea Tropaeolum majus Urtinktur oral.
Bei eitrigem Fluor: Kreosotum Spl. (Pascoe).

Homöopathische Einzelmittel:

Acidum nitricum: blutiger scharfer Fluor, fleischfarben, oft Schleimhautgeschwüre, Warzen und kleine Risse.
Borax: Zäh-klebriger Ausfluss, brennender Schmerz.
Kreosotum: wundmachender Ausfluss, Juckreiz, mit Brennen beim Wasserlassen, Vulva entzündet.
Lilium tigrinum: Juckender scharfer Fluor, gelb, gelbgrüner Fluor, stark riechend.
Pulsatilla: weißlicher Ausfluss, Vaginalmykose.
Sulfur: starker Juckreiz und Brennen der Vulva und Scheide, oft mit Ekzem.

Sollten die Maßnahmen der Stufe I und II innerhalb eines viertel bis halben Jahres nicht greifen, dann unbedingt Stufe III!

Stufe III

Traditionelle Chinesische Medizin:
Bei einem TCM-Arzt.

Klassische Homöopathie:
Konstitutionstherapie bei einem klassischen Homöopathen.

KEIN PLATZ FÜR VIREN

☹ Feigwarzen und Herpes

Feigwarzen, auch Condylome genannt, sind kleine, blumenkohlartige, meist weiche Gewächse, die sich auf der Vulva, in der Vagina oder am Gebärmutterhals bilden und sich beetartig ausbreiten können. Verursacht werden sie von menschlichen Papillomviren, die durch Geschlechtsverkehr übertragen werden. Diese Feigwarzen sind zwar an sich gutartige Schleimhautgewächse, sie haben aber mit ihrer Hartnäckigkeit schon manch eine Frau zur Verzweiflung getrieben! Außerdem können sie, wenn sie noch zu klein sind, um sich bemerkbar gemacht zu haben, den Krebs-Abstrich verändern! Dass Frauen aber überhaupt daran erkranken, liegt nicht am Virus allein, sondern an einer Scheidenflora, die meist schon lange vorher und oft unbemerkt aus dem Gleichgewicht geraten war: Nicht der Erreger ist das Problem, sondern das Milieu, auf das er trifft!

Die Therapie setzt in jedem Fall eine exakte Diagnose voraus: Handelt es sich bei den Warzen um die Condylome bei der Syphilis? Um gutartige Fibrome, also Bindegewebsknötchen? Verbirgt die Warze eine Krebserkrankung? Wenn Sicherheit besteht, dass die Ursachen für diese unschönen Wucherungen Feigwarzen sind, geht die Schulmedizin, wie bei allen anderen Warzen am Körper, meist sehr aggressiv vor: verätzen, vereisen, herausschneiden! Mit der Elektroschlinge werden die Warzen regelrecht ausgebrannt (Elektrokoagulation), mittels Kryo-Therapie, also Kälte-Chirurgie (womöglich in Vollnarkose) vereist oder mit CO_2-Lasern und Operationen entfernt. Leider garantiert die Wahl der Mittel nicht unbedingt den Erfolg: Rückfälle sind häufig, und wie wirksam eine Therapie war, ist von Fall zu Fall verschieden und kaum vorauszusehen.

Den Teufel mit dem Beelzebub ausgetrieben

Aus naturheilkundlicher Sicht verstärkt das aggressive schulmedizinische Vorgehen aber leider das Grundübel, nämlich die sykotische Belastung der Patientin, die es den Viren ja ohnehin leicht gemacht hatte, sich einzunisten! Diese Belastung, ererbt von den Vorfahren, beinhaltet selbst einen Moment der Aggression – als Marker dafür nehme ich Feigwarzen immer sehr ernst. Und auch, weil sie, wie viele Viruserkrankungen, eine Krebserkrankung auslösen können. Deswegen kann eine naturheilkundliche Behandlung immer nur eine konstitutionelle sein, die von einem erfahrenen Homöopathen durchgeführt werden muss. Sie können vorab einen Versuch starten mit Thuja Urtinktur: täglich 2 x lokal auf die Warzen auftragen. Dazu eine Kur zur Stabilisierung des Yin (siehe Herpes genitalis) zusammen mit den empfohlenen Orthomolekularia und eine mehrmonatige Entgiftungskur mit Leberpflanzen (siehe Kapitel Erde, Seite 110 ff.).

Genitalherpes (Herpes genitalis)

Herpes ist eine Infektionskrankheit, die von einem Virus hervorgerufen wird. Zwei Typen lassen sich unterscheiden: Herpes simplex Typ I und Typ II. Typ I ist immer im Spiel, wenn der Mund befallen ist, Typ II manifestiert sich im Unterleib, zumeist an der Vulva. Ungefähr 10 Prozent der Frauen, die sich an einem Herpes Typ II angesteckt haben, leiden immer wieder an Herpes-genitalis-Schüben, die nicht nur sehr, sehr unangenehm sind, sondern für die sich die Patientinnen meist auch sehr schämen. Selbst für Neugeborene kann eine Infektion mit Herpes genitalis gefährlich werden, weil ernsthafte Schäden befürchtet werden müssen. Deswegen ist florider Vaginalherpes heute immer ein Grund für einen Kaiserschnitt!

Das Virus wird durch Geschlechtsverkehr übertragen, und zwar insbesondere dann, wenn bereits Bläschen bestehen. Nicht immer sind diese sichtbar – sei es, dass sie zu klein sind und auch beim Mann an seinem Glied nicht entdeckt werden, sei es, dass sie zu tief in der Scheide sitzen.

Bemerkbar machen sich die Bläschen genau so wie die Fieberbläschen an der Lippe: zunächst durch Brennen, Prickeln und Spannungsgefühle, später dann durch Schmerzen, wenn sie aufplatzen. Oft wird ein Vaginalherpes begleitet von geschwollenen und ebenfalls schmerzhaften Lymphdrüsen in den Leisten.

Um einen Vaginalherpes auszuheilen, braucht man etwas Geduld – über Nacht lässt sich diese Schwäche im Element Metall und eine oft vorliegende, sykotische Erbbelastung nicht in den Griff bekommen. Ein gutes Jahr braucht es schon, bis die Patientin nicht nur beschwerdefrei ist, sondern vor allem auch

> **Was Miasmen mit Herpes zu tun haben**
>
> Erbgifte, sogenannte Miasmen, die wir von unseren Vorfahren mit in die Wiege gelegt bekommen haben, liegen wie Flecken, Schatten auf unseren Genen – gleichsam wie ein Mörtelspritzer auf einem perfekten Bauplan für ein Haus. Durch diesen Klecks liest der Maurer die Informationen fehlerhaft ab und baut eine Wand aus porösem Material …
>
> Falsche Informationen verursachen einen Bauplanfehler im Lippenrot: Bei jeder Zellerneuerung baut der Organismus zu wenig Mineralstoffe wie Eisen, Zink, Mangan und Kupfer in das Gewebe ein. Herpesviren haben nun ein leichtes Spiel und können sich ungehindert ausbreiten.
>
> Die Aufgabe des Homöopathen besteht nun darin, dem Körper diese fehlenden Informationen bereitzustellen (Globuli, Schüßler-Salze) und ihm zu helfen, auf den Normalzustand umzulernen. Das Phantastische dabei: Es gelingt!!

nicht mehr Angst haben muss, erneut eine Herpesinfektion zu erleiden. Anders gesagt: Nach etwa einem bis zwei Jahren konstitutioneller homöopathischer Behandlung ist die ererbte Infektionsneigung ausgeheilt.

In der akuten Phase werden wie beim Lippenherpes Melissenblätter (Lomaherpan® Creme) oder Propolis der Honigbienen (Propolisept®) verabreicht. Manche Frauen schätzen auch die anthroposophische Creme Rosmarin 10% der Firma Weleda.

Enzyme (Wobenzym N®, 3 x 7, s.o.) unterstützen die Frühphase der Abwehr. Alle genannten Maßnahmen wirken umso besser, je früher sie eingesetzt werden! Unbedingt Orthomolarika des Immunsystems mit dazu nehmen! Besonders Arginin und Lysin, 2 Aminosäuren, haben sich bei Virusinfektionen mehr als bezahlt gemacht (Tagesdosis: je 1 g). Gerne gebe ich in der Frühphase der Erkrankung auch Echinacin (Pascatox®: alle 2 Stunden 25 Tropfen bei den ersten Anzeichen).

Um das Immunsystem weiter zu stärken und die Lymph- und Leberentgiftung in Gang zu bringen, bereiten Sie sich bitte einen Tee zu mit folgenden Heilpflanzen: Klettenlabkraut, Sonnenhutwurzel, Hafer, Kermesbeere, Brennnesselkraut, Ringelblume, Große Klette, Brunnenkresse. Je 30 g, 1 TL pro Tasse, bei Bedarf mit 1 TL Honig süßen.

Auch **Schüßler-Salze** helfen:
Nr. 8 (Natrium chloratum D12) als Basis bei Bläschen
Nr. 21 (Zinkum chlor. D12) zur Immunsteigerung
Nr. 6 (Kalium sulf. D12) und Nr. 11 (Silicea D12) bei eitriger Kruste
Nr. 10 (Natrium sulf. D12), wenn nässend
Dosierung: 3 bis 7 x 2 Tabletten über den Tag verteilt lutschen.

Als symptomatisch wirksame **homöopathische Einzelmittel** haben sich besonders bewährt:
Thuja: Herpes, Kondylome, Warzen und Wucherungen aller Art. Auch Uteruspolypen und Ovarialzysten. Reichlich grünlicher Ausfluss.
Sepia: Herpes genitalis oder Herpes im perianalen Bereich, Warzen an den Genitalien. Scheidenentzündung und Juckreiz vor allem in der Schwangerschaft, weißer, übelriechender Ausfluss. Reizbarkeit und PMS.
Natrium muriaticum: Herpes. Vaginale Trockenheit, Schmerzen beim Geschlechtsverkehr. Chronischer Ausfluss. Kummermittel!
Rhus toxicodendron: Herpes, besonders schmerzhaft, vor allem in Ruhe. Daneben häufig rheumatische Gelenkerkrankungen.

Arsenicum album: Herpes. Ekzem mit trockener Haut, intensives Brennen und Juckreiz. Ängstlich und angespannt.

Dulcamara: Herpes, ausgelöst oder verschlimmert durch Feuchtigkeit, feuchtkaltes Wetter.

Acidum nitricum: Herpes. Stechende Schmerzen. Warzen, Fissuren und Mundwinkeleinrisse.

Graphites: Herpes. Oft Hautausschläge im Bereich des Lebermeridians (Vulva, Innenseite der Oberschenkel). Trockene, rissige, zu Ekzemen neigende Haut.

Jeweils in der Potenz C12 einnehmen und je nach Florididät 3 bis 6 x pro Tag 5 Globuli.

Feigwarzen und Herpes

Aus meiner Praxis

Eine 25-jährige Studentin klagt über seit Jahren immer wiederkehrenden Herpes genitalis. Vor allem bei den letzten drei Malen, wenn sie mit einem neuen Partner sexuellen Kontakt hatte, ist der Herpes explodiert. Zudem fühlt sie sich entstellt durch die kleinen Gewächse an den großen Schamlippen, die der Frauenarzt als Feigwarzen diagnostiziert hat. Eine solch drastische Maßnahme wie Wegbrennen mit dem Laser oder Operation wollte sie aber dann doch nicht.

In der ausführlichen ganzheitlichen Anamnese kam heraus, dass die junge Frau sehr streng erzogen wurde. Sex vor der Ehe war im Elternhaus verpönt und tabu. Das war der Schlüssel! Durch die strenge moralische Erziehung hatte sie bei jedem (neuen) sexuellen Kontakt Schuldgefühle, die zu einer emotional bedingten Stauung im Element Holz führten und »Hitze« erzeugten. Der Herpes im Bereich des Leber-Meridians revoltierte!

Ich verabreichte also das Mittel der Wahl für emotionale Stauungen: Staphisagria (Samen des Stefanskrauts), in der Potenz C10.000.

Um die sykotische Reaktionsweise des Körpers – Gewächse, Tumore etc. sind immer Zeichen für eine sykotische (medorrhinische) Erbbelastung – abzumildern, wurden als Hilfs- und Ergänzungsmittel Acidum nitricum (symptomatisches Mittel bei Herpes, Warzen etc.), das klassische Warzenmittel Thuja und Medorrhinum in den Potenzen C200 verabreicht.

Unterstützend fand eine Schwermetallausleitung mit hochdosiertem Vitamin C, Zink und Selen sowie einer Koriander-Lösung – mit anschließendem Yin-Aufbau des Metalls und der Darmflora mittels orthomolekularer Substanzen, Schüßler-Salzen und Milchsäurebakterien statt.

Fünf Wochen nach Behandlungsbeginn explodierte der Herpes regelrecht. Nach drei Monaten kam eine starke Mandelentzündung als Zeichen für eine Ausleitung im Lebermeridian hinzu. Die Patientin hielt durch und nahm während dieser Ausleitungsphasen nur naturheilkundliche Mittel zur Drainage. Nach eineinhalb Jahren war der Spuk vorbei. Nach einem letzten Herpes hatte sie von nun an keinen einzigen Ausbruch mehr. Auch die Feigwarzen waren verschwunden. Erstaunlich für sie war ebenfalls, dass ihr Verhältnis zu den Eltern wieder aufblühte.

Nervenvirus im Dornröschenschlaf

Ganz besonders schmerzhaft unter den Herpes-Erkrankungen ist der Herpes Zoster, besser bekannt (und gefürchtet!) als »Gürtelrose«. Der erste Kontakt mit dem verursachenden Virus, dem zur Herpes-Familie gehörenden Varicella-Zoster-Virus, führt zu Windpocken. Nach Abklingen kann der Virus über Jahre und Jahrzehnte in bestimmten Bereichen des Nervensystems »überwintern«. Wenn das Immunsystem dann irgendwann einmal sehr geschwächt ist, erwacht der Virus aus seinem Dornröschenschlaf und setzt eine Reihe von Symptomen in Gang, die typisch für die Gürtelrose sind: Meist fühlt sich die Betroffene zunächst nur müde und abgeschlagen, entwickelt dann Fieber. Bald darauf beginnen die Hautareale, auf denen sich dann später die Bläschen zeigen, zu brennen, zu jucken und zu schmerzen. Die dann auftretenden Bläschen formieren sich meist gürtelförmig im Rumpfbereich – eben dort, wo der Gürtel sitzt, aber auch im Gesicht seitlich der Stirn, des Kinns und/oder der Wange. Besonders die Gesichtsschmerzen werden von den Erkrankten als oft unerträglich beschrieben. Hier muss eine Therapie ursächlich ansetzen, um das Übel an der Wurzel zu bekämpfen!

Die schulmedizinische Therapie besteht seit einiger Zeit aus der Gabe von Anti-Virus-Mitteln in Tablettenform oder über die Vene (Tromantadin, z.B. Viru-Merz®). Meist jedoch gelingt hierbei keine wirkliche Ausheilung. Rückfälle sind häufig, und wir sehen immer wieder in unserer Praxis Patienten mit bisher therapieresistenten, jahrelangen Schmerzattacken. Hier hilft neben Akupunktur nur eine tiefgreifende Entgiftungs- und Immuntherapie mit Hochdosis-Vitalstoffen und immunstimulierenden Pflanzen und Heilpilzen sowie Eigenblutzyklen, kombiniert mit einer homöopathischen Konstitutionstherapie.

Um eine konstitutionelle Stärkung zu erreichen, setzen Sie anschließend die Schüßler-Salze für das Yin des Metalls ein:

Nr. 3 (Ferrum phosphoricum), Nr. 6 (Kalium sulfuricum), Nr. 17 (Manganum sulfuricum), Nr. 21 (Zincum chloratum) und Nr. 24 (Arsenum jodatum), und zwar als 3-monatige Kur: Jeweils montags bis donnerstags 1 Tablette pro Mittel zusammen in ein Glas Wasser geben, mit einem Plastiklöffel verrühren und schluckweise über den Tag verteilt trinken. Immer Darmflora-Aufbau und Vitalstoffe nicht vergessen! Auch Teemischungen für die Leberentgiftung sollten nicht fehlen!

Führt all das nicht zur Stabilisierung, sollten Sie sich in eine Konstitutionsbehandlung begeben.

Küssen? Nein danke! – Lippenherpes!

»Die hat schon wieder ihren Herpes«, hören wir jemanden sagen und wissen Bescheid. Wir kennen die gelblichen »Fieberbläschen« an den Lippen, das Kribbeln und Kratzen, mit denen sie ihre Opfer quälen – wir haben vielleicht selbst schon oft genug darunter gelitten. Fast alle, nämlich 99 Prozent der Bevölkerung, haben sich irgendwann einmal den Virus eingefangen, oft schon in der Kindheit. Aber nur wenige, nämlich rund 10 Prozent der Infizierten, erkranken immer wieder an den lästigen Fieberbläschen, dem Herpes labialis. Warum? Weil ihr Immunsystem so geschwächt ist, dass schon die bevorstehende Regelblutung, Stress oder intensive Sonneneinstrahlung genügen, um die Viren mobilzumachen. Zusätzlich beobachte ich in meiner Praxis aber auch Belastungen mit Umweltgiften, allen voran mit Formaldehyd, die dem Immunsystem so zusetzen, dass Erreger leichtes Spiel haben.

Vom lästigen und immer wieder auftretenden Lippenherpes sind meist psorisch belastete hellhäutige Frauen mit blauen Augen betroffen. Das Erbtoxin führt zu einer Fehlinformation vor allem im Eisen- und Manganhaushalt – beide Mineralien können deswegen nicht in ausreichendem Maß in dem befallenen Gewebe wirksam werden. In meiner Praxis ersetze ich dann diese Mineralstoffe hochdosiert und – damit sie wirksam werden – gleich mit dem jeweiligen »Schlüssel« dazu: die Schüßler-Salze Nr. 3 (Ferrum phosphoricum) und Nr. 17 (Manganum sulfuricum).

Um die Symptome zu lindern, setze ich zusätzlich, wie beim Herpes genitalis auch, Melissenblätter (Lomaherpan® Creme) oder Propolis der Honigbienen (Propolisept®) ein. Gehen Sie hier so vor wie oben beim Herpes genitalis beschrieben (zusätzlicher Einsatz von Enzymen, Orthomolarika, Schüßler-Salzen während der floriden Phase).

Die in Frage kommenden symptomatischen *homöopathischen Einzelmittel* decken sich im Wesentlichen ebenfalls mit denen bei Herpes genitalis (siehe oben)

Als *homöopathische Therapie* hat sich auch folgendes Vorgehen bewährt:

Bei *akuten Zuständen*: Natrium chloratum(muriaticum) D6, stündlich 1 Tablette, dazu Natrium chloratum D6 Salbe lokal.

Anschließend Natrium chloratum D12: 1 x wöchentlich eine Doppelgabe von 5 Globuli. 4 bis 6 Wochen lang.

In der *beschwerdefreien Zeit*: Über ein halbes Jahr lang Variolum C30, 1 x monatlich eine Doppelgabe. Zwischendurch immer wieder mit Schüßler-Salzen 2 x wöchentlich das Yin des Metalls aufbauen: Nr. 3, 6, 17, 21, 24 (siehe oben).

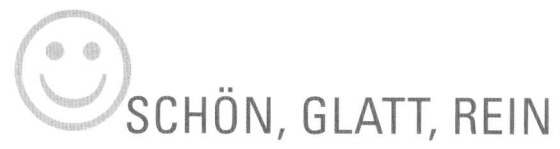SCHÖN, GLATT, REIN

Probleme mit Haut, Haaren ☹ und Nägeln

Unsere Haut ist ein wahres Multifunktionstalent und unsere »Visitenkarte« zugleich. Gesundheit und Lebensstil lassen sich an ihr ablesen. Nicht umsonst werden jährlich Milliarden für Hautpflege ausgegeben, um den Eindruck von Frische, Jugendlichkeit und Gesundheit zu vermitteln. Auch dann, wenn oft genug nur zugekleistert wird, was an Schäden bereits eingetreten und morgens vor dem Spiegel am Hautzustand sichtbar wird.

Weil unsere Haut so wichtige und für unsere Gesundheit entscheidende Aufgaben hat, lohnt es sich, auch einmal unter die Lupe zu nehmen, was ihr täglich – schon durch die Pflege! – oftmals zugemutet wird. Zunächst ist unsere Haut Barriere und Abgrenzung. Sie schützt uns vor schädlichen Einflüssen aus unserer Umwelt – vor UV-Strahlen, vor Hitze und Kälte, Druck, Stoß und Verletzungen ebenso wie vor Bakterien, Viren und Pilzen. Sie scheidet Schlacken aus und entgiftet den Körper und ist so gesehen eines unserer wichtigsten Ausscheidungsorgane. Besonders eindrucksvoll wird diese Ausleitungsfunktion der Haut, wenn sie die Arbeit anderer Organe übernehmen muss; zum Beispiel, wenn der Darm durch Pilzbefall in seiner Entgiftungsfunktion gestört ist. Dann gelangen Giftstoffe, für deren Abtransport nach außen er normalerweise sorgt, mit dem Blut ins Unterhautfettgewebe. Von dort aus werden sie als Entzündung über die Haut ausgeschieden. Welch eindrucksvolle Anpassungsleistung des Körpers! Und was machen wir damit in unserem hochspezialisierten Gesundheitssystem? Wir vergeben das Etikett «Neurodermitis» und schmieren Cortison auf die betroffenen Stellen, um die Hautreaktion zu unterdrücken. Den Darm beachten wir nicht weiter. Nicht gerade eine eindrucksvolle Heilkunst, finde ich!

Eine gesunde Haut erfüllt ihre Schutz- und Abgrenzungsaufgaben sozusagen »mit links« – wenn wir sie doch darin unterstützen anstatt behindern würden!

Stattdessen muss sie sich gegen aggressive Seifen, scharfe Reinigungsmittel für den Haushalt, zu Allergien führende Kosmetika und gegen viel zu viele Salben und Cremes wehren, die ihr tagtäglich und in bester Absicht zugemutet werden. Und als ob das nicht genügen würde, wird die Haut im Sommer ausgiebig geröstet, täglich noch lang und heiß geduscht und gebadet. Kein Wun-

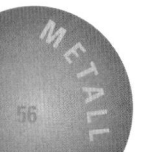

der, dass der Säureschutzmantel der Haut regelrecht weggefressen und porös wird! Wie soll da eine Haut noch den Schutz bieten können, für den sie von der Natur gedacht ist?

Überpflegt, verstopft, erstickt

Paradoxerweise setzt der Haut am meisten zu, was sie nach Aussage der Kosmetikindustrie pflegen, zart und glatt erhalten, schützen soll: Cremes und Salben. Und das gilt für fast alle Hautpflegeprodukte auf dem Markt, denn fast alle haben als Salbengrundlage billige Abfallprodukte aus der Erdölverarbeitung. Eine solche Salbengrundlage besteht dann aus gesättigten Kohlenwasserstoffen (Wachsen) wie zum Beispiel Paraffinen und Paraffinderivaten. Diese Stoffe haben als gute Eigenschaft, dass sie nicht mit anderen Substanzen reagieren und daher keine oder kaum allergische Reaktionen auf der Haut verursachen. Das macht sie so interessant für die Salbenherstellung. Leider bilden Paraffine aber eine undurchdringliche Fettschicht auf der Haut, sodass sie weder atmen noch ihre Entgiftungsfunktion voll wahrnehmen kann. Die Paraffinschicht spannt sich wie eine Plastiktüte darüber. Die Giftstoffe, die nicht mehr ausgeschieden werden können, stauen sich demzufolge im Unterhautfettgewebe und führen zu Schwellungen, Entzündungen und Lymphstauungen. Auch chronische Erkrankungen werden durch diesen Giftstau begünstigt.

Die Störung oder sogar Unterbindung der Hautfunktionen ist aber nur ein Aspekt der schädlichen Wirkung von Paraffinen. So fett sie sind: Paraffine machen die Haut trocken und schuppig! Weil sie die Fettregulation der Talgdrüsen stören, lässt deren physiologische Funktion nach, und die Haut trocknet aus. Und nun wird natürlich immer mehr gecremt, gesalbt und geschmiert – ein wahrer Teufelskreis!

Die Hersteller von besseren Kosmetika haben das erkannt und verwenden an Stelle des Paraffins lieber Bienenwachs oder Schmalz. Das begrenzt den Schaden zwar, trotzdem wird die Haut bei regelmäßigem Gebrauch reaktionsträge und langfristig anfällig für Hautfalten und Cellulitis. Weil durch diese Überversorgung über kurz oder lang die kollagenen und elastischen Fasern der Haut geschädigt werden, bietet die Industrie nun ihrerseits wiederum kollagenhaltige Kosmetika an. Ein Markt, der sich selbst erzeugt. Und einer, der boomt! Und das mit Mitteln, die der Haut mehr schaden als nützen: Kollagene sind Eiweiße und damit potenzielle Allergene. Ihre Wirkung vollzieht sich unterschwellig und wird meist als Verjüngung des Hautzustandes dargestellt: Leicht geschwollene Haut sieht nach weniger Falten aus ...!

Neben den Kollagenen, die Allergien auslösen können, enthalten Hautpflegeprodukte auch Konservierungsstoffe. Denn der tägliche Griff in den Salbentopf schmuggelt ein ums andere Mal zahllose Keime und Pilze in den Tiegel, und die Konservierungsstoffe sollen nun dafür sorgen, dass die Creme nicht verdirbt. (Sie würden dies leicht erkennen, weil die Cremes bald einen feinen Schimmelbelag zeigen würden.) Zusätzliche Schaumstoffe und Parfüme sorgen dafür, dass Kosmetika gut riechen und ihre geschmeidige Konsistenz bewahren – aber auch sie können zu Allergien führen. Leider sind Naturkosmetika hier nicht immer von Vorteil – die oft darin enthaltenen Zusätze (z.B. Kamille oder Aloe vera) werden von vielen Menschen nicht gut vertragen.

Besondere Vorsicht ist geboten, wenn halogenorganische Verbindungen enthalten sind. Sie sind nicht nur allergen, sondern stehen auch im Verdacht, krebsauslösend zu sein. Erkennbar sind diese Verbindungen an den Wortbestandteilen »Bromo«, »Jodo« oder »Chloro«. Sie ahnen schon: Es geht nicht nur darum, den Beipackzettel sorgfältig zu lesen, sondern Ihre Hautpflegegewohnheiten grundsätzlich in Frage zu stellen!

> ### Paraffine? Nein danke!
>
> Sie fragen sich, ob Ihre Cremes und Salben auf Erdöl-Basis hergestellt sind? Ganz einfach zu erkennen ist das, wenn Bezeichnungen wie »Paraffinwachs«, »Paraffinöl« oder »Vaseline« auf der Produktinformation aufgeführt sind. Aber auch wenn dort etwas von »Microcrystalline wax«, »Petrolatum«, »Mineral Oil« oder »Ceresin« zu lesen ist, sollten Sie das Produkt besser wieder ins Regal zurückstellen, denn Sie wollen Ihrer Haut ja etwas Gutes tun! Wenn Sie auf paraffinhaltige und mit Konservierungsmitteln haltbar gemachte Pflegeprodukte ganz verzichten, haben Sie sehr viel zum Schutz des Elements Metall und Ihrer Haut getan!

Das tut Haut und Schleimhäuten gut und sorgt für schönes Haar!

So paradox es klingt, die beste Hautpflege ist: keine Hautpflege! Zumindest gilt das für Frauen bis etwa 35 Jahre – auch wenn sie hellhäutig, blauäugig und blond und damit besonders empfindlich sind. Danach beginnt jedoch der Spiegel des Haut-Östrogens Östriol abzusinken, und erste Alterungserscheinungen werden sichtbar. Die Chinesische Medizin drückt das in ihren Worten so aus: Mit etwa 40 Jahren ist die Lebenskerze zur Hälfte abgebrannt. Wenn die Wechseljahre dann einsetzen (lesen Sie hierzu auch im Element Wasser, Seite 241), sinkt der Östrogenspiegel, und die Haut, die ganz wesentlich vom Hormonzustand – und hier natürlich von den weiblichen Hormonen – bestimmt wird, verliert weiter an Elastizität und Frische. Das Haar wird nicht nur grau, sondern auch stumpf und brüchig. Und manch eine Frau muss heftig Federn lassen – dann nämlich, wenn es zu vermehrtem Haarausfall kommt.

Spätestens jetzt (am liebsten aber viel früher!) freuen sich Haut, Schleimhäute und Haar über alles, was das Element Metall, das ja für die Grenzen und Oberflächen zuständig ist, stärkt. Hier kann sehr viel mit der richtigen Ernährung erreicht werden.

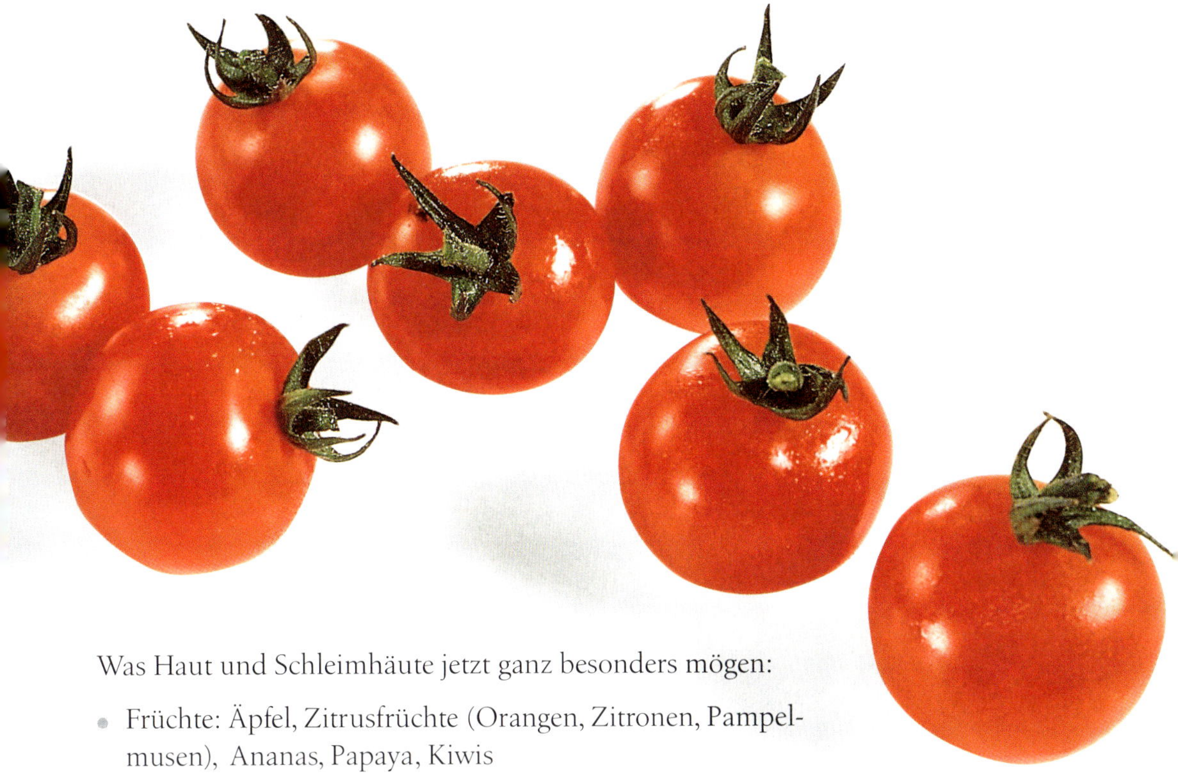

Was Haut und Schleimhäute jetzt ganz besonders mögen:

- Früchte: Äpfel, Zitrusfrüchte (Orangen, Zitronen, Pampelmusen), Ananas, Papaya, Kiwis
- Beeren: Johannis-, Stachel-, Heidel- und Brombeeren
- Gemüse: Bohnen, Broccoli, Erbsen, Feldsalat, Fenchel, Grünkohl, Karotten, Bio-Kartoffeln mit Schale, Knoblauch, Linsen, Mais, Oliven, Soja, Spinat, Tomaten, Zucchini, Zwiebeln 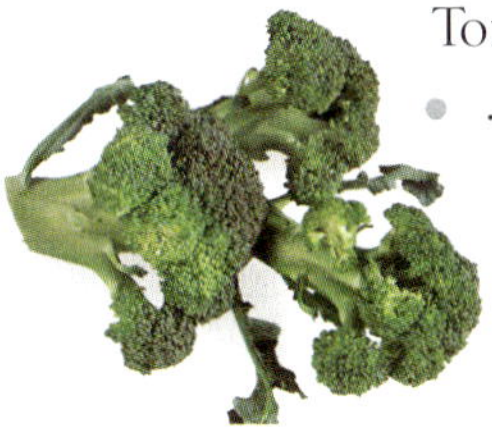
- ... und dazu: Naturreis, Vollkornprodukte, Buchweizen, Eier, Tofu, Leber, Schaf- und Ziegenkäse, Joghurt, Milch, Butter, Pflanzenöle und Essig

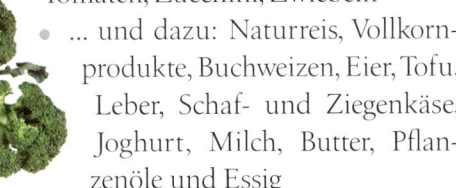

Was Haut und Schleimhäute nicht mögen:

- Zucker und alles Süße, also auch gesüßte Getränke
- Weißbrot, Pommes Frites, polierter Reis und helle Teigwaren
- Mayonnaisen, fette Soßen und Dressings
- Fette Wurst, Geräuchertes und Gepökeltes

Jungbrunnen für Haut und Haar

Zusätzlich zu einer »hautfreundlichen« Ernährung rate ich Frauen, deren Haut und Haar angegriffen sind oder die mit einer Rundum-Kur ihre Haut einmal richtig verwöhnen wollen, zu folgender »Diät«:

Essen Sie zweimal täglich – vormittags und nachmittags – je 200 Gramm Ananas und Papaya. Die in diesen Früchten enthaltenen Enzyme transportieren Eiweißmüll ab, der die Haut altern lässt.

Vor allem Kohl, Rüben, Sellerie, Gemüse und Kartoffeln unterstützen Sie dabei, eine straffe und elastische Haut zu bekommen. Dünsten Sie die Gemüse kurz in Wasser, dem Sie ein bisschen Meersalz beigegeben haben, und träufeln Sie ein paar Tropfen Essig dazu. Sie werden sehen: Ihr Bindegewebe blüht auf!

Schönheit aus der Dose

Doch selbst bei guter Ernährung konnte ich mit der bioenergetischen Testung von mehreren tausend Patienten in meiner Praxis feststellen, dass zusätzlich Mineralstoffe und natürliche Vitamine zugeführt werden müssen, um täglich ausreichend entgiften zu können, und damit die Haut nicht vorzeitig altert und die Schleimhäute rundum geschützt sind. Ich gebe allen Frauen ab dem 25. Lebensjahr spezielle, über Jahre entwickelte, auf die Haut und Schleimhaut abgestimmte Vitalstoffe: Zusätzlich zu meiner speziellen Basisrezeptur und zur Antioxidation (siehe Anhang, Seite 274) empfehle ich eine Spezial-Mischung aus Vitamin A, Vitamin C, Zink, Kupfer, Mangan, Schwefel, Folsäure u.a. Dabei gelingt es nicht nur, die Haut und Schleimhäute zu schützen und zu pflegen, sondern vor allem wird einem vorzeitigen Nachlassen des Hauthormons Östriol vorgebeugt. Darum heißt die Mischung »Sanu-Est-protect«. Bezugsquellen im Anhang, Seite 275 f.

Über dieses wichtige Hauthormon lesen Sie außerdem ausführlich im Element Wasser, Seite 242 ff.

Mit Schüßler-Salzen das Yin mehren

Aus der Traditionellen Chinesischen Medizin wissen wir, dass die Haut an Strahlkraft und Frische gewinnt, wenn das Yin vermehrt wird. Davon profitieren besonders Frauen, die die 35 überschritten haben, weil dann die natürliche Östriol-Produktion, die die Haut schützt, nachlässt. Schüßler-Salze sind hier das Mittel der Wahl. Sie können sie regelrecht kurmäßig einsetzen, wenn Sie wie folgt vorgehen: Besorgen Sie sich aus der Apotheke fünf Schüßler-Salze, und zwar:

Nr. 3 (Ferrum phosphoricum)
Nr. 6 (Kalium sulfuricum)
Nr. 17 (Manganum sulfuricum)
Nr. 19 (Cuprum arsenicosum)
Nr. 21 (Zincum chloratum)
... und zusätzlich die beschriebenen Vitalstoffe.

Führen Sie eine dreiwöchige Kur (Montag bis Freitag) durch – siehe Anhang, Seite 270). Dann drei Wochen Pause machen. Dreimal wiederholen. Nach einem halben Jahr sollten Sie diesen Zyklus wiederholen. Ergänzen Sie die Einnahme mit den Orthomolekularia – die Schüßler-Salze wirken wie der Schlüssel, mit dem der Organismus aufschließt und die Vitalstoffe für den Körper verwendbar macht.

Ganz ohne Creme kommt frau ja dann doch nicht aus. Soll sie auch nicht, und auch Sie nicht. Nur – wenn Sie die Drogerien und Parfümerien durchstöbern, werden Sie feststellen, dass Sie kaum ein Präparat ohne Paraffin finden. Was also tun bei trockener Haut und zur Hautpflege der Haut ab 35?

Wir haben viele Präparate in unserem Institut für AMTCM getestet (Web-Adresse siehe Seite 277). Folgende (wenige) Produkte erfüllen unsere Kriterien hinsichtlich der bestmöglichen Verträglichkeit auf das Element Metall und die anderen Elemente: Sehr gut im Test haben nahezu alle Nivea-Produkte abgeschnitten (selbst die einfache blaue!). Für uns hochwertig sind auch die Produkte von La Mer und die Tagescreme von Clarins Paris.

Bitte erkundigen Sie sich nach dem jeweiligen Stand der Empfehlungen auf meiner Homepage.

Für trockene Haut empfiehlt sich auch eine Basisrezeptur aus der Apotheke: Unguentum emulsificans aquosum. Setzen Sie außerdem Ihrem Badewasser einen Schuss Vitamin E-Öl zu und/oder lassen Sie sich von Ihrem Partner nach dem Bad mit natürlichem Vitamin E-Öl einmassieren.

Um das Altern der Haut hinauszuzögern, setzen wir in unserer Praxis neben den Basisrezepturen (siehe Anhang, Seite 274) natürliche Hormone ein, die präventivmedizinisch auf den ganzen Körper positiv wirken. Vor allem das Östriol, eine Untergruppe der Östrogene, hat hierbei eine große und nahezu unbekannte Bedeutung. Siehe hierzu Element Wasser, Seite 242 ff.

Außerdem schwören »unsere« Frauen auf Cremes und Gels mit natürlichen Hormonen, Pflanzenextrakten und Vitaminen, die ganz individuell auf den jeweiligen Hautzustand abgestimmt werden. Unter anderem kommt zum Einsatz:

- Östriol, Östradiol, Progesteron, um die Hautalterung aufzuhalten,
- Melatonin, verschiedenste Vitamine wie Q10, Vitamin A und C, um freie Radikale zu entschärfen und die Haut zu glätten.
- Männliche Hormone wie DHEA und Testosteron, um Fettzellen abzubauen (Cellulitis!, siehe Erde, Seite 108 ff.) und die Hautstruktur zu festigen.
- Ergänzend: Pflanzenextrakte wie Centella asiatica, Rotklee, Soja, Ginkgo oder Grüner Tee.
- Spezielle Liposome, die die Bioverfügbarkeit von Wirkstoffen erhöhen und tief ins Gewebe eindringen.

Für eine solche individuelle, natürliche Haut-Hormonkur wenden Sie sich bitte an einen Fachmann (Hormonarzt).

Schadstoffe in der Kleidung? Besser nicht!

Vom Slip über das T-Shirt bis zum Designer-Kleid: Mode ist heute in allen Farben erhältlich. Was leider meist verschwiegen wird, ist, dass für so viel fröhliche Buntheit bei Naturfasern wie Baumwolle oder Seide häufig Schwermetall-Komplex-Farbstoffe verwendet werden, die auf Chrom, Nickel, Kupfer oder Kobalt aufbauen. Diese Zusätze sollen Farbechtheit verleihen und dafür sorgen, dass die schönen Farben nicht mit der ersten Wäsche in den Abfluss fließen. Je dunkler ein Stoff, umso schneller würde die Farbe sonst »ausbluten«. Schwarze Wäsche und Strümpfe strahlen darüber hinaus gelegentlich Radioaktivität aus! Und Baumwollstoffe mit dem Hinweis »bügelfrei« oder »knitterarm« sind nicht selten mit Formaldehyd behandelt. Außerdem werden viele Kleidungsstücke einer antibiotischen Behandlung unterzogen, um sie frei von Bakterien und Pilzen zu machen.

Wenn Sie ein paar Regeln beherzigen, können Sie Ihre Haut schon recht wirksam vor Schadstoffen in der Kleidung schützen:

- Tragen Sie nicht zu oft dunkel gefärbte Naturtextilien direkt auf der Haut.
- Unterwäsche aus schwarzer Seide oder Baumwolle sollte die absolute Ausnahme sein.
- Naturweiß ist auch schön! Vorsicht dagegen mit strahlend weißer Baumwolle – sie ist vermutlich mit Chlor gebleicht.
- Im Fitness-Studio oder bei schweißtreibender Gartenarbeit: keine dunkle Kleidung!
- Gute Kleidung darf auch ihren Preis haben! Ware aus Billiglohnländern ist häufig stark mit Schadstoffen belastet.

> **Gütesiegel**
>
> **Wenn Sie bei der Wahl Ihrer Kleidung in puncto Schadstoffbelastung auf Nummer Sicher gehen wollen: Halten Sie Ausschau nach dem Gütesiegel »Schadstoffgeprüft nach Öko-Tex-Standard 100«. Es garantiert, dass Formaldehyd, Pestizide und Schwermetalle nur in unbedenklichen Konzentrationen enthalten sind.**

Lieben Sie die Sonne, aber auch Ihre Haut!

Licht, Luft, Sonne! Und wenn Sie alles in Wanderschuhen oder auf dem Fahrrad genießen, dann können Sie für sich und Ihre Gesundheit kaum etwas Besseres tun ... doch! Sie können. Sie können nämlich dafür sorgen, dass Ihre Haut vor der Sonneneinstrahlung gut geschützt und ihr nicht zu lange ausgesetzt ist. Denn zu viel und direkte Sonne bedeutet in zweierlei Hinsicht eine extreme Belastung für das Element Metall: Zum einen lassen die UV-Strahlen des Sonnenlichts unsere Haut vorzeitig altern und können eine Schädigung der Haut bis in die Zellen bewirken. Das Ergebnis ist nicht nur ein unangenehmer Sonnenbrand, sondern es zeigen sich auch ernste Kratzer im Element Metall. Und die werden oft erst Monate später spürbar, wenn sechs Monate nach einem sonnenreichen Sommerurlaub plötzlich die Atemwegsinfekte gar kein Ende mehr nehmen oder andere Infekte plötzlich an der Tagesordnung sind. Aus chinesischer Sicht ist der Zusammenhang sonnenklar. Ein westlicher Schulmediziner wird aber hier im guten Falle staunen, im schlechten Falle einen solchen Zusammenhang empört von sich weisen.

Damit die Sonne gut tut:
- Setzen Sie sich niemals ungebräunt direkt der Sonne aus!
- Streichen Sie stundenlange Sonnenbäder von Ihrem Urlaubsplan! Mal eine halbe Stunde, und das im Schatten, schont nicht nur Ihre Haut – die leichte Bräune hält sich auch länger.
- Cremen Sie sich vorher – und nachher – gut ein, mindestens Lichtschutzfaktor ab 20 benutzen.
- Schützen Sie Gesicht und Nacken durch einen breitkrempigen Sonnenhut und tragen Sie luftdurchlässige, langärmelige Kleidung.
- Eine Sonnenbrille mit UV-undurchlässigen Gläsern bewahrt Ihre Augen vor Reizungen.
- Wer gar nicht auf den Besuch einer Sonnenbank verzichten möchte, sollte das nur am Anfang der Badesaison und dann wohldosiert und mit relativ kurzen Bräunungszeiten tun. In unseren Breiten braucht die Haut nach dem Sommer mindestens 7 bis 8 Monate UV-Pause! Das ganze Jahr über gebräunt zu sein, wird sich bitter rächen!
- Nehmen Sie nach jedem Tag in der Sonne (und nach dem Solariumbesuch) folgende Vitalstoffe zum Hautschutz und Entschärfung freier Radikale: Vitamin C mindestens 3g, Betacarotin 25.000IU, Vitamin E 400IE und »Sanu-Est-protect« (siehe Anhang, Seite 275).

> **Vorsicht, Hautkrebs!**
>
> Die UV-Strahlung des Sonnenlichts kann Hautkrebs verursachen. Bevor es aber so weit kommt, muss die Haut über Jahre und Jahrzehnte zu viel Sonne abgekriegt haben. Jede Überdosis und jeden Sonnenbrand vermerkt die Haut auf einem Sündenkonto – nichts wird vergessen, nichts verjährt. Während die UVA-Strahlung bei der vorzeitigen Hautalterung besonders bedeutsam ist, weil sie allein in der Lage ist, das Bindegewebe in der Lederhaut zu schädigen, ist es vor allem die UVB-Strahlung, die zu Krebs beitragen kann.
>
> Warum? Weil sie die Erbinformationen in den Zellkernen regelrecht zerschießt. Und wenn die Haut, weil das Element Metall anderweitig geschwächt ist, die Schäden nicht mehr zuverlässig reparieren kann, können in der Folge so genannte Mutationen, also Veränderungen, entstehen, die sich im Laufe von Jahren zu Krebsvorstufen entwickeln können und irgendwann einmal zu Krebs. Und das alles, weil jemand leichtfertig und mit der Idee, möglichst ganzjährig wie nach einem Urlaub im Süden auszusehen, nicht nur seine Haut, sondern sogar seine Gesundheit und im Extremfall sein Leben aufs Spiel setzt!

Ganz schnell zum Hautarzt ...

... sollten Sie gehen, wenn Sie ein Muttermal oder einen Pigmentfleck auf Ihrer Haut entdecken, der eines oder mehrere Merkmale der **ABCD**-Regel erfüllt:

- Asymmetrie – ungleiches Aussehen
- Begrenzung – unscharf, unregelmäßig
- Colour – also Farbe: unregelmäßige Färbung im Muttermal
- Durchmesser – größer als 5 mm

Gehen Sie auch auf Nummer Sicher, wenn dunkelbraune, dunkelblaue oder schwarze Pigmentmale plötzlich entstanden sind, rasch wachsen, Form und Farbe verändern, jucken oder gar bluten. Gehen Sie zum Hautarzt! Am besten gleich morgen!

Drücken Sie Ihre letzte Zigarette aus!

Sie lesen hier, wie Sie Ihr Element Metall schützen können und wie Sie Ihre Haut vor Schaden bewahren können. All das ist des Lesens nicht wert, solange Sie rauchen. In diesem Punkt bin und bleibe ich streng: Bitte hören Sie auf zu rauchen! Und zwar jetzt. Gleich heute, hier, während des Lesens! Nicht nur – und das ist sicher der wichtigste Grund – weil Zigarettenrauch Krebs verursachen kann, sowohl beim Raucher als auch bei seinen passiv mitrauchenden Mitmenschen. Sondern auch, weil Rauchen neben vielen anderen gesundheitsschädlichen Wirkungen auch der Haut schadet. Denn der Qualm ist eine Freie-Radikale-Schleuder par excellence: Durch einen Zug an der Zigarette werden 10^{15} freie Radikale inhaliert. Die Entgiftung des gleichzeitig inhalierten Teers produziert weitere 10^{14} Radikale – unvorstellbar!

Wenn Rauchen erst zur Sucht geworden ist, macht es darüber hinaus unfrei. Es blockiert den freien Willen und zwingt zu Verhaltensweisen – eben dem Rauchen –, die man eigentlich als Mensch, der über sich selbst bestimmen möchte, nicht tolerieren kann. Raucher und ihre Mitmenschen, die unfreiwillig unter dem blauen Dunst leiden, wissen das.

Und doch fällt es so schwer, damit aufzuhören! Meist bleibt es bei den guten Vorsätzen. Der Wille aufzuhören muss stark sein! Unterstützt durch Nikotinpflaster, gelingt es hin und wieder. Die wirksamste Methode ist jedoch die Zuhilfenahme des Besten aus Naturheilkunde und Chinesischer Medizin: Ohrakupunktur und Bioresonanz sowie die Unterstützung durch ein homöopathisches Mittel während des Entzugs. Zum Beispiel hat sich Nicotinum D6 hier bestens bewährt. Aber wie gesagt: Ohne den festen Willen kann auch die beste Therapie nichts ausrichten.

Zum aus der Haut fahren: Akne

Hauterkrankungen können den Betroffenen das Leben zur Hölle machen – sie sind nicht nur ein ernstzunehmendes kosmetisches Problem, sondern verweisen immer auf eine »unter der Haut gelegene«, also tiefere Ursache. Die Haut ist lediglich der Spiegel, die Bühne, auf der sich die Störung zeigt. Das gilt für die Akne ebenso wie für Allergien, auf die ich, weil sie einem anderen Funktionszusammenhang angehören, im Element Holz näher eingehe.

Was ist die Ursache für derart hartnäckige Störungen der Hautfunktion und des Hautbildes bei der Akne? Eine Belastung der Mitte, also des Elements Erde. »Heißer Schleim« – *calor humidus* – belastet die Mitte bei einer medorrhinischen Vorbelastung der Patienten, die besonders anfällig macht für Bakterien und Pilze. Meist berichten die Betroffenen über Mandelentzündungen und Mandelentfernungen (Tonsillektomie) in der Vorgeschichte. Neben einer Verstopfung der Lymphwege findet sich auch eine Blockade der Hormon-Meridiane, hervorgerufen durch Bakterien und Pilze. Dadurch kommt es zu einer Dysbalance, für die typisch ist, dass zu viele männliche Hormone gebildet werden.

Verstärkt wird das Problem, wenn die Ernährung nicht stimmt: Gepökeltes, scharf Gebratenes und Gewürztes, salzige Salamis und zu viel Süßes, vor allem mit Zucker Gesüßtes, verursachen »heißen Schleim« und schwächen die Mitte zusätzlich. An der Haut manifestiert sich dies vorzugsweise auf der Stirn, den Wangen und dem Rücken. Der entstellende Hautausschlag ist dabei nichts anderes als der Versuch des Körpers, den heißen Schleim auszuleiten.

Üblicherweise geht die Schulmedizin gegen Akne zunächst mit antibakteriellen Waschlotionen und Cremes vor, darüber hinaus soll abdeckendes Make-Up die Schäden verbergen. Eine durchgreifende Besserung wird so fast nie erzielt – von Ausheilung kann gar keine Rede sein! Wenn gar nichts hilft und die Akne besonders schwer ist, wird mit Chemotherapeutika scharf geschossen, die neben vielen Nebenwirkungen übrigens auch einen Embryo im Mutterleib schädigen können.

Und dabei ist Akne nicht nur sehr gut behandelbar, sondern lässt sich auch wunderbar ausheilen!

Damit die Akne nie wiederkommt

Eine Akne-Behandlung, die dafür sorgt, dass nicht nur die Symptome, sondern auch die Ursachen beseitigt werden, ruht auf vier Säulen – eine davon, die erste, haben Sie ganz in Ihrer Hand!

- **1. Umstellung der Ernährung**

Das heißt, auf eine Kost, die das Element Erde stärkt. Eine Ernährung, die die Mitte stärkt, hat viel mit Harmonie zu tun und wenig, um nicht zu sagen gar nichts, mit Nährstofftabellen, Kalorien zählen, Verzicht und Verkopfung des Speiseplans. Mehr dazu finden Sie im Element Erde – und: Lassen Sie es sich schmecken!

- **2. Ausleiten von alten Infekten**

Mit Homöopathie. Durch diese Maßnahme werden die verstopften Lymphwege freigeräumt, damit Giftstoffe aus dem Befall von Bakterien und Pilzen beseitigt werden können. Dabei müssen die unausgeheilten Infekte in vielen Fällen noch einmal durchgemacht werden, um sie endgültig loszuwerden. Stichwort: Erstverschlimmerung.

- **3. Darmsanierung**

Die Haut ist nicht nur, wie der Volksmund sagt, der Spiegel der Seele, sondern auch der Spiegel des Darms. Ist die Darmschleimhaut nicht intakt, kann der Darm eine seiner wichtigsten Funktionen – nämlich die Entgiftung des Organismus – nicht mehr ausführen. Und das zeigt sich nicht nur an der Haut, sondern schlägt sich auf das gesamte Wohlbefinden nieder.

- **4. Konstitutionstherapie**

Mit Homöopathie, um die ererbte medorrhinische Belastung, die in den Akne-Pusteln zum Ausdruck kommt, auszugleichen.

Neben diesen vier Therapie-Säulen, mit denen eine Akne sich von Grund auf kurieren lässt, ist insbesondere am Anfang und in der akuten Phase der Akne vorübergehend gegen milde, entzündungshemmende Cremes und Salben nichts einzuwenden.

Darmsanierung: Wir sind so gesund wie unser Darm

Wie unsere Haut, so ist auch unser Darm ein Beinahe-Alles-Könner! Wussten Sie übrigens, dass man, wenn man die gefältelte Oberfläche des Darms schön glatt bügeln würde, ein ganzes Fußballfeld als Bügelbrett bräuchte? Leicht vorstellbar, dass eine so große Fläche uns arg zu schaffen machen kann, wenn sie nicht ganz gesund ist ... Nicht ohne Grund hat vor bald zweieinhalbtausend Jahren der berühmteste Arzt des Altertums, Hippokrates, gemahnt: »Der Tod sitzt im Darm!« Aber um das zu verstehen, muss man zunächst wissen, welche Arbeiten der Darm leistet, damit wir reibungslos funktionieren können:

Im Teufelskreis von Akne und Diabetes

Menschen, die unter Akne leiden, sind in meiner Praxis keine Seltenheit. Ganz deutlich aber erinnere ich mich an eine 25-jährige Studentin, die nicht nur in so jungen Jahren schon unter Diabetes litt, sondern auch noch gegen eine sehr schwere Akne zu kämpfen hatte. Die junge Frau war in einen Teufelskreis geraten: Nahm sie die Pille, sank der Testosteron-Spiegel und die Akne besserte sich. Gleichzeitig aber verschlechterte sich ihr Diabetes. Setzte sie ihrem Diabetes zuliebe die Pille ab, ging die Akne zum Angriff über. Die Patientin war verzweifelt!

Bei der Studentin lag eine chronische Lymph- und Mandelblockade vor, die auf einer Schwermetallbelastung durch das Amalgam in ihren Zähnen beruhte, aber auch auf einer Belastung durch Pilze und frühere Infektionen mit dem Epstein-Barr-Virus. Alles zusammen war schlecht für die Bauchspeicheldrüse und mitverantwortlich für den Diabetes!

Erstes Therapieziel war es, nachdem wir alle Defizite an Vitalstoffen ausgeglichen hatten, das Lymphsystem wieder frei und funktionsfähig zu machen. Dafür wurde zunächst eine vorsichtige Drainage mit Lymphomyosot® vorgenommen. Dieses homöopathische Komplexmittel unterstützt die Ausscheidung von Abbauprodukten aus dem Lymphgefäßsystem. Die Gabe eines homöopathischen Konstitutionsmittels (Sepia) führte dann zunächst zu einer Erstverschlimmerung, die sich besonders in einem Aufblühen der Akne-Pusteln bemerkbar machte. Daraufhin nahm die Patientin (frustriert) wieder die Pille. Da sich die Bauchspeicheldrüse zu diesem Zeitpunkt schon in einem wesentlich besseren Zustand befand, war das kein Problem. Im 3. Schritt nahm die Patientin Schüßler-Salze ein, damit sich in dem erbtoxisch vorgeschwächten Gewebe ausreichend Vitalstoffe einbauen und das Yin mehren konnten. Schritt 4 bestand aus einer Verbesserung des Säure-Basen-Gleichgewichts durch Basensalze und Gabe von rechtsdrehenden Milchsäuren (Kanne Brottrunk und RMS-Asconex®).

Ein wichtiger Schritt schließlich war die gründliche Darmsanierung: Darmwäsche (Hydro-Colon-Therapie), Vitalkost ohne raffinierten Zucker, wenig tierisches Eiweiß; gleichzeitig Gabe von oralen pyhsiologischen Symbionten (Darmbakterien der Schutzflora wie Lactobazillen, Bifiduskeimen). Um der Androgynisierung, also der »Vermännlichung«, die durch die vermehrte Testosteron-Ausschüttung bewirkt wurde, beizukommen, wurden pflanzliche Mittel (Resveratrol und Grapefruitextrakte) eingesetzt.

Die Therapie brachte umwerfende Erfolge, nachdem das Lymphsystem von Grund auf gesäubert und eine gesunde Darmflora aufgebaut war! Im Allgemeinen muss man etwa anderthalb bis drei Jahre veranschlagen, bis eine so schwere Akne ganz ausgeheilt ist. In dieser Zeit können durchaus lokale Antibiotika – es sind ja Bakterien – gegeben werden, um die Symptome zu lindern.

Aus meiner Praxis

- Der Darm verdaut. Aus der aufgenommenen Nahrung nimmt er das heraus, was er braucht. Der Rest darf nicht über die Körpergrenze ins Innere gelangen und wird als Kot ausgeschieden. Der Darm muss also ganz genau differenzieren zwischen Gut und Schlecht.
- Der Darm scheidet Giftstoffe aus, die vom Körperinnern über die Darmschleimhaut nach draußen befördert werden.
- Der Darm sorgt dafür, dass wir nicht austrocknen, indem er während des Verdauungsprozesses Wasser für den Organismus zurückgewinnt.
- Der Darm produziert Vitamine – Vitamin K oder Vitamin B12 zum Beispiel gehen auf sein Konto.
- Der Darm nimmt wichtige Mineralstoffe und Spurenelemente aus der Nahrung auf.
- Der Darm ist Hauptträger unserer Abwehr. In seinem Lymphgewebe, dem Darmlymphatikum, leben mehr Bakterien als ein ganzer Mensch Zellen hat. Fast unser gesamtes Immunsystem (80 Prozent) ist im Darmsystem zu lokalisieren.

Wenn der Darm in seinen Funktionen – allen voran in seiner Entgiftungsfunktion – gestört ist, was sich immer auch auf der Haut zeigt, kann eine fachmännisch ausgeführte Darmsanierung wahre Wunder bewirken. Sie ist allerdings nicht ganz leicht und braucht auch von Seiten des Patienten einiges an Geduld.

Wenn Sie also unter ständigen Infekten, schlechter Haut mit Ekzemen, Pickeln und Pusteln, oder unter Verstopfung, Völlegefühl und Blähungen leiden, sind dies untrügliche Zeichen für eine gestörte Darmflora. Dann ist es höchste Zeit, besonderes Augenmerk auf den Darm zu lenken:

Eine erfolgreiche Darmsanierung umfasst folgende Schritte:
- Konsequente Nahrungsumstellung hin zu einer vitalen Vollwertkost, wenig raffiniertem Zucker, wenig Weißmehl, wenig tierischem Eiweiß (siehe Element Erde, Seite 96 ff.).
- Eine konsequente und durchgreifende Schwermetall-Ausleitung (siehe Element Erde, Seite 112 ff.).)
- Auswaschen aller krankmachenden Keime durch eine sogenannte Colon-Hydro-Therapie. Diese sanfte und druckfreie Methode kann nur von einem erfahrenen Spezialisten mit einem entsprechenden Gerät durchgeführt werden. Sie bewirkt, dass sich alle Schlacken aus dem Darm lösen und abfließen können. Der Säure-Basen-Haushalt des Darmes normalisiert sich, schädliche Pilzkulturen und pathogene Keime im Darm gehen zugrunde und werden ausgeschieden.

- Aufbau einer gesunden Darmflora durch Einnahme von Darmflorabakterien (z.B. Symbioflor I® – tgl. 2 x 20 Tropfen und Symbiolact comp®, tgl. 1 x 1 Beutel) über mindestens ein halbes Jahr! – bevorzugt ergänzt und verstärkt durch eine mindestens 3-monatige Trinkkur mit Kanne Brottrunk (tgl. 1 bis 2 Gläser). Auch Grapefruitkernextrakt und Aloe vera verhelfen zu einer stabilen Flora.

Nagelpilz

Nagelpilz – besonders an den Fußnägeln – wird leicht übersehen, weil er mit bloßem Auge oft gar nicht zu erkennen ist. Beim Nagelschneiden fällt auf, dass der Nagel verdickt ist, gelblich-bräunlich verfärbt und bröckelt. In diesem Fall sind meist Pilzsporen am Werk. Liegt ein Befall von Fadenpilzen – sogenannten Dermatophyten – vor, beginnen die Veränderungen in aller Regel am freien Nagelrand, während sich bei Hefepilz-Befall eine Verfärbung am Nagelwall zeigen kann.

Pilzinfektionen sind nicht nur lästig und bergen die Gefahr einer Ausweitung auch auf alle anderen Finger- und Fußnägel in sich. Sie können darüber hinaus für Diabetiker auch zu einer ernsten Gefahr werden, wenn sich kleine Hautverletzungen an den Füßen zu bösen und langwierigen Entzündungen entwickeln.

Sie ahnen sicher schon, dass die Ursache für den Nagelpilz nicht der Nagelpilz ist. Dahinter muss noch etwas anderes stecken! Nagelpilze können sich nur dann festfressen, wenn die Entgiftung des Organismus über die Leber nicht mehr einwandfrei funktioniert. Deshalb ist zwar gegen pilztötenden Nagellack nichts einzuwenden, ganz zum Verschwinden bringt man einen hartnäckigen Nagelpilz meist aber erst mit einer Entgiftung der Leber und der Stärkung des Elements Metall. Sehr bedenklich sind allerdings systemische Pilzmittel, die eingenommen werden und dann die Leber noch zusätzlich belasten! Nur in Kombination mit einer naturheilkundlichen Leberunterstützung kann man sichergehen, dass hier nicht mehr Schaden angerichtet wird als Nutzen! Wie die Leberentgiftung am besten gelingt, lesen Sie bitte im Element Erde nach!

Wieder im Takt:
Wie Sie dem Element Metall Gutes tun

Die beiden wichtigsten Strategien für ein starkes Metall sind eigentlich ganz einfach: erstens Belastungen ausschalten und zweitens das Element Metall stärken. Mit speziellen ärztlichen, labortechnischen Untersuchungen lässt sich leicht zweifelsfrei feststellen, ob das Ziel erreicht ist. Dann nämlich haben Sie keinen Hinweis auf oxidativen Stress (freie Radikale!), eine gesunde Darmflora in der Stuhlanalyse, und gute Östriolwerte bis zum Einsetzen der Menopause mit zirka 50 Jahren. Auch liegen dann gute Melatoninwerte vor. Melatonin ist ein Hormon, das von der Zirbeldrüse im Gehirn produziert wird und unseren Tag-Nacht-Rhythmus steuert. Aber auch Sie selbst werden spüren, wenn Ihr Metall im Lot ist – dann nämlich werden Sie von Infekten verschont, selbst wenn um Sie herum sich alle krankgemeldet haben. Sie schlafen nachts gut durch, weil Sie einen festen Tagesrhythmus haben, und Ihre Haut ist frisch und gesund.

Von dem, was das Metall abstumpft und zerkratzt, war in diesem Kapitel viel zu lesen: Schwermetalle (Amalgam) und Umweltgifte, Antibiotika und andere Chemotherapeutika, Strahlungsfelder in Ihrem Wohnumfeld, nervenzehrender Stress, Ärger und Hektik, Unruhe und zu wenig Schlaf, Drogen, insbesondere Rauchen und Alkohol, übermäßige Sonneneinstrahlung, falsche Ernährung und eine Körperpflege, die der Haut eher schadet als nützt.

Was im Kapitel zum Element Erde ausführlich beschrieben wird, gilt auch für das Metall. Auf die Zusammensetzung der Nahrung kommt es an, nicht auf die Menge! Sie sollte möglichst vollwertig sein, um Sie optimal mit Vitaminen, Spurenelementen, gesunden Fetten, guten Kohlenhydraten und leicht verdaulichem Eiweiß zu versorgen. Um die »Wehrenergie« des Metalls in Bestform zu bringen, empfehle ich neben unserer orthomolekularen Basis-Medikation aber unbedingt die zusätzliche Nahrungsergänzung mit der Einnahme der Immunrezeptur (siehe Kasten nächste Seite und Anhang, Seite 275) – insbesondere wenn sich erste Anzeichen von Abwehrschwäche und Infektanfälligkeit zeigen, hat sich dies in meiner naturheilkundlichen Praxis bestens bewährt.

Und was pflegt und poliert das Element Metall?
Ernährung: Am besten vollwertig und sinnvoll ergänzt!

Immunrezeptur: Vitamine für die Abwehr

Vitamin C: tgl. bis zu 10 g !
Zink: tgl. 2 x 50 mg
Vitamin E: tgl. 2 x 400 IE
Selen: tgl. 2 x 100 µg

Bitte verwenden Sie ausschließlich natürliche Vitalstoffe. Probieren Sie es aus. Es wirkt fantastisch!

Vitamin C ist nicht gleich Vitamin C

Ich plädiere ausschließlich für Präparate aus natürlichem Vitamin C. Hierbei überzeugt in überragender Weise ein Präparat, das sich sein Vitamin C aus über 15 natürlichen Quellen holt, geballt und potenziert um ein Vielfaches durch den Zusatz von sekundären Pflanzenstoffen wie Bioflavonoiden, Rutin, Hisperidin u.a. Gerade die sekundären Pflanzenstoffe sind der Schlüssel im Aufbau eines gesunden Immunsystems und zu einer überzeugenden Entgiftung (mit Sanu-C / www.sanuvit.de, siehe Anhang, Seite 276).

Weitere Maßnahmen, um Ihr Immunsystem in Gang zu bringen:
- 1 bis 2 x pro Woche Saunabesuch
- Wechselduschen und Teilwaschungen des Körpers
- Phytotherapeutika: Echinacin, eines der wichtigsten Mittel zur Steigerung der Abwehr. Verwendet werden die Wurzel (z.B. Pascatox mono) und die oberirdisch blühende Pflanze (Echinacin®-Saft). Auch die Kombination mit abendländischen Lebensbaumtriebspitzen ist sehr bewährt (Esberitox® N).

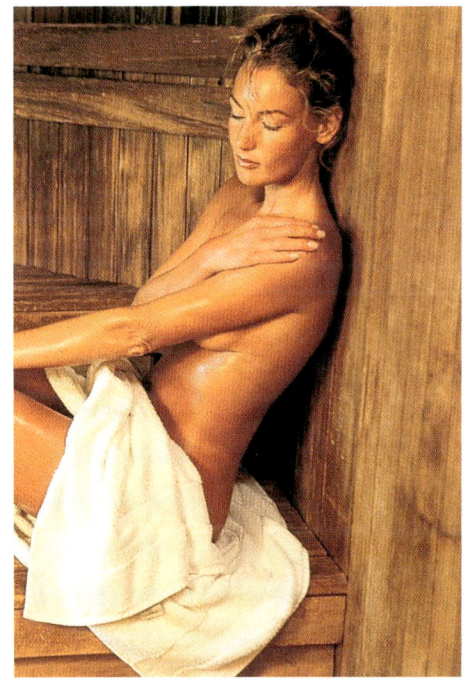

Bitte beachten: Echinacin-Präparate nicht länger als 6 Wochen einnehmen!

Immunsteigernd wirken außerdem: Umckaloabo, Propolis, Taigawurzel, Rote Beete, Holunder, Eibe, Tomaten- und Broccoli-Extrakte.

Pflanzen mit antibakteriellen Eigenschaften sind beispielsweise: Kapuzinerkressekraut und Meerrettichwurzel (z.B. Angocin® Anti-Infekt N). Die darmassoziierte Abwehr regt man am besten mit Symbioflor I an, im Akutfall mit 5 x 20 Tropfen.

Homöopathika:
Toxi-loges®, Engystol®, Entzündungstropfen Cosmochema®, Hevertotox® Erkältungstabletten und Gripp-Heel® sind bewährte Komplexmittel bei akuten Infekten und zur Steigerung der Abwehr.

Eine Anregung der aktiven Abwehrkräfte des Elements Metall (Yang) gelingt auch über die Schüßler-Salze Nr. 3, 7 und 21. Im Akutfall über den Tag verteilt von jeder Nummer 4–5 Tabletten hintereinander lutschen. Zur Intervalltherapie 2 x pro Woche kurmäßig.

Das Yin des Metalls (Haut und Schleimhautstruktur) aufbauen: Schüßler-Salze Nr. 3, 6, 17, 19, 21, kurmäßig anzuwenden.

Sollten diese Maßnahmen nicht ausreichen, um ein stabiles Yang des Metalls zu erzeugen, kann Ihr Naturheilkunde-Therapeut Infusionen mit hochdosierten Vitalstoffen, Eigenblut-, Sauerstoff- und Ozonbehandlungen durchführen. Der Königsweg ist die ganzheitliche Konstitutionstherapie.

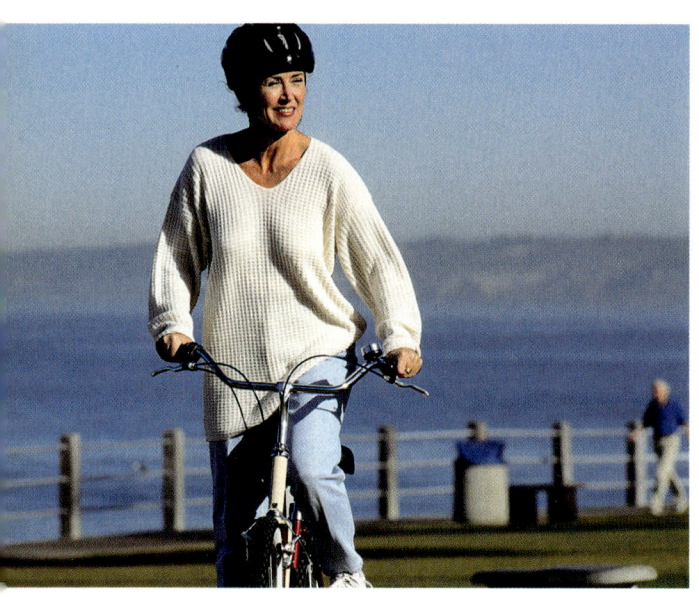

In Schwung kommen

Bringen Sie Bewegung in Ihren Alltag! Denn Gewebe, das gut durchblutet ist, ist immer gut bestückt mit Abwehrzellen und Antikörpern. Und ein besonders geeignetes Mittel, um eine rundum gute Versorgung mit sauerstoff- und nährstoffreichem Blut zu sichern, ist und bleibt leichter Sport. Sie müssen also keine Hochleistungen vollbringen, auch keine Gewichte stemmen oder sich sonstwie im Fitness-Studio schinden: Täglich ein zügiger Spaziergang an der frischen Luft und ein-, zweimal die Woche eine kleine Radtour bringen den Kreislauf auf Touren und regen das gesamte Immunsystem an. Ganz zu schweigen von dem Wohlgefühl, das Sie danach empfinden ... Unterstützen können Sie die Wirkung noch durch eine ganze Reihe von einfachen Maßnahmen: Trockenbürsten, kalte Waschungen, Wechselduschen und Wassertreten. Sauna und Schwitzbäder machen dem Immunsystem zusätzlich Dampf, und ein Bad mit den entsprechenden Kräuterzusätzen bringt Entspannung.

Seinen Rhythmus finden

Der Verlust von Rhythmus und »Takt« im Alltag schwächt Ihr Metall und erhöht die Infektanfälligkeit: Da wird im Stehen schnell das Mittagessen heruntergeschlungen – mal um 12 und mal um 15 Uhr, da wird die Nacht zum Tag gemacht, weil bis in den frühen Morgen gearbeitet wird oder der Familienzuwachs noch nicht durchschläft. Samstag abends zehn vor acht noch schnell zum Supermarkt und am Sonntag bis in den frühen Mittag schlafen. Wie soll man da zur Ruhe kommen?!? Es müssen gar nicht die großen Schicksalsschläge sein, die uns aus der Bahn werfen und uns bis ins Immunsystem hinein schwächen. Unregelmäßigkeit genügt.

Hier kann ich nur raten: Bringen Sie Rhythmus in Ihr Leben! Und mit ein bisschen Entschlossenheit können Sie aus schlechten Angewohnheiten gute Gewohnheiten machen:

- Versuchen Sie, morgens immer zum gleichen Zeitpunkt aufzustehen (Ausnahme natürlich: am Wochenende ausschlafen!)
- Entwickeln Sie Rituale: erst duschen, dann frühstücken (und zwar in Ruhe!) und danach die Zähne putzen.
- Nehmen Sie sich Zeit für die regelmäßige Mittagspause.
- Führen Sie wieder die gute alte Tradition des Mittagsschlafs ein, auch dann, wenn die Kinder schon groß sind. Wenn Sie berufstätig sind und erst am späten Nachmittag nach Hause kommen – legen Sie die Beine ein paar Minuten hoch, schalten Sie ab, schaffen Sie sich Freiräume ohne Stress und Druck!
- Gewöhnen Sie sich an, abends nach dem (gemeinsamen!) Abendessen noch zusammen mit Ihrem Partner einen Spaziergang zu machen – eine halbe Stunde reicht völlig, um abzuspannen, dies und das zu besprechen und den Tag friedlich zu beschließen. Lassen Sie sich diese Zeit nicht nehmen! Auch nicht vom Fernsehapparat.
- Finden Sie eine feste Zeit, zu der Sie zu Bett gehen. Mindestens sieben Stunden Schlaf sollten Sie Ihrem Körper gönnen.
- Und wenn Sie mögen, hören Sie regelmäßig Musik. Sie bringt Ihr Metall zum Glänzen!

Sich berühren lassen

Streicheleinheiten für die Haut sind Streicheleinheiten für die Seele! Und ein Beitrag für ein intaktes Immunsystem. Das ist wissenschaftlich längst bewiesen. Zärtlichkeit kann man allerdings nicht verordnen, denn sonst würde ich sie laufend verschreiben, das können Sie mir glauben. Aber *Sie* können Sie zulassen. Sie können sie verschenken, und dieses Geschenk kommt zu Ihnen zurück. Und Sie können sie genießen. Wir haben kein empfänglicheres Organ dafür als unsere Haut. Lassen Sie sich berühren!

ERDE ist:

Mitte, Nachmittag, feucht, Harmonie, Weisheit, Reife, gelb, braun, süß, Sorgen, schmecken, Mund, Bindegewebe, Milz und Magen, Vertrauen, Vernunft, Mitgefühl

In all diesen Bereichen und Attributen ist das Element Erde ansprechbar, empfänglich und beeinflussbar.

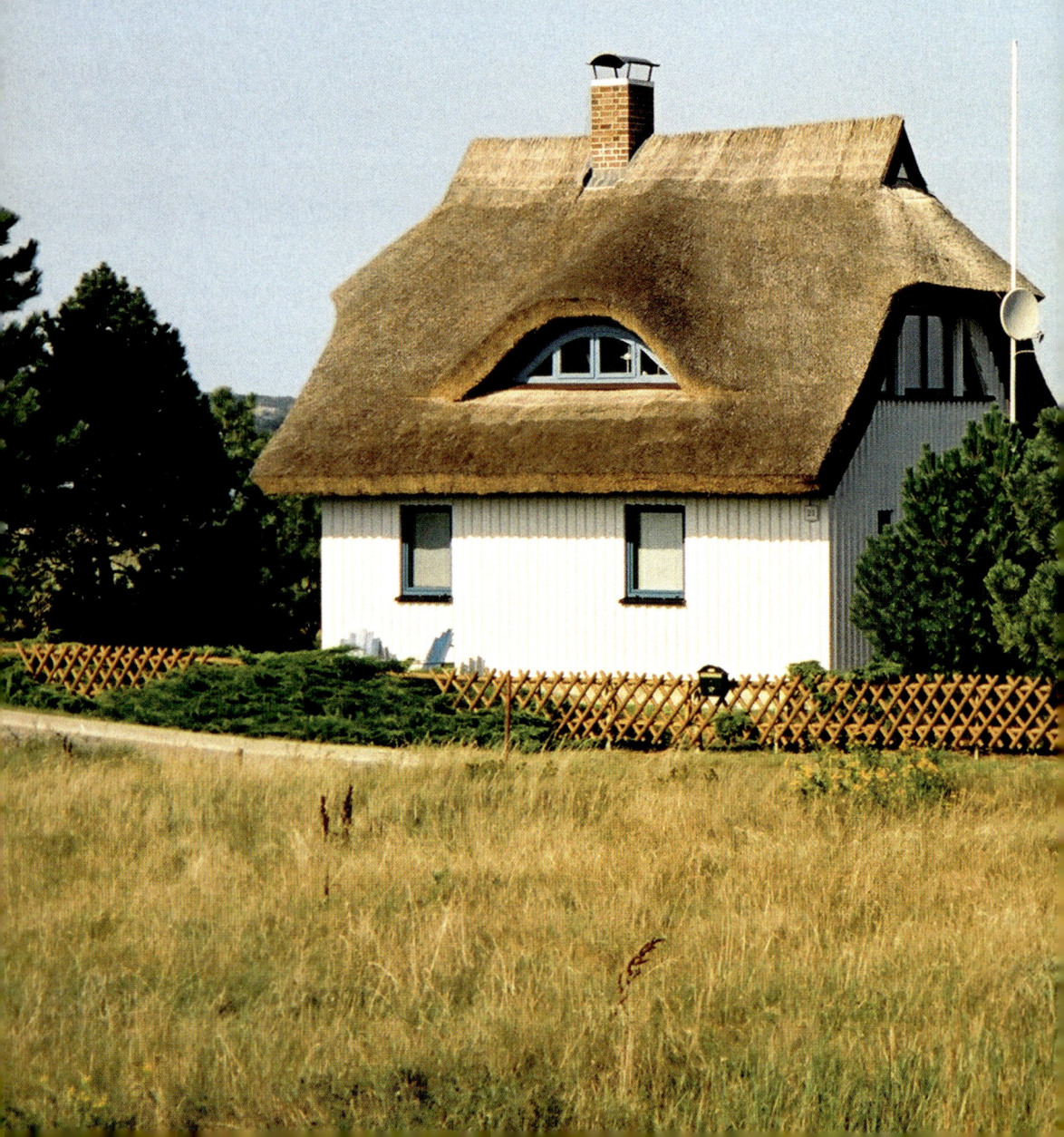

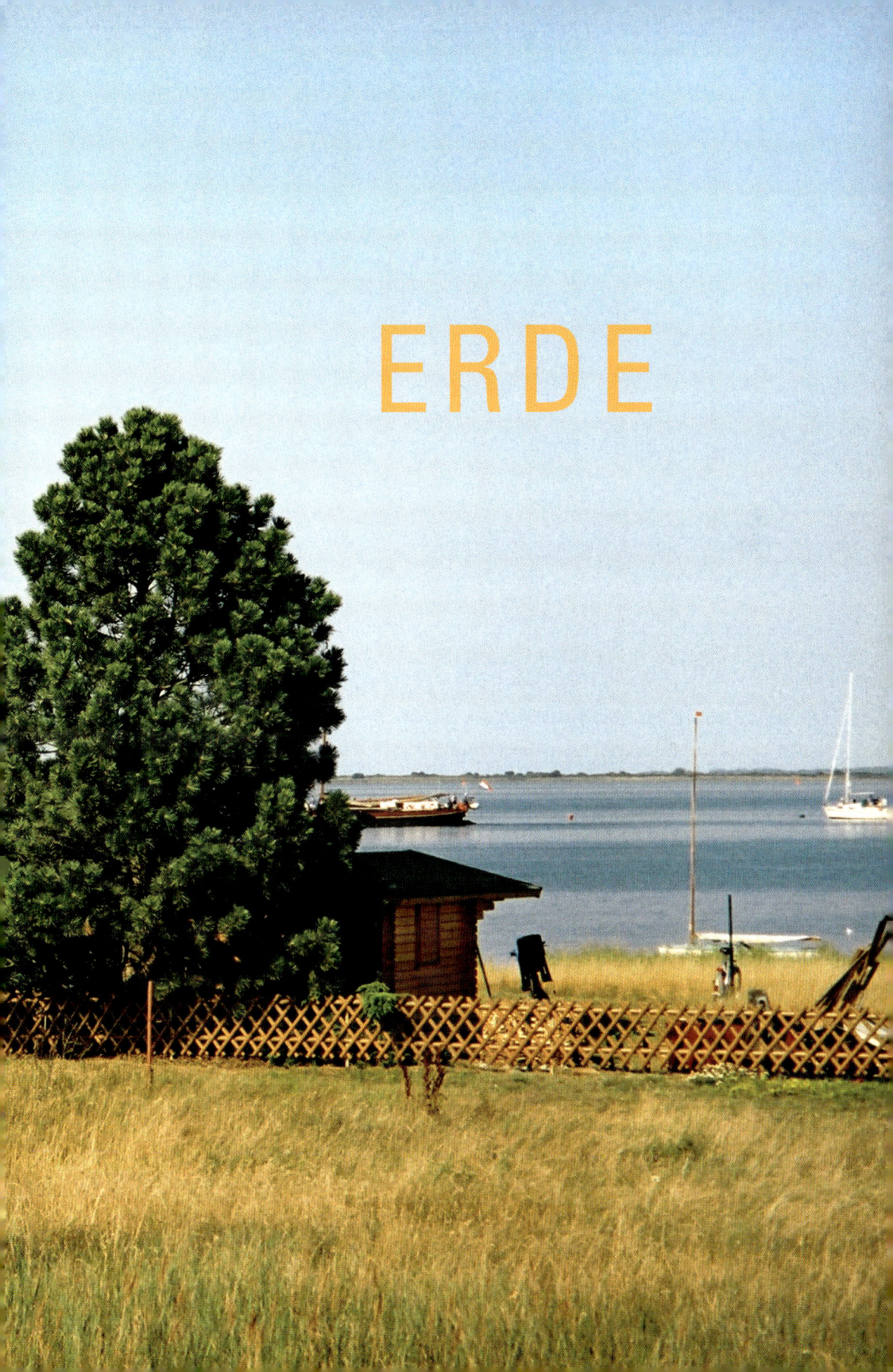

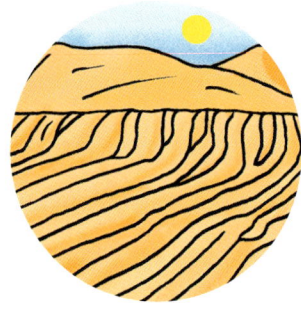

DER ERSTE EINDRUCK

Ein bisschen zu rundlich findet sie sich – und ich als Arzt kann ihr da nicht widersprechen. Aber sie habe ja keine Zeit, einmal an sich zu denken! Diät machen? Um Gottes Willen! Da gibt es doch die Enkel! Drei sind es, und wenn die kommen, schauen sie als Erstes nach: Hat die Omi wieder einen von ihren wunderbaren Kuchen gebacken? Das ganze Haus duftet ja schon danach … Und da kann sie nicht nein sagen. Und jetzt sollen sie auch über die Ferien kommen, Mama und Papa brauchen Zeit für sich. Aber die bräuchte sie eigentlich auch … Ja, freuen tut sie sich schon, aber eigentlich fühlt sie sich zu erschöpft, braucht Ruhe. Und die Beine tun ihr halt immer sehr weh, sie kommt ja auch kaum in die Schuhe rein, die Füße sind immer so geschwollen. Eine ganz sympathische Frau, 58 Jahre ist sie, und mit ihren runden Augen schaut sie voller Freundlichkeit in die Welt! Was ihr fehlt, ist leicht zu erkennen: Das Element Erde ist geschwächt!

DIE MITTE FINDEN:
Element Erde

Wer stark ist im Element Erde, der hat seine Mitte gefunden. Der fühlt sich rund. Der ist geerdet. Der ruht in sich. Solche Beschreibungen klingen gerade so, als ob sie direkt aus dem Chinesischen übersetzt worden wären. Und jeder versteht genau, was gemeint ist: ein Zustand wohltuender Ausgeglichenheit und freundlicher Harmonie. Wir sind mit uns im Reinen.

Im Element Erde sind Yin und Yang dann ausgeglichen. Alles, was die Wächter des Elements Metall in unser Innerstes, in unsere Mitte vorgelassen haben, wird hier dann fein säuberlich sortiert – und aussortiert!: Weg mit allem, was uns nicht gut tut, was belastet, auf die Seele drückt und auf den Magen. Und rein mit allem, was wir brauchen, was wir integrieren können. Denn für beides ist das Element Erde zuständig: 1. dass aus unserer Nahrung, die wir uns einverleiben, auch das Richtige und Wichtige für unseren Körper herausgezogen wird, und 2. dass der Rest uns wieder verlässt. Und das nicht nur in physischer Hinsicht: Auch von den unzählbaren Eindrücken, Informationen, Emotionen und Botschaften, die in jeder Sekunde – selbst wenn wir schlafen – auf uns einstürmen, sollen nur diejenigen herausgefiltert werden, die uns nützen, die für uns bedeutsam sind und die wir brauchen können. Der Rest soll uns nicht aus der Fassung bringen.

Wer weiß, was ihm gut tut und welche Wahl die richtige ist, der ist nicht so leicht aus der Ruhe zu bringen. Wir sagen dann gern: »Ich habe auf meinen Bauch gehört«, oder »auf meine innere Stimme«. Und immer ist dann ein Schuss Weisheit mit dabei. Menschenfreundlichkeit. Denn Menschen mit einer starken Erde sind freundlich und lassen es sich und anderen gern gut gehen. Wer nicht genießen kann, ist auch nicht zu genießen, und der ist dann alles, bloß kein Mensch, dessen Element Erde ausgeprägt und stark ist! Denn bei solchen Menschen zu Gast zu sein, ist eine wahre Freude: Selten darf man sich so willkommen fühlen, selten wird man sich so wohl fühlen wie bei einem Menschen, der mitten in seiner Mitte ist!

> Eine starke Mitte sagt uns nicht nur, ob uns der Braten auf unserem Teller bekommt, eine starke Mitte hilft uns auch dabei, uns zu orientieren, unseren Weg zu finden und nicht davon abzukommen. Ein starkes Element Erde, eine starke Mitte, macht uns gelassen.

Das Element Erde kann auf zweierlei Weise geschwächt sein: Ist der weiche, kühle, ruhige Yin-Anteil dauerhaft geschwächt, dann wird der Mensch mehr oder weniger hart, mager, hitzig, ehrgeizig, hektisch, verbissen. Die Erde powert sich körperlich wie seelisch aus. Im Extremfall leidet ein solcher Mensch unter Magersucht. Ist dagegen der harte, warme, lebendige Yang-Anteil geschwächt, wird der Mensch mehr oder weniger träge, fett, schwammig, langsam, behäbig. Die Erde kommt körperlich wie seelisch zum Stillstand. Im Extremfall leidet der Mensch unter Fettsucht. In beiden Fällen ist die Mitte des Menschen aus der Balance geraten.

Und das ist es, was das Element Erde anstrebt: Ausgeglichenheit, Harmonie. Die gesunde Mitte. Ein wohlgeformter Körper, weder schwabbelig noch asketisch, und ein reger, entscheidungsfreudiger Geist, ein klarer Kopf. Das Element Metall betont die Grenzen, das Element Holz die Bewegung, das Element Feuer das Ziel, das Element Wasser das Potenzial. Und das Element Erde die Balance.

Der Teufelskreis mit dem Übergewicht

Wessen Element Erde im Yang geschwächt ist, und das ist bei vielen Frauen der Fall, der ist gutmütig, großzügig und gemütlich – eigentlich Eigenschaften, die sympathisch sind. Das Problem ist: Man kann solche Frauen so gut ausnutzen. Sie wehren sich nicht, sie haben aus der Mitte heraus keine Kraft, sie lassen sich leicht beiseite drängen. Sie sind die geborenen Opfer. Äußerlich bleiben sie ruhig, innerlich geht es ihnen natürlich gar nicht gut. Sie fühlen sich leer und hohl, würden das emotionale Loch tief innen am liebsten mit irgendetwas ausstopfen. In dieser Situation greifen sie noch lieber, als sie es ohnehin schon tun, in die Keksdose, zur Schokolade oder was ihnen sonst so alles gern über die Lippen kommt. Instinktiv wissen schon Kinder, dass Süßes ihnen gut tut, weil Süßes die Mitte stärkt. Ob es der Griesbrei ist mit Zucker und Zimt, das Stückchen Torte mit den niedlichen Marzipanherzen, das in der Konditorei-Theke lockt, oder eben das Stückchen Schokolade – immer hilft es uns, ein bisschen wieder ins Gleichgewicht zu kommen, Stress und Anspannung besser zu überstehen.

Das funktioniert auch bestens. Kurzfristig zumindest. Nur: Wenn die süßen Versuchungen an die Stelle einer grundsätzlichen Problemlösung treten, dann schlagen sie täglich mit Hunderten von Kalorien zusätzlich zu Buche. Wenn Kummer gewohnheitsmäßig mit Naschereien heruntergeschluckt wird, weil man keinen Ausweg aus der frustrierenden Job-Situation findet, der eheliche Alltag zu einem stumpfen und freudlosen Grau-in-Grau verkommen ist oder der nervenzehrende Spagat zwischen Beruf und Familienpflichten sich wie eine endlose, öde Straße vor einem aufrollt.

All das tut der Mitte, dem Element Erde nicht gut: nicht das viele Essen und nicht der Kummer und überhaupt alles, was ein Zuviel ist. Damit wird das Element Erde regelrecht zugeschüttet – »Stoffwechselmüll« fällt an, »Seelenschlacken«. Beides schwächt unsere Mitte – die Chinesische Medizin diagnostiziert dann eine Verschleimung. Die Menschen können nicht mehr zwischen gutem und schlechtem Material unterscheiden. Es verbleibt Abfall in Körper und Geist, es fehlt die Energie, aufzuräumen und »seinen Laden sauberzuhalten«, wie ich es gerne ausdrücke.

Menschen mit einer solcherart gestörten Mitte erkennt man häufig an Schwellungen im Gesicht, besonders im Bereich der Augen, und Ödemen an den Beinen und Füßen. Sie wirken aufgeschwemmt und schlapp, und während sie nicht selten benommen und gelegentlich sogar fast apathisch wirken, kreist in ihnen unaufhörlich der Gedanke: Was habe ich falsch gemacht? Warum ist alles so, wie es ist?

Ist die Erde Ihr Problemfeld? Dann habe ich eine schlechte und eine gute Nachricht für Sie: Die Erde ist das Element der erworbenen Konstitution. Ist das Element Erde aus der Fassung geraten, dann haben Sie sich die Suppe sozusagen selbst eingebrockt. Keiner ist schuld daran, aber die Verantwortung für Ihren Lebenswandel tragen Sie. Nicht die Eltern, nicht der Partner, nicht der Chef oder die böse Welt. Tut mir leid. Das war die schlechte Nachricht. Und jetzt die gute: Das heißt nichts anderes, als dass Sie selbst alles dafür tun können, was es braucht, um wieder »rund« zu sein, mitten in Ihrer Mitte! Das Element Holz und das Element Erde sind die beiden Elemente, die wir am leichtesten zum Guten beeinflussen können. Hier gerät schnell etwas aus dem Lot, aber genauso schnell biegen wir es wieder gerade.

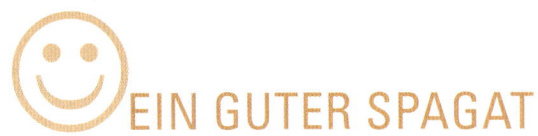
EIN GUTER SPAGAT

☹ Überlastung und Burnout

Wenn wir uns einmal zu viel aufgebürdet und zwei Tage durchgearbeitet haben, ohne auf die Uhr zu schauen, wenn wir uns ohne Rücksicht auf unser eigenes Wohlbefinden um andere gekümmert haben und uns dann »total ausgepowert« fühlen – dann schlafen wir mal eine Nacht länger, gehen den nächsten Tag etwas ruhiger an, essen was Gutes, und schon geht es uns wieder besser. Alle Mühe ist vergessen, und vielleicht sind wir sogar stolz auf das, was wir geleistet haben.

Wenn wir uns jedoch dauerhaft überfordern (psorische, also dünnhäutige Frauen sind besonders gefährdet), so sehr, dass eine extralange Nacht auch nicht die gewünschte Frische und Erholung bringt, der Schlaf sogar unruhig ist und womöglich ausbleibt, dann bleibt auch die Erholung aus. Körper und Geist laufen auf Hochtouren, angefeuert von den Stresshormonen ACTH (Adreno-Corticotropes-Hormon, auch Corticotropin genannt) aus der Hirnanhangsdrüse und Cortisol aus der Nebennierenrinde.

Beide sind entwicklungsgeschichtlich von größter Bedeutung – ohne sie hätten unsere Vorfahren vor vielen Jahrtausenden gar nicht überleben können. Umgeben von zahllosen Gefahren und Feinden, vor allem von solchen mit großen scharfen Zähnen, mussten sie schnell reagieren; innerhalb von Sekundenbruchteilen die Flucht ergreifen, Höchstleistungen erbringen, um nicht niedergetrampelt oder getötet zu werden, sich dem Kampf stellen und möglichst den Kampf gewinnen. Die blitzartig wirkenden Stresshormone haben ihnen dazu verholfen. Und solange ihre Produktion im Körper auf Hochtouren lief, waren sogar Schmerzen durch Verletzungen nicht zu spüren! Erst wenn sie den rettenden Baum oder eine schützende Höhle erreicht hatten, also in Sicherheit waren, und die Hormone sich wieder »beruhigen« konnten, setzten auch eventuelle Schmerzen ein, machten sich Wunden bemerkbar.

Dauerhafter Stress, wie ihn heutzutage viele von uns ertragen müssen, führt ebenfalls dazu, dass die Hypophyse, also die Hirnanhangsdrüse, mehr von dem Stresshormon ACTH ausschüttet, welches wiederum die Bildung von Cortisol stimuliert. Im Blut kreisen dann ganz wie zu Urzeiten hochdosiert potente Stresshormone! Aber – der Stress lässt nicht nach. Oder – im übertragenen Sinn – der rettende Baum und die schützende Höhle werden nicht erreicht. Von Null auf Hundert durch unsere Stresshormone – das ist eine Glanzleistung der Natur, der wir das Überleben unserer Art verdanken. Nur können wir heute nicht mehr reagieren wie zu Höhlenzeiten! Wir können nicht die Beine in die Hand nehmen und einfach dem Leistungsdruck unserer Arbeitswelt davonlaufen oder mit einem Satz aus dem Auto springen, weil der Verkehr lebensgefährlich aggressiv und dicht wird. Wir müssen bleiben. Und unsere Stresshormone powern und powern und powern. Bis sie nicht mehr können. Bis ihre Produktionsstätten, die Hypophyse und die Nebennierenrinde, erschöpft sind.

Und das spüren wir. Müdigkeit, die auch kein Schlaf so richtig besiegen kann, Niedergeschlagenheit bis hin zur Depressivität, Gereiztheit, Schlaf- und Gedächtnisstörungen sowie das Gefühl, versagt zu haben und wertlos zu sein. Das alles schlägt sich dann auch noch nieder in der Partnerschaft, und Lust auf Sex haben Betroffene dann meist sowieso nicht mehr. Das Leben ist nicht mehr schön! Kein Silberstreif am Horizont!

Burnout – früher hat man es auch als Nervenzusammenbruch bezeichnet – ist eine Störung, die unseren gesamten Organismus angreift. Und sie ist gefährlich, weil sie sich schleichend entwickelt. Wann geht eine Überlastung, der man noch mit ausreichend Erholungsphasen beikommen kann, in ein Burnout über? Wie kann man als Partner erkennen, ob die Freundin oder die Frau »mies drauf« ist oder auf dem besten Weg, auszubrennen? Viele Partnerschaftskonflikte und so manche schmerzhafte Trennung haben hier ihre Ursache.

Burnout diagnostizieren

Auch ich als Arzt kann nicht ohne Weiteres den Unterschied erkennen – nicht auf den ersten Blick. Eine ausführliche Anamnese und die Labordiagnostik können allerdings den Beweis liefern: Dafür bevorzuge ich die Speichelmessung, die anzeigt, ob die ACTH- und Cortisolspiegel erhöht sind und ob sie später abfallen. Letzteres ist der Fall, wenn ein Burnout bereits eingetreten ist. Nachdem die Produktion der Stresshormone nachgelassen hat, erschöpft sich eine weitere Hormonachse: Unser Glückshormon, das Serotonin, wird nicht mehr in ausreichender Menge gebildet. In diesem Stadium ist ein Burnout nicht mehr von einer richtigen Depression zu unterscheiden. Deren entscheidendes Merkmal ist ja der Mangel an Serotonin (siehe Element Feuer, Seite 205 ff.). Weil die Ausschüttung der beteiligten Hormone zirkadian verläuft, also einem biologischen 24-Stunden-Rhythmus unterworfen ist, lässt sich das Burnout am sichersten mit einem Tagesprofil bestimmen.

Ist die Diagnose einmal gestellt, darf auf keinen Fall ein Antidepressivum gegeben werden! Diese Psychopharmaka sollen die negativen Symptome »wegmachen« – in Wahrheit verschleiern sie sie nur. Oder, um es aus chinesischer Sicht zu sagen: Sie verursachen Nebel, *humor,* im Gehirn! Und dann geht der Schuss nach hinten los, denn die *humor*-Bildung belastet ganz außerordentlich das Element Erde. Dies kann man regelrecht sehen! Die Patientinnen (und natürlich auch die Patienten) nehmen zu und werden träge. Viele sagen sogar, sie fühlten sich, als hätten sie »Watte im Gehirn«.

Ausgehend von der chinesischen Diagnostik, eröffnet sich dagegen ein Therapieweg, der aus dem Burnout hinausführt, weil er das Element Erde stärkt. Aber zunächst ein Blick auf weitere Ursachen. Besonders anfällig für das Burnout sind vor allem jene Frauen, deren Hormonregulation gestört ist. Also Frauen mit Blockaden im Holz: Ständige *ventus*-Irritationen (»Wind«-Schädigungen, wie die chinesischen Ärzte alle Arten von Stresseinflüssen bezeichnen) in diesem Element schnüren den Fluss der Energie (*qi*) ab. Der so entstehende Energiemangel drückt sich in Schlappheit, Lustlosigkeit und »schlechten Nerven« aus. Wenn nun als Antwort auf äußere Stressoren das Yang der Leber ständig hochschlägt, erschöpft sich das Yin, und einem Hormonmangel sind Tür und Tor geöffnet.

Schauen Sie sich gemeinsam die Stressproblematik an. Wo können Sie für erste, einfache Entlastungen sorgen? Gehen Sie die Ursachen der permanenten Frustration an. Alles andere verstärkt nur die Symptomatik!

All das versuche ich in meiner Praxis nicht nur meinen Patientinnen, sondern auch deren Partnern zu erklären. Meistens leiden sie ja mit, beispielsweise unter der sexuellen Lustlosigkeit ihrer Frauen, und es wäre fatal, wenn sie aus Unkenntnis heraus dann mit Vorwürfen reagieren würden! Anstatt zu schmollen und sich von ihrer Partnerin abzuwenden, rate ich ihnen zu Geduld, Verständnis und Fürsorge.

Sich Gutes tun heißt, die Elemente stärken

Ein Burnout kommt nicht von heute auf morgen und wird auch nicht von morgen auf übermorgen »beseitigt«. Auf keinen Fall. Da helfen keine Pillen. Aber: (Fast) das meiste können Sie selbst tun! Bringen Sie Ihren Laden in Ordnung! – das sage ich immer wieder. Etwas weniger burschikos heißt das: Kümmern Sie sich um sich selbst! Seien Sie gut zu sich! Wie das geht? Auch ganz einfach: Essen Sie das Richtige! Einfach gesagt – nicht immer einfach getan, zugegeben.

Ab Seite 94 finden Sie einige Abschnitte, die sich nur mit dem Genießen beschäftigen! Bedenken Sie: Wahrer Genuss hört nicht auf, wenn wir »voll« sind und ermattet Messer und Gabel zur Seite legen, sondern wenn wir uns kurz danach, viele Stunden später sowie Monate und Jahre später in uns richtig wohlfühlen! Weil wir keine Probleme mit dem Gewicht haben. Nicht zu dick und nicht zu dünn sind. Wenn »Diät« im herkömmlichen Sinne für uns ein Fremdwort (geworden) ist. Lesen Sie nach!

Wenn Sie also alle Anzeichen eines Burnout bei sich entdecken, ist der erste Schritt: kurzfristig Stress reduzieren, um das Element Holz zu entlasten, damit sich der Würgegriff um das Element Erde lockert. Der zweite Schritt: ein Blick auf Ihre Speisekarte. Und die ist wahrscheinlich vom Stress diktiert: zu fett, zu scharf, zu viel, zu unregelmäßig, vor allem zu kohlehydratreich. Frisch ist nur die Serviette neben Ihrem Teller. Was darauf ist, hat alle Stadien der Abtötung durchlaufen und liefert kaum mehr als Kalorien. Aber die im Übermaß. Da das Element Erde bereits arg in die Enge getrieben ist, rate ich, eine Umstellung auf eine vitale Ernährung unbedingt mit einer orthomolekularen Therapie zu ergänzen – also hochdosiert Vitamine und Mineralstoffe einzunehmen.

Aber das ist nur der Anfang. Damit die Mitte wieder ins Gleichgewicht kommt, müssen Sie dafür sorgen, dass neben der Erde auch alle anderen Elemente stark sind, und das geht so:

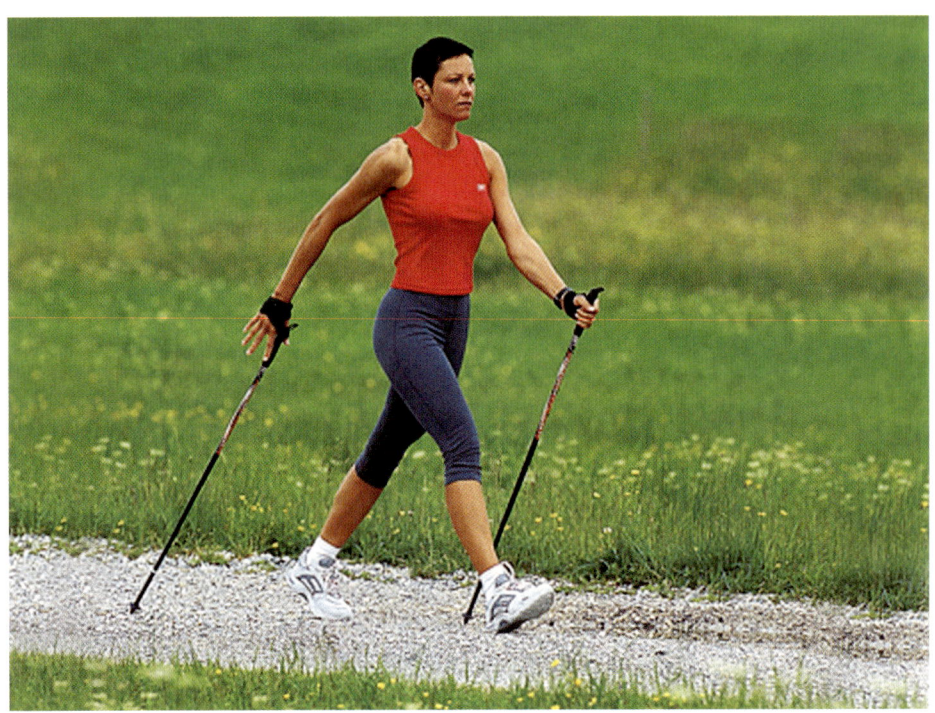

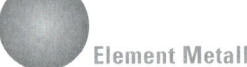 **Element Metall**

Bringen Sie Rhythmus in Ihr Leben! Sie müssen nicht laufen wie ein Uhrwerk, sondern das richtige Gleichmaß finden. Stehen den Phasen der Anspannung solche gegenüber, an denen Sie Ihre Seele baumeln lassen? (Oder hängen Sie abends nur apathisch vor dem Fernseher ab: Das ist keine Entspannung!) Gehen Sie Ihren Tagesablauf durch: Ist irgendwo ein Päuschen einzubauen? Zum Beispiel ein kurzer Mittagsschlaf irgendwann zwischen 12 und 14 Uhr? Können Sie, wenn Sie abends von der Arbeit nach Hause kommen, die Beine hochlegen, wenigstens für ein paar Minuten, und bei einer Tasse Tee den Tag Revue passieren lassen und dann ad acta legen? Oder planen Sie für den frühen Abend einen Spaziergang ein (eine halbe Stunde genügt völlig). Ist Ihr Partner dabei, umso besser. Denn dann können Sie auch ganz nebenbei darüber reden, was ansteht, Lösungen für Probleme finden (und haben darüber hinaus noch etwas für Ihre Beziehung getan …) Sie werden merken: Es gibt kein schlechtes Wetter, es gibt nur die falsche Kleidung!

 Und: Hören Sie Musik, solche, die Sie lieben! Und wenn Sie sich dabei auch noch ein bisschen bewegen, helfen Sie gleich dem Element Erde mit, wieder in Form zu kommen!

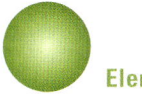 **Element Holz**

Das »Hormon-Element« Holz profitiert durch Entspannungsübungen, wie sie auch die Volkshochschulen, die Krankenkassen oder private Initiativen anbieten. Yoga, Muskelentspannung nach Jacobson und Meditationstechniken regen den Hormon-Fluss an, indem sie das Holz erweichen. Kaum eine Frau, die sich danach nicht wohler fühlen würde! Auch gegenseitige Massagen – Sie und Ihr Partner – können für tiefe Entspannung sorgen, selbst wenn Sie keine Profis sind. Hauptsache, Sie gehen dabei liebevoll miteinander um!

 Element Feuer

Auch und gerade wenn Ihr Schlaf gestört ist, schauen Sie, dass Sie mehr davon bekommen! Das beginnt damit, am Wochenende mal richtig auszuschlafen (Ihr Partner und die Kinder sind wahrscheinlich tolle Frühstücksköche …) und geht weiter mit ein paar Regeln, die der Schlafhygiene dienen: Gehen Sie möglichst immer zu selben Zeit zu Bett. Essen Sie abends keine üppigen Mahlzeiten. »Dinner-Cancelling« (siehe Seite 99) ist angesagt, wenn Sie ohnehin ein bisschen Gewicht verlieren wollen. Es macht schlank und sorgt für einen erholsamen Schlaf (Sie werden sehen, wie frisch Sie morgens nach dem Aufstehen aussehen). Letzte und ganz wichtige Regel: Versuchen Sie auf keinen Fall, den Schlaf mit Alkohol zu locken! Das ist ein Bumerang, denn nach der ersten Bettschwere, die man damit durchaus herbeiführen kann, kommt das herbe Erwachen schon nach wenigen Stunden oder zumindest wird es ein unruhiger und kaum erholsamer Schlaf. Ganz abgesehen davon macht Alkohol dick und belastet die Leber – beides alles andere als eine Wohltat für das Element Erde!

 Element Wasser

Hierfür können Sie am meisten tun mit der schönsten Sache der Welt: Sex! Und wenn Sie sich dabei noch vom Leistungsdruck (den Sie ja schon in Ihrem Alltag zur Genüge haben) freimachen, sich einfach und voll Vertrauen hingeben können – dann steht einer seelischen und körperlichen Erfüllung nichts mehr im Weg.

Um das Element Erde so stark zu machen, dass es resistent wird gegen den Stress, kommt man um eine homöopathische Konstitutionstherapie nicht herum. Ein typisches Mittel ist dann Sepia-Tintenfisch. Welches Mittel dann aber im Einzelfall genommen wird, muss immer erst genau herausgefunden werden. Die Konstitutionsbehandlung ist auch die Grundlage, auf der alle weiteren Behandlungsschritte ihre höchste Wirksamkeit erreichen können.

Burnout – Stufenplan

Stufe I

Allgemeinmaßnahmen zur Stabilisierung der Fünf Elemente
- Metall: Rhythmus (!), 2 bis 3 x pro Woche leichter Ausdauersport oder abendliche Spaziergänge.
- Feuer: Schlafplatz-Check! Ausreichend Schlaf. Genügend Zeit für sich selbst. Holz: Entspannungsmethoden, Massagen, abendliche Spaziergänge.
- Wasser: Vitalisiertes Wasser trinken. Zeit nehmen für erfüllenden Sex.
- Erde: Naturbelassene Vitalkost, Entgiftung, Nahrungsergänzung (siehe unten), Darmfloraaufbau.

Orthomolekulare Therapie:
Basisrezeptur plus Antioxidation (siehe Anhang, Seite 274) plus Omega-3-Fettsäuren zur Hormonunterstützung: 2 x 500 mg an Fischölkapseln.
　Stützung der Nebenniere:
Vitamin D: Bei fast allen Patienten liegt ein gravierender Vitamin-D-Mangel vor! Daher: Zusätzlich zur Basisrezeptur weitere 1000IE pro Tag für 6 Monate. Blutspiegelkontrolle!
Aminosäuren: L-Carnitin und L-Taurin, jeweils 1 x 500 mg pro Tag.
　Ankurbelung des Glückshormons Serotonin:
5-HTP (siehe Seite 88): Anfänglich 2 x 200 mg morgens und abends zur Mahlzeit, bei Beschwerdebesserung Dosisreduktion auf 1 bis 2 x 100 mg. Immer zusammen mit Vitamin B6 (mind. 50 mg), z.B. im Rahmen des Vitamin-B-Komplexes.
　»Nerven- und Blutnahrung«:
Vitamine des B-Komplexes: Vit-B-Komplex: 1 x 1 Kps. abends, Lecithin: 3 bis 5 x pro Woche 1200 mg sowie SAMe: 1 x 400 mg.
Eisen: 1 x 40 mg natürliches Eisen, bis (oft vorliegende) Anämie ausgeglichen ist.

Phytotherapie:
Entlastung: Leber-Nieren- und Lymphentgiftung (siehe Stufe II)
Stützung des Yang der Mitte/Wasser:
(Müdigkeit, Schlappheit, Schwellungen, Frösteln, blasse Zunge)
- Maca, tgl. 2 g morgens als Kps.
- Rhodiola: tgl. morgens 2 Kps.
- Ginseng (z.B. Ultra Ginseng, Fa. Nature`Plus)
- Sehr bewährt hat sich auch die klassische Rezeptur »Dekokt der vier Edlen« (Si Jun Zi Tang) oder die »Poria 15« (Shi Wu Wei Fu Ling Pian), die Schleim- und Wasseransammlungen im Körper reduziert und auch bei Übergewicht sehr geeignet ist.

Dämpfung des Yin der Leber (Dauerstress, Angespanntheit, Verkrampfungen, rote Zunge oder rote Zungenränder): Pfingstrose (Paeonia lact.) als Tinktur 2 x 1 Pipette pro Tag.
Schlafstörungen und nervöse Unruhezustände: Baldrianwurzel, Hopfenzapfen, Lavendelblüten, Melissenblätter, Passionsblumenkraut: siehe Element Feuer, Seite 199 ff.
Ängste: Johanniskraut (als Fertigarznei – wichtig: erforderliche Dosis 900 mg pro Tag; z.B. Jarsin® 300, Laif® 600, Helarium® 425 u.a.).
Depressionen: ebenfalls Johanniskraut.
Die Wirksamkeit der erwähnten Pflanzen bei Schlafstörungen, Unruhezuständen und Depressionen konnte in Studien eindeutig nachgewiesen und auf Psychopharmaka verzichtet werden!

Schüßler-Salze:
Allgemeine Drainage von Metall, Erde und Niere: SS-Nr. 4, 5, 15.
Stützung des Yin von Erde/Wasser (»sich verbraucht fühlen«!): SS-Nr. 2, 3, 11, 22.
Harmonisierung von Holz (Stress!): SS-Nr. 3, 6, 7, 11, 19, 21, 24.
Stützung des Yang (Erschöpfung!): SS-Nr. 4, 5, 7, 11, 21.
Stützung des Yin des Feuers (Schlaf, Ängste, Depressionen): SS-Nr. 3, 6, 7, 8, 11, 16, 17, 19, 21, 24.
Bitte Schwerpunkt aussuchen, dann als Kur über 3 Monate anwenden.

STUFE II

Komplexhomöopathie:
Lymphdrainage, Leberentgiftung (siehe Seite 110 ff.).
Bei Nervosität/Unruhe/Erschöpfung/Depressionen bewährteste Mischungen: Dysto-L-Loges® N, Nervoheel® N Tbl., NervoreginH® Tbl., Valeraniaheel® Tr.
Sollten die Maßnahmen der Stufe I und II innerhalb eines halben bis dreiviertel Jahres nicht greifen, unbedingt Stufe III!

STUFE III

Traditionelle Chinesische Medizin:
»Burnout« lässt sich mit Hilfe der TCM hervorragend behandeln.
Empfohlene Maßnahmen der Stufe I ergänzen!

Klassische Homöopathie:
Mit den Maßnahmen der Stufe I der Königsweg.
Häufigste Konstitutionstypen, die zu Burnout neigen: Natrium muriaticum, Silicea und Sepia.

Sepia

Obwohl Sepia sich als »typisches Frauenmittel« herausgestellt hat, hat Samuel Hahnemann, der Begründer der Homöopathie, die Wirkung, die sich mit diesem hochwirksamen Konstitutionsmittel erzielen lässt, zunächst bei einem Mann beschrieben. Dieser Mann war Maler und trotz sorgfältiger Therapie wurde er sein Leiden nicht los: dauernde Erschöpfung, gepaart mit scheinbar grundloser Traurigkeit. Wo gab es Anhaltspunkte für diesen Zustand? Was war die Ursache dafür? Erst als Hahnemann zufällig entdeckte, dass sein niedergeschlagener Patient, wenn er malte (wie immer mit Sepiatinte), seinen Pinsel zum Anfeuchten in den Mund steckte, erschlossen sich ihm die Zusammenhänge. Sepia wird aus der Tinte eines Tintenfisches gewonnen, dem Sepia officinalis. Getreu der homöopathischen Grundannahme, dass Gleiches mit Gleichem zu kurieren sei, schloss er daraus, dass diese Tinte eine Wirkung auf Menschen hat – bei Kranken kuriert sie das Leiden, bei Gesunden ruft sie es hervor! Und damit lag Hahnemann richtig! Sepia eignet sich vorzüglich zur Therapie von Menschen, die genau die Symptome dieses Malers zeigen: Niedergeschlagenheit und Trauer. Da nun aber dieser Maler gesund war, hatte der tägliche Kontakt mit Sepia bei ihm genau diese Symptome hervorgerufen. Die Therapie war einfach: nicht mehr den Pinsel in den Mund führen!

Heute wird Sepia in der homöopathischen Praxis oft bei Frauen eingesetzt, die überarbeitet und von der Familie genervt sind, unter Erschöpfung, unruhigem Schlaf und schlechten Träumen leiden, die energielos sind und die Freude am Sex verloren haben, für die die Welt grau in grau ist und das Leben eine Last.

Zahlreiche Erfahrungen mit diesem Mittel belegen auch die wohltuende Wirkung auf das Element Holz. Deshalb wird Sepia auch oft dann verordnet, wenn der Zyklus gestört ist oder die Wechseljahre als besonders belastend empfunden werden. Aber auch hier: Ob das Mittel passt oder nicht, kann nur der erfahrene Homöopath beurteilen.

Was außerdem hilft

Ganz erstaunliche Erfolge habe ich darüber hinaus mit der Gabe von *5-HTP* erzielt. Ausgeschrieben heißt diese Substanz 5-Hydroxy-Tryptophan und ist eine Vorstufe des Glückshormons Serotonin. Wenn viel 5-HTP im Blut ist, wird auch mehr Serotonin gebildet, und den Frauen geht es einfach besser. (Siehe Stufenplan bei Burnout, Seite 86 f.). Es gibt übrigens einen ganz einfachen Weg, zu mehr 5-HTP zu kommen: Bananen und Schokolade essen! Wenn da nur das Problem mit den Pfunden nicht wäre … Also: Bananen und Schokolade essen, aber in Maßen, und dafür andere Kohlenhydrate weglassen!

KLAR UND KONSEQUENT

☹ Übergewicht

So merkwürdig es klingt: Der Zustand unseres Planeten Erde belastet uns in unserem Element Erde. Das war nicht immer so und hat auch nichts mit unserem Planeten an sich zu tun. Vielmehr mit dem, was wir aus ihm gemacht haben: Einen Nahrungsmittel-Lieferanten. »Billig und viel« heißt die Devise, aber was dabei herauskommt, ist Mangel im Überfluss. In den Supermärkten biegen sich die Regale unter der Last des Zuviel, und unter dem »Geiz-ist-geil«-Diktat kann sich kaum noch ein Anbieter von Lebensmitteln damit über Wasser halten, dass er naturbelassene und frische Produkte auf den Markt bringt. »Zu teuer!«, schreien die Verbraucher. Aber was sie jetzt nicht in gesundes Essen investieren, müssen sie über kurz oder lang in ihre Krankheiten stecken. (Und, wenn das überhaupt noch geht, in die Reparatur unseres geschädigten Planeten, der unter dem Einerlei jahrelanger Monokulturen im Ackerbau langsam, aber sicher seine Kraft verliert.)

Und so explodieren die Kosten in unserem Gesundheitssystem, und der Haupttreiber ist die falsche Ernährung: Übergewicht mit seinen Folgen. 2006 veröffentlichte das Statistische Bundesamt, dass fast 60 Prozent aller Männer und deutlich über 40 Prozent der Frauen in Deutschland zu dick sind! Inzwischen sind es nicht mehr »die dicken Amerikaner«, sondern auch »die dicken Deutschen«. Und immer mehr junge Menschen sind davon betroffen!

Hand in Hand mit dem Übergewicht geht auch der Raubbau an der Natur, an der Erde. Was da in sich hineingestopft wird, ist keineswegs eine gesunde Kost aus einem Landbau, der die Böden schont und Rücksicht auf das ökologische Gleichgewicht nimmt. Da kommt hormonverseuchtes Fleisch aus grausamer Massentierhaltung auf den Tisch, und ergänzt wird mit Fertigprodukten, in denen mehr Chemie steckt als in manch einer Tablette der Pharmaindustrie. Und obwohl die tägliche Kalorienmenge, die die meisten sich einverleiben, längst nicht mehr im grünen Bereich ist, haben die Menschen Hunger! Warum? Vitalstoffe fehlen! Spurenelemente, Vitamine und Mineralstoffe. Und, um es nicht unter den Tisch fallen zu lassen: Es fehlt natürlich auch an Bewegung! Denn auch Bewegung (die mehr ist als der Daumen auf der Fernbedienung) sorgt dafür, dass unsere Wahrnehmung für »hungrig« oder »satt« geschärft wird.

> Wer regelmäßig Sport betreibt, auch leichten, spürt einfach, wann er satt ist.

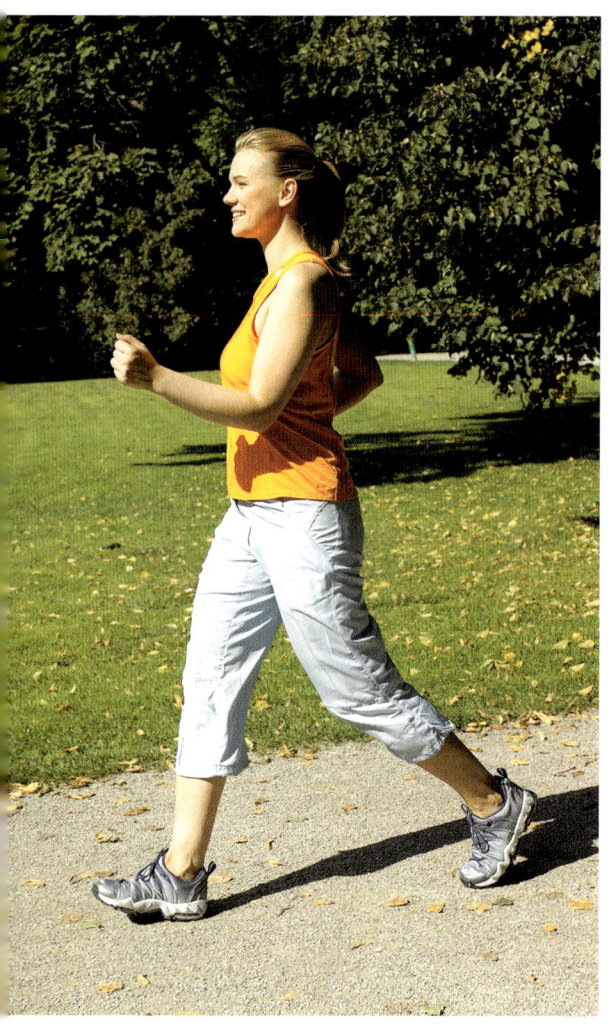

Kartoffelchips, pfundschwere Fleischportionen, Mayonnaisen oder Süßigkeiten, die es zunehmend nur noch als »Familienpackungen« gibt, müllen unsere Mitte, unser Element Erde zu. Weder die Massen, die in Riesenportionen in den Magen gestopft werden, noch was da hineinkommt, kann verarbeitet werden. Wie anfangs schon erwähnt: Eigentlich will das Element Erde Brauchbares vom Unbrauchbaren trennen, damit es uns gut geht. Bloß wie? Eine Erbse aus dem Fertiggericht ist nicht nur einfach eine Erbse, sondern in Form und Geschmack gehalten von unzähligen Zusätzen, die unser Organismus gar nicht kennt! Irgendwelche Food-Designer und Lebensmittelchemiker haben sie erfunden, damit wenigstens schön grün aussieht, was mit einer Erbse noch so viel zu tun hat wie ein Gänseblümchen mit einer Schießbudentulpe.

Wie soll sich da unsere Mitte noch auskennen? Und so kapituliert sie jeden Tag ein bisschen mehr. Begleitet und dokumentiert von der Waage, die täglich ein bisschen mehr anzeigt. Die Chinesen sagen jetzt: Die Mitte ist geschwächt – *humor*, also Feuchtigkeit, überlastet sie. Und aus *humor* entsteht *pituita* – Schleim, der die Steuerung des Elements Erde zum Erliegen bringt.

Natürlich gibt es auch eine Veranlagung, eine Konstitution, durch die Menschen leicht Probleme mit Übergewicht bekommen können. Für die Ernährungstherapie macht es aber keinen Unterschied, ob die Schwäche der Mitte angeboren, also konstitutionell ist, oder erworben. Der Mechanismus, nachdem der Stoffwechsel aus der Bahn gerät, ist der gleiche: Zu viele Kohlenhydrate, insbesondere Zucker, führen dazu, dass permanent Insulin ausgeschüttet wird. Durch die hohen Insulinspiegel kommt es zur Einlagerung von überschüssiger Glukose (wo soll sie auch hin, wenn sie nicht durch ausreichende Bewegung verbrannt wird?) in die Leber, in das Fettgewebe und in die Muskulatur. Über kurz oder lang sind deren Glukosespeicher dann so übervoll, dass Rezeptoren an der Oberfläche von Leber, Fettgewebe und Muskulatur »herunterreguliert« werden und das Insulin nicht weiter wirken kann. Aber die Glukose kreist weiterhin im Blut und wird auch nicht weniger! Also wird mehr Insulin ausgeschüttet, welches aber eben nicht wirken kann. Ein Teufelskreis ist entstanden, der auch einen wissenschaftlichen Namen trägt: *Insulinresistenz*. Nun ist der Weg bereitet für die Zuckerkrankheit!

Der *Diabetes mellitus*, so der wissenschaftliche Name, beschreibt eine Stoffwechsellage, in deren Zentrum eben jene Insulinresistenz steht, oft begleitet von einem hohen Blutdruck und hohem Cholesterinspiegel im Blut. »Altersdiabetes« wird diese Form des Diabetes immer noch genannt, weil sie früher nur bei alten und sehr alten Menschen diagnostiziert wurde. Das ist lange vorbei. Heute erkranken auch ganz junge Menschen daran – »Altersdiabetes« – richtig heißt er *Typ-II-Diabetes* – tritt inzwischen sogar bei Kindern auf! Und warum? Weil sie zu dick sind, sich viel zu wenig bewegen und weil beides ihr Element Erde schachmatt gesetzt hat! Bei etwa 6 Millionen Menschen in Deutschland ist die Diagnose Typ-II-Diabetes gesichert – aber die Dunkelziffer, so schätzen Experten, liegt fast ebenso hoch. Und die Kosten, die diese Wohlstandskrankheit verursacht, liegen bei bald 20 Milliarden Euro im Jahr. Bei der Ernährung sparen wird teuer!

Aber die Sache ist noch verzwickter. Was nur wenige wissen: Der »Speck«, wie die Fettmassen von ihren Trägern (manchmal sogar noch liebevoll) genannt werden, insbesondere das Bauchfett, fungiert nun selbst als Hormonorgan. Was ausgeschüttet wird, sind:

- Östrogene, die dem Ganzen noch die Krone aufsetzen, indem sie nun ihrerseits sowohl den Fettansatz als auch die Wassereinlagerung ins Gewebe fördern;
- Angiotensin, ein Gewebshormon, das eine Blutdrucksteigerung verursacht.

Während also einerseits vermehrt Hormone ausgeschüttet werden, die dem Diabetes sozusagen in die Hände arbeiten, fällt andererseits das männliche Geschlechtshormon Testosteron ab und damit die Lust auf körperliche Bewegung, die doch gerade für diese Menschen so wichtig wäre!

Vielleicht hat Ihr Arzt bei Ihnen schon einen Typ-II-Diabetes festgestellt. Vielleicht befürchten Sie auch, irgendwann einmal daran zu erkranken, weil Sie zum Beispiel in der eigenen Familie miterlebt haben, welche Beschwerden und Abhängigkeiten aus dieser Erkrankung entstehen. Es ist ja nicht nur der Diabetes, der behandelt werden will (und muss!), nicht nur der hohe Blutdruck, sondern es treten auch Probleme auf, an die man zunächst gar nicht denkt: Das Übergewicht belastet mehr und mehr die Gelenke, die für Übergewicht einfach nicht geschaffen sind. Das Übergewicht sorgt auch dafür, dass man sich ungern

Minus 30 Kilogramm

Die 53-Jährige, die vor mir saß, wog 103 kg bei einer Körpergröße von 1,65 m. Nach der Geburt ihrer beiden Kinder und vor allem in den 40ern hatte sie trotz (oder gerade wegen) etlicher Diäten drastisch zugenommen. Mittlerweile litt sie unter erheblichen Beschwerden: Knie- und Rückenschmerzen, Müdigkeit, geringe Leistungsfähigkeit, geschwollene Beine, Schwitzen, Trägheit und Faulheit, absolut keine Libido mehr, Krampfadern, bei sportlichen Versuchen war sie schnell asthmatisch.

Die Zungendiagnostik zeigte eine blasse Zunge, Zahneindrücke, viel weißlichen Belag: ein Hinweis auf eine Belastung des Organismus durch Schleim und eine Schwächung der Mitte (Element Erde). Dadurch waren Milz- und Hormonmeridian (Dreifach-Erwärmer) blockiert. Damit einher gingen eine Schilddrüsenstörung, ein Zuviel an Östrogen und ein Mangel an Progesteron.

Die Frau musste dringend ihre Schleimbelastung loswerden, sonst würden noch weitere Störungen folgen. Es genügt aber nicht, die Symptome zu bekämpfen, solange die Ursache nicht identifiziert und beseitigt wurde: alte Infekte, Schimmelpilz- und Candidabelastung auf der Basis einer Tuberkulinum- und Medorrhinum-Erbanlage.

Ganzheitliche Therapie:

- Entlastung der Mitte, Reis-Obst-Tage, Bevorzugung von Lebensmitteln, die die Mitte stützen.
- Gabe von Leber- und Lymphdrainagemitteln (Komplexmittel).
- Ausgleich der Vitalstoff-Defizite (vor allem Jod, Vitamin D, B-Vitamine, Magnesium).
- Heilfasten und Darmwäsche (Colon-Hydro-Therapie).
- Danach Darmflora-Aufbau mit oralen Darmbakterien (Symbiolact).
- Im Anschluss Beginn der Low-Carb-Diät mit abends keinerlei Kohlenhydraten, dann komplettes Weglassen der Kohlenhydrate über fünf Monate (Mitten-Balance-Diät).
- Gleichzeitig Stützung der Mitte: Konstitutionsmittel (Sepia).
- Schüßler-Salze, die vor allem den Schilddrüsenstoffwechsel günstig beeinflussen: Nr. 15, 22, 4.
- Ergänzend phytotherapeutische Tees für Leber- und Lymphanregung, zwischendurch als TCM-Kräuter-Dekokte zur Entlastung und Stärkung der Mitte.
- Akupunktur: Ma 36, Milz-Pankreas 6.

Nach sechs Monaten hatte die Patientin problemlos 30 kg abgenommen. Je mehr sie abgenommen hatte, desto mehr Sport konnte sie treiben, vor allem Schwimmen. Um den Erfolg zu stabilisieren, glichen wir ihren Hormonhaushalt mit natürlichen Hormonen aus. Dadurch wurde ihr Stoffwechsel stabil. Sie hat keinerlei Wechselbeschwerden mehr, und sie hält problemlos ihr Gewicht, völlig ohne Diät und ohne Jo-Jo-Effekt.

bewegt – sei es, weil es einem schwer fällt, sei es, weil man sich einfach schämt, öffentlich in einem Bade- oder Trainingsanzug herumzulaufen.

Bewegung aber brauchen die Gelenke, damit genügend »Gelenkschmiere« entsteht, die sie vor Abnutzung und Arthrose schützt. Weil die Patienten sich immer weniger bewegen, werden sie immer dicker, die Gelenke immer mehr belastet, und dann ist es nur eine Frage der Zeit, und jeder Schritt tut weh! Die Hüftgelenke sind ruiniert, die Füße können die Last nicht mehr tragen und der Rücken sowieso nicht. Wegen der Schmerzen verbringt man dann am Ende seine Tage am liebsten im Fernsehsessel. Und wenn man dann abends ins Bett geht, ist der Körper noch gar nicht müde – woher auch? Er hat ja nichts getan. Und so liegen diese Patienten dann Nacht für Nacht wach, beginnen zu grübeln, sind stets nicht recht ausgeschlafen.

Auch mit Typ-II-Diabetes kann man heute alt werden. Aber wünschen Sie jemandem, die letzten 20, 30 oder sogar 40 Jahre seines Lebens *so* zu verbringen?

Vorbeugung/Therapie des Diabetes

Kann man Typ-II-Diabetes vorbeugen? Immer! Kann man Typ-II-Diabetes heilen? Meistens. Sie können ihn heilen. Ich sage nicht, dass das leicht ist. Aber ich sage, dass es geht! Wie? Nicht mit Insulinspritzen, wie in der Schulmedizin standardmäßig therapiert und damit das Problem der Insulinresistenz noch verschärft wird! Runter mit den Kilos, rauf mit der Bewegung! Das ist der ganze Trick, und wenn er gut funktioniert, dann deshalb, weil Sie es richtig angefangen haben. Der Therapieplan wirkt immer – egal, ob Sie bereits an Typ-II-Diabetes erkrankt sind oder ob Sie sich entschlossen haben, alles dafür zu tun, damit es gar nicht erst so weit kommt.

Aber der Reihe nach. Zunächst müssen Sie sich Klarheit darüber verschaffen, wo Sie gewichtsmäßig liegen. Dafür gibt es zwei äußerst aussagekräftige Parameter: den *BMI*, also den Body Mass Index, und den Bauchumfang.

Mit dem BMI wissen Sie jetzt, wo Sie stehen. Was Sie nicht wissen ist, welche Rolle dabei Ihr eventuelles Bauchfett spielt. Denn der BMI kann nicht unterscheiden, ob Sie einen BMI von (z.B.) 26 haben, weil Sie eine ausgeprägte Muskulatur und schwere Knochen haben, oder ob sich schon ein bisschen von dem gefährlichen Bauchfett angelagert hat. Warum das Bauchfett nicht einfach nur ein Schönheitsfehler ist, habe ich weiter oben schon erklärt: weil es Hormone produziert, die dem Diabetes zuspielen. Insbesondere Zucker und tierische Fette fördern sein »Wachstum«.

Von der Natur war dieser Reservespeicher am Bauch eigentlich gut gemeint. In Notzeiten konnte der Organismus darauf zurückgreifen und hat so die Menschen im Extremfall sogar vor dem Hungertod gerettet. Bei unserem heutigen Dauerüberfluss wachsen die Fettzellen aber unentwegt an – bis zu 500 Milliar-

> **Bestimmen Sie Ihren BMI**
>
> Der BMI (Body Mass Index) ist bei allen Menschen aussagekräftig, die älter sind als 16 Jahre.
> Und so bestimmen Sie ihn:
>
> $$BMI = \frac{\text{Körpergewicht in kg}}{\text{Körpergröße}^2}$$
>
> Wenn Sie beispielsweise 72 Kilogramm wiegen und 1,68 Meter groß sind, dann haben Sie einen BMI von 72, geteilt durch 1,68 im Quadrat = 26. Damit wären Sie beinahe noch im »grünen« Bereich:
>
> | | |
> |---|---|
> | BMI kleiner als 20 | = Untergewicht |
> | BMI 20 – 24 | = Normalgewicht |
> | BMI 25 – 29 | = Übergewicht |
> | BMI 30 – 39 | = deutliches Übergewicht |
> | BMI größer als 40 | = sehr starkes Übergewicht |

den können bei einem Erwachsenen auf Bauch und Bauchorgane drücken, die sie somit als inneres Bauchfett umschließen! Und die Hormone, die die Fettzellen produzieren, kreisen dann im Blut. Je mehr dies der Fall ist, umso größer ist die Gefahr eines Diabetes und einer Schädigung unseres Gefäßsystems.

Die magische Zahl: 80

Wie wird nun aber der Bauchumfang richtig gemessen? Ähnlich wie beim BMI gilt auch hier: Je mehr Zentimeter Sie messen, umso größer ist das Gesundheitsrisiko. Schummeln gilt nicht! Also nicht den Bauch einziehen, wenn Sie das Maßband um die Taille legen. Bleiben Sie ganz locker und führen Sie das Maßband um Ihre dickste Stelle zwischen Rippenbögen und Beckenkamm. Wenn Sie zwischen 20 und 40 Jahre alt sind und einen regelmäßigen Zyklus haben, erhalten Sie die genauesten Messergebnisse, wenn Sie kurz nach der Periode und noch vor dem Eisprung um den 14. Zyklustag messen.

Messen Sie (egal wie groß Sie sind) nicht mehr als 80 Zentimeter? Gratulation! Dann können Sie aufatmen: Vielleicht finden Sie persönlich Ihr Bäuchlein ein bisschen zu dick – ein Risiko für Ihre Gesundheit ist es aber nicht! Zwischen 80 und 88 Zentimetern ist es allerdings schon leicht erhöht, bis zu 94 Zentimetern ein echtes Risiko und alles, was darüber hinausgeht, heißt: Alarmstufe Rot! Verlieren Sie keine Zeit, noch röter wird es nicht! Und je früher Sie damit anfangen, für eine schlanke Taille zu sorgen, umso sicherer können Sie nicht nur ein Gesundheitsrisiko ausschalten, es ist auch umso leichter!

Dem Jo-Jo-Effekt eins auswischen

Das Problem mit praktisch allen Diäten, die schlank machen sollen, ist der inzwischen sattsam bekannte Jo-Jo-Effekt. Die meisten Frauen, die es immer wieder mit Diäten probieren, sind am Ende meist dicker (und frustrierter) als zuvor. Immer wieder wird unterschätzt, wie wirksam die Entwicklungsgeschichte uns Menschen darauf konditioniert hat, immer wiederkehrende Hungerzeiten zu überstehen, und zwar durch einen ganz einfachen Mechanismus: Wird nicht genügend gegessen, schaltet der Körper auf Sparflamme um. Dann wird einfach nicht so viel verbraucht wie in »normalen« Zeiten. Einen Tag, zwei Tage toleriert dieser Mechanismus für Notzeiten, ohne gleich das gesamte Programm umzuwerfen.

Der einzige Weg, der nicht in die Jo-Jo-Falle und direkt zu mehr Gesundheit führt, ist, ausreichende Mengen zu essen, dabei aber die Zusammensetzung der Nahrung zu ändern.

Je länger aber gehungert wird (und egal, was versprochen wird – bei den meisten Diäten wird einfach gehungert!), umso nachhaltiger fährt der Organismus den Stoffwechsel herunter. Dann ist der Grundumsatz verringert, und eine Sekretärin zum Beispiel, die mit rund 2100 Kalorien am Tag problemlos ihr Gewicht gehalten hätte, verbraucht nach einer Diät nur noch 1900 Kalorien. Sie nimmt also zu, wenn sie wieder die Menge isst, bei der sie eigentlich ihr Gewicht gehalten hat. Ruckzuck hat sie ihre Pölsterchen wieder auf Hüften und Bauch, und alles geht wieder von vorne los. Wenn man diesen Mechanismus versteht, versteht man auch, warum wirkliche Ernährungsexperten sagen, dass eine Diät der Beginn in eine »dicke« Karriere ist!

Insbesondere müssen die Kohlenhydrate reduziert werden – und zwar die »schlechten«. Denn so wie es »gute« Fette und »schlechte« gibt, so gibt es »gute« und »schlechte« Kohlenhydrate. Die »guten« Kohlenhydrate unterscheiden sich in ihrer chemischen Struktur deutlich von den »schlechten«: Ihre Moleküle schließen sich zu langen Ketten zusammen und bilden Mehrfachzucker, auch »komplexe Kohlenhydrate« genannt. Sie werden nur langsam verdaut – der Zucker gelangt nur langsam ins Blut, sodass die Blutzuckerspiegel immer relativ konstant bleiben. Solche langkettigen, komplexen Kohlenhydrate stecken in Vollkornprodukten und Hülsenfrüchten, Kartoffeln, Gemüse und Obst. Echte *Lebens-* (und nicht nur *Nahrungs-*)mittel also, die neben ihrer günstigen Wir-

Risiko-Check

BMI und Bauchumfang können Sie leicht selbst bestimmen. Ergänzen sollten Sie Ihr »Risikoprofil« noch durch Daten von Ihrem Hausarzt. Alles zusammen sagt Ihnen deutlich, wo Sie und Ihre Gesundheit stehen:

BMI:	Kleiner als 25?
Bauchumfang:	Kleiner als 80 Zentimeter?
Blutzuckerspiegel:	Nüchternwerte kleiner 90 mg/dl?
Blutdruck:	kleiner 145/85 mmHg
Cholesterin:	weniger als 200mg/dl
HDL-Cholesterin:	größer als 45 mg/dl
Triglyceride:	kleiner als 200 mg/dl
Homocystein:	kleiner als 8 mg/dl

Ihre Werte sind noch »so gut wie normal« (oder schon im leicht orangefarbenen Bereich)? Freuen Sie sich, dass es so ist, und optimieren Sie Ihr Leben, damit die Werte besser werden.

kung auf den Insulinspiegel sich auch noch durch ihren hohen Gehalt an lebenswichtigen Vitaminen und Mineralstoffen und natürlich Ballaststoffen auszeichnen.

Die richtigen Kohlenhydrate haben also den Vorteil, dass sie den Blutzuckerspiegel nur sehr langsam ansteigen lassen. Und das ist gut so, denn je schneller der Blutzuckerspiegel in die Höhe gepusht wird, je schneller es zu Blutzuckerspitzen kommt, desto größer die Nachteile für uns. Denn weil ja auch gleich Insulin zur Verfügung steht, sackt der Blutzuckerspiegel ganz schnell wieder ab. Dieser Abfall macht sich postwendend bei uns bemerkbar: durch Hunger oder sogar Heißhunger. Also wird schnell wieder gegessen, und meist genau das, was den Blutzuckerspiegel erneut nach oben jagt: Süßes! Dieses wiederum besteht nun in aller Regel nicht nur aus viel Fett, sondern auch aus Kohlenhydraten, und zwar den »falschen« – nämlich einfachen Kohlenhydraten, wie sie in Weißmehl und Weißmehlprodukten stecken, ebenso wie in den meisten Fertigprodukten. So auch im ganz normalen Haushaltszucker (und übrigens auch in dem braunen, der nur mit Melasse eingefärbt ist), aber auch im geschälten Reis. Diese »Produkte« sind praktisch völlig wertlos für unseren Körper. Wenn man einmal davon absieht, dass sie dick und hungrig machen.

Zum Einstieg: Feng Shui für den Eisschrank

Bevor Sie Ihren Kilos zu Leibe rücken, gönnen Sie sich ein Stündchen für ein wirklich wirkungsvolles Ritual, das Ihnen hilft, auch »harte« Zeiten zu überstehen. Krempeln Sie Ihre Ärmel hoch, spucken Sie in die Hände und »entfetten« Sie Eisschrank und die Kommode mit den »Leckerli«! Feng Shui, die chinesische Lehre zum Harmonisieren des Wohnraums, besagt, dass jedes Zuviel uns Energie raubt. Zum Beispiel auch die Energie, die wir brauchen, um unsere guten Vorsätze in die Tat umzusetzen. Sortieren Sie rigoros alles aus, was daran schuld sein könnte, dass Sie schwach werden und die Pfunde nicht so purzeln, wie Sie sich das wünschen. Seien Sie dabei nicht zimperlich – schließlich geht es um Ihre Gesundheit! Halten Sie eine große Mülltüte bereit, und werfen Sie gnadenlos alles hinein, was das Fett am Bauch nährt, den Insulinspiegel in die Höhe jagt und Sie zur Anwärterin für Diabetes macht (wenn Sie ihn nicht schon haben): Mayonnaise, Ketchup (enthält viel Zucker!), die Sahnedressings und Fertiggerichte, fette Wurst (auch sie enthält, man mag's kaum glauben, immer Zucker!), Kartoffelchips, Süßigkeiten, die Schokoriegel, den tiefgefrorenen Kuchen und Croissants für das Sonntagsfrühstück (ja, die bitte auch!), die gezuckerten Limonaden und die Erdnussbutter. Ist der Sack voll? Dann ab in den Müll damit! Oh, Sie meinen, man sollte keine Lebensmittel wegwerfen? Aber in meinen Augen sind das eben keine Lebensmittel. Es ist teurer Müll, der krank macht. Wollen Sie den jemandem schenken?

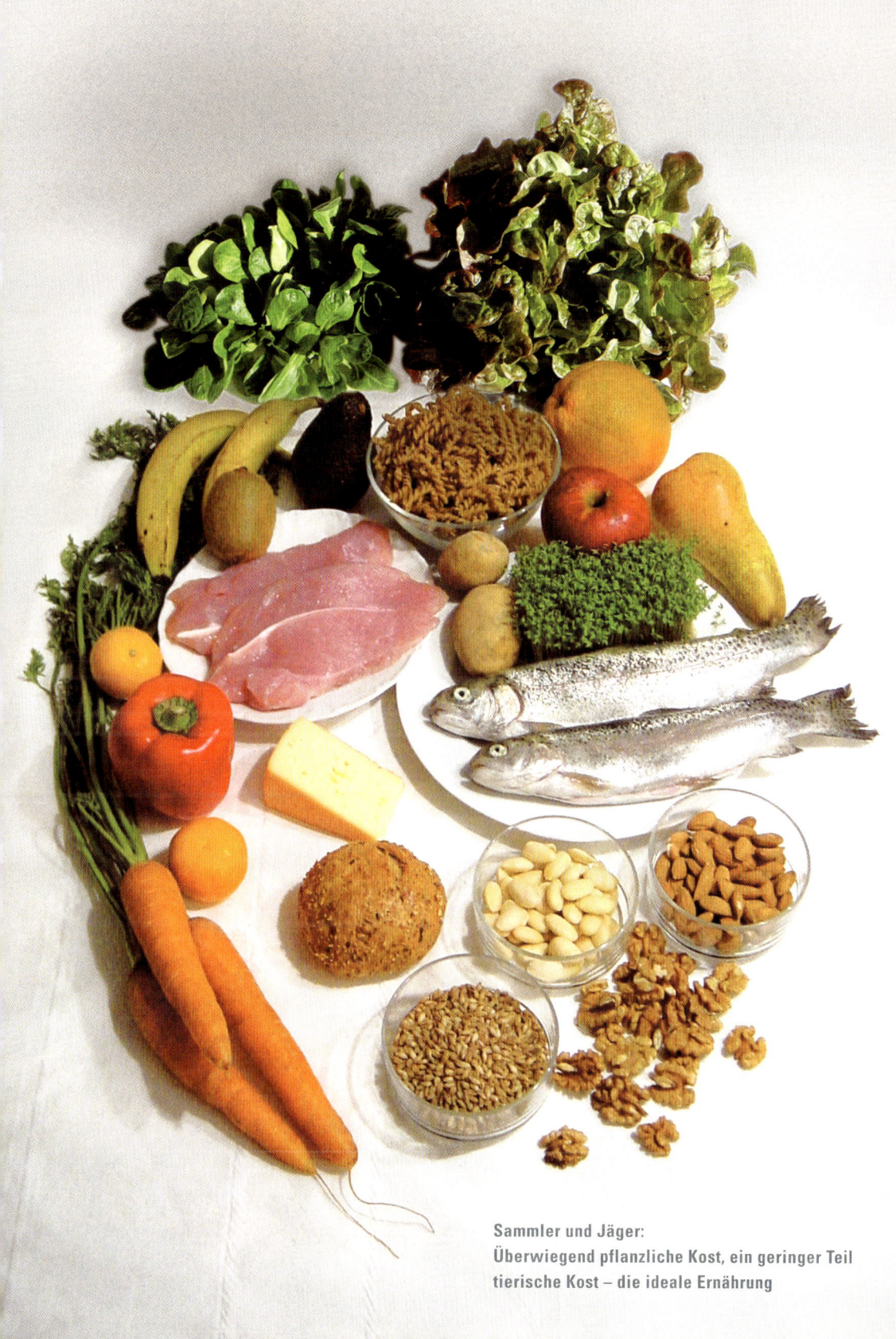

Sammler und Jäger:
Überwiegend pflanzliche Kost, ein geringer Teil tierische Kost – die ideale Ernährung

Abnehmen fängt mit dem Einkaufen an

Als Nächstes machen Sie eine Einkaufsliste und besorgen sich all das, was Ihnen schmeckt und was Ihnen gut tut, weil es gesund ist und den Hunger nimmt, ohne neuen zu provozieren. Wie Sie das eine vom anderen unterscheiden können? Am *GLYX* – dem Glykämischen Index. Dieser Wert besagt, wie schnell etwas den Blutzuckerspiegel in die Höhe treibt. Ist der GLYX hoch, sollten Sie die Finger von dem Produkt lassen, denn es verschärft die Übergewicht-/Diabetes-Problematik. Nahrungsmittel mit einem niedrigen glykämischen Index dagegen lassen den Blutzucker im Blut nur langsam ansteigen, sodass auch weniger Insulin in Umlauf ist. Alles, was einen niedrigen GLYX hat, verhindert damit auch die gefürchteten Heißhungerattacken, die ja in aller Regel nicht darin münden, dass wir uns einen frischen Salat zubereiten ... was also steht alles auf Ihrer Einkaufsliste? Möglichst viel von dem, was einen niedrigen GLYX hat!

Einen *niedrigen* GLYX ...
... haben Gemüse und Salate, Brot aus vollem Korn, Vollkornnudeln, ungeschälter Reis, Hülsenfrüchte, Milch, Joghurt, Pilze und Nüsse, Mandeln, grüne Bohnen und Sojabohnen, Eier, Dickmilch und Joghurt, praktisch alle Käsesorten (Achtung! Fett!), Fisch, Fleisch und Geflügel, pflanzliche Fette und Öle usw.

Einen *mittleren* GLYX ...
... haben Bananen (nicht zu reif), Kartoffeln, Vollkorn-Knäckebrot, Honigmelonen, Ananas, Rosinen, eingekochtes Obst, Haferflocken, Buchweizen, Rote Bete, Zuckermais, Kondensmilch, Fischstäbchen, ungesüßte Fruchtsäfte usw.

Einen *hohen* GLYX haben ...
... Cornflakes, Müsli mit Zucker, alle Weißmehlprodukte (Baguette, Weißbrot, Laugenbrezeln, Kuchen), Bratkartoffeln, Kartoffelpüree, geschälter Reis, Pizzateig, Eis, Popcorn, Schokolade, Erdnussflips usw.

Stufenweise abnehmen

Sie wissen jetzt, welche Nahrungsmittel Sie satt machen und Sie mit Energie versorgen, und welche Sie besser meiden. Nun kommt es darauf an, den Körper sanft auf den richtigen Weg zu bringen – zunächst mit mehr von den »richtigen« und weniger (am besten gar keinen) von den »schlechten« Kohlenhydraten. Im nächsten Schritt dann versuchen Sie (fast) ganz auf Kohlenhydrate zu verzichten. Und so sehen die einzelnen Schritte aus:

- 1. Betreiben Sie »Dinner-Cancelling«. Das heißt: Streichen Sie ersatzlos das Abendessen. Nach 16.00 Uhr wird nicht mehr gegessen. Und bitte essen Sie

auch nicht »auf Vorrat«. Fangen Sie mit einmal pro Woche an und steigern Sie sich dann.
- 2. Glauben Sie nicht an das Märchen von den vielen kleinen Mahlzeiten am Tag! Die wirken nur wie »Insulin-Pusher« und fördern das Hungergefühl. Drei Mahlzeiten und nichts dazwischen heißt die Devise, damit in der Zwischenzeit der Zuckerstoffwechsel auch einmal zur Ruhe kommen kann.
- 3. Reduzieren Sie zuerst beim Abendessen, später auch bei den Mittagsmahlzeiten den Verzehr von Kohlenhydraten. Achten Sie dabei darauf, solche Lebensmittel zu wählen, die einen niedrigen GLYX haben.
- 4. Verzichten Sie schließlich möglichst ganz auf Kohlenhydrate. Das heißt, Ihre Kost besteht aus dem, wie sich über Hunderttausende von Jahren die Menschen immer ernährt und damit bestens überlebt haben. Als Sammler und Jäger: Sehr viel Salat (Wurzeln), Gemüse, Samen und Früchte. Dazu gelegentlich Eiweiß aus Fisch und Fleisch (oder besser: Sojaprodukten). Morgens zum Frühstück ist ein Knäckebrot erlaubt, das Sie zum Beispiel mit frischem Obst genießen können.
- 5. Kommen Sie in Bewegung! Ausdauersportarten wie Joggen, Fahrradfahren, Schwimmen, (richtiges!) Walken sind ideal – am besten drei- bis viermal pro Woche. Ein bis zweimal wöchentlich eine gute halbe Stunde Krafttraining, und Ihre Muskeln laufen »fettverbrennungstechnisch« auf Hochtouren und werden wohlgeformt und kräftig.

> **Dinner-Cancelling kurbelt Hormone an**
>
> »Iss morgens wie ein König, mittags wie ein Bürger und abends wie ein Bettelmann«, lautete eine Ernährungsempfehlung aus meiner Kindheit, die über die Jahre allerdings in Vergessenheit geraten ist. Der Wiener Anti-Aging-Spezialist Professor Dr. Johannes Huber hat sie nun mit dem Dinner-Cancelling wieder salonfähig gemacht. *Dinner-Cancelling* – das meint nichts anderes, als das Abendessen wegzulassen und ab 16.00 Uhr nichts mehr zu essen, dafür aber reichlich zu trinken, damit der Hunger in Schach gehalten wird. Natürlich gilt das nicht für Alkohol und auch nicht für Fruchtsäfte. Erlaubt ist, was keine Kalorien hat – also Wasser und ungesüßte Kräutertees.
>
> Diese ganz einfache Maßnahme wirkt wie ein Jungbrunnen auf unseren Organismus und entspricht im Übrigen ganz und gar dem, womit er in Jahrtausenden gelernt hat, klarzukommen: ab und zu Hunger zu haben! Der Stoffwechsel wird maximal entlastet, weil keine Verdauungsarbeit zu leisten ist. Stattdessen werden nachts vermehrt Hormone ausgeschüttet: Melatonin, das den Schlaf fördert, sowie das Wachstumshormon Somatropin, das nicht nur die Zellstrukturen repariert, sondern auch dafür sorgt, dass wir frischer und gesünder aussehen. Ein sicht- und spürbarer Effekt tritt schon ein, wenn Sie zweimal die Woche nicht zu Abend essen. Probieren Sie es aus! Sie werden von der Wirkung des Dinner-Cancelling überrascht sein!

Und warum kommt es dabei nicht wieder zum Jo-Jo-Effekt? Richtig: Weil Sie sich bei jeder Mahlzeit satt essen. Es gibt keinen Grund, mit guten Lebensmitteln zu geizen ... dann gibt es auch keinen Grund für Ihren Organismus, auf Sparflamme umzuschalten und zu wenig Kohlenhydrate zu verbrennen.

Abnehmen mit Dr. Kneißl – die Mitten-Balance-Kur

Das Gewicht zu erreichen, mit dem Sie sich wohl fühlen und das zugleich keinen Risikofaktor für typische Übergewichts-Erkrankungen mehr darstellt, ist eine große Herausforderung. Ohne Willenskraft geht es nicht, und dem Körper wird auch einiges abverlangt (allerdings nichts im Vergleich zu der Strapaze, die Übergewicht für ihn bedeutet!). In unserer Praxis hatten wir alle bekannten Diäten ausprobiert. Keine, wirklich *keine* konnte (dauerhaft) überzeugen. Schließlich gelang es uns – unter Einbeziehung der neuesten ernährungsphysiologischen Erkenntnisse (Dr. Detlef Pape, Nicolai Worm, Wolf Funfack) –, eine spezielle Kur zu entwickeln. Meine Mitten-Balance-Kur ist eine modifizierte *metabolic balance®-Diät (siehe Seite 267)*, mit der ich zahllose Patientinnen unterstützen konnte, und die sich heute an ihrem schlanken Körper, ihrer »neuen Beweglichkeit« und ihrer wiedergewonnenen Gesundheit freuen. Auch hier habe ich für Sie das Beste aus Ost und West zusammengestellt, wie die folgenden Seiten zeigen.

Einstimmung

Einige Wochen vorher sollten Sie üben und vorbereiten:
- Konsequente Umstellung der Ernährung auf Vollwertkost.
- Dinner-Cancelling.
- (Schrittweiser) Verzicht der Kohlenhydrate – zunächst am Abend, dann auch mittags.
- Optimal wäre ein Heilfasten (7 bis 10 Tage) mit gründlicher Darmreinigung (mittels Hydro-Colon-Therapie) und mit einem Obst- oder Reistag als Vorbereitung.

Diät-Zeitraum

Dehnen Sie die Diät so lange aus, bis Sie Ihr Wunsch-/Wohlfühlgewicht erreicht haben. Dieses kann, je nachdem, wie viele Kilos Sie abnehmen wollen, sechs Wochen bis mehrere Monate dauern. Sie werden immer abnehmen (ca. 0,5 bis 1 Kilogramm pro Woche), und jede Frau kann ihr Traumgewicht erreichen, wenn sie sich eisern an die Regeln hält.

Aber: Mit dieser Diät werden Sie nicht hungern müssen! Und Sie werden sich rundherum wohler fühlen!

Wichtigste Grundregeln

- Vollkommener Verzicht auf Kohlenhydrate am Abend und zu Mittag. Streichen Sie jegliche Nudeln, Brot und Semmeln, Kartoffeln, Reis oder Mehlspeisen aus Ihrem Speiseplan.

- Nur drei Mahlzeiten pro Tag.
- Zwischen den Mahlzeiten streng 5 Stunden ohne Nahrungsaufnahme.
- Jede Mittags- und Abendmahlzeit unbedingt mit Eiweiß (Käse oder Samen/Nüsse) beginnen.
- Dauer einer Mahlzeit maximal 60 Minuten.
- Die späteste Mahlzeit muss um 20.30 Uhr beendet sein.

Weitere Regeln und Tipps

Zubereitungshinweise:
- 1/3 des Gemüses roh, den Rest mild gedünstet.
- Braten/Dünsten des Fleisches/Geflügels ohne Fett, fettarme Produkte verwenden.
- Gute kaltgepresste Öle verwenden.
- Zum Würzen und Abschmecken Zitronensaft, frische Kräuter und Gewürze. (Erlaubt: Alle Kräuter – frisch oder getrocknet, Knoblauch, frisch geriebener Meerrettich, schwarzer Pfeffer, Senfpulver, Ingwer, Currypulver, Zimt). – Keine industriellen Gewürzmischungen oder Würzsoßen wie Ketchup, Senf etc.!
- Zum Süßen nur Fruchtzucker, Birnendicksaft oder Stevia.
- Sparsam mit Salz! Verwenden Sie am besten Meersalz/Himalajasalz.

Kohlenhydrate und Stärke: Sämtliche Kohlenhydrate sind, um es nochmals zu sagen und um die Bauchspeicheldrüse optimal zu regulieren, bis auf das Frühstücksknäckebrot verboten!

Ausnahme für »Nimmersatte«: Sie dürfen auf Wunsch Ihre Mahlzeiten mit 3 Knäckebroten pro Tag (Roggen-, Dinkel-, Hafervollkornknäcke) ergänzen.

Beginn der Mahlzeit mit Eiweiß/Fett: Beginnen Sie jede Mittags- und Abendmahlzeit unbedingt mit Eiweiß/Fett (Käse oder Samen/Nüsse). So kommt es zu keiner starken Insulinausschüttung, und der Körper schaltet sofort auf »Fettverbrennung« um.

Obst: Sie dürfen beliebig viele Obstsorten pro Tag essen, jedoch stets nur zum Frühstück und Mittagessen

Getränke: Wir empfehlen Ihnen mindestens 2 bis 3 l Mineralwasser (z.B. Volvic, Adelholzner, Vitell). Es wird die Gewichtsabnahme beschleunigen. ***Obstsäfte sind nicht erlaubt.***

Kaffee: Auf Wunsch sind bis 2 Tassen schwarzer ungesüßter Kaffee (mit höchstens einem Schluck Milch) erlaubt.

Alkohol: In der Regel nicht erlaubt, seltenste Ausnahmen sind genehmigt.

Nahrungsergänzung: Unbedingt täglich die Basisrezeptur plus Antioxidantien plus Fischölkapseln einnehmen. Unbedingt genügend entsäuern!

Unterstützung des allgemeinen Stoffwechsels:
Leber-, Nieren- und Lymphdrainage mit Phytotherapie als Tee (siehe Anhang, S. 271).

Unterstützung des Schilddrüsenstoffwechsels:
Basisrezeptur mit ausreichend Jod als Nahrungsergänzung! Dazu Einnahme von Kalium jod. D12 Tbl. (Schüßler-Salze Nr. 15). Alle 14 Tage: Dienstag und Donnerstag vormittags und nachmittags je 3 Tabletten hintereinander lutschen, über drei Monate, dann zwei Monate Pause, dann die Kur wiederholen.

Optimal wäre hier natürlich das homöopathische Konstitutionsmittel.

Ausreichend Bewegung: Zwei- bis dreimal pro Woche aerobes Ausdauertraining und ein- bis zweimal Muskelaufbautraining.

Bei Hungergefühlen/Auftreten »des inneren Schweinehundes«:
- Fucus D6 3 x 5 Globuli pro Tag
- 5-HTP (siehe Burnout, Seite 88): 1 bis 2 x 50 bis 200 mg.
- Ankurbeln der Fettverbrennung: Mega CLA 1200 (Fa. Nature'Plus)

Einstellung eines neuen Set-Point

Wenn Sie Ihr Traumgewicht erreicht haben (Sie werden es erreichen, auch wenn es vielleicht am Anfang zäh geht und die Kilos nicht gleich fallen wollen!), ist es wichtig, dass Sie – zur Konsolidierung – weiterhin relativ wenig Kohlenhydrate bzw. Lebensmittel mit einem niedrigen GLYX-Index bevorzugt auswählen.

Ganz wichtig ist in dieser Phase ebenfalls, dass Sie weiterhin Ihr Mittag- und Abendessen mit Eiweiß/Fett beginnen. Der Körper schaltet ja sofort auf Fettverbrennung um. Und nun können Sie ihm ruhig einige Kohlenhydrate »unterjubeln«.

Diese Übergangsphase dauert so lange, bis Sie einen neuen »Set-Point« erreicht haben: Wissenschaftler haben festgestellt, dass in unserem Gehirn ein festes Programm gespeichert wird, das letztendlich einen Wert festlegt, wie viel Körperfett wir wirklich speichern sollen. Ausgenützt wird hierbei die Tatsache, dass unser Körper eine Grundtendenz hat, möglichst an einem bestimmten, einmal erreichten Körpergewicht festzuhalten. Ein jeder von uns hat schon am eigenen Körper erlebt, dass während bestimmter Entwicklungsphasen über viele Jahre das Gewicht eigentlich relativ konstant bleibt.

Und so kommt es nur bei dieser Diät zur Verschiebung des Set-Points nach unten und zu keinem Jo-Jo-Effekt! Sie erkennen, dass Sie den Set-Point erreicht haben, wenn Sie Ihr neues (oder auch ehemaliges) Gewicht mühelos halten können, auch wenn Sie mal sündigen.

Schrittweise können Sie nun die Regeln lockern und zu der unten genau beschriebenen Vollwerternährung zurückkehren.

Häufigste Fehler, die einen Erfolg zunichte gemacht haben:
- Kein kompletter Verzicht der Kohlenhydrate mittags und abends
- Fünf-Stunden-Abstand nicht eingehalten
- Zu schnell die Diät abgebrochen, weil (am Anfang) zu wenig Kilos gepurzelt sind (Sie brauchen Geduld!)
- In der Set-Point-Phase vorab kein Eiweiß/Fett gegessen

Übersicht über erlaubte Lebensmittel

Alle Lebensmittel aus folgender Liste sind erlaubt. Stellen Sie selbst Ihre Mahlzeiten nach Ihren Vorlieben zusammen.

Lebensmittelliste zur Mitten-Balance-Diät

Gemüse:	Lauch	Staudensellerie
Alfalfasprossen	Mangold	Spargel (frisch oder in Dosen)
Artischocken	Mais	
Auberginen	Paprika (rot, grün, gelb, orange)	Sojasprossen
Avocado		Spinat
Bambussprossen	Peperoni	Tomate
Blumenkohl	Okra	Weißkohl
Broccoli	Radieschen	Weizenkeimsprossen
Chinakohl	Radieschensprossen	Wirsing
Frühlingszwiebeln	Rettich	Zucchini
Fenchelknolle	Rosenkohl	Zwiebel
Gurken	Rote Bete	
Karotten	Rotkohl	
Kohlrabi	Sauerkraut	
Löwenzahnblätter	Schalotte	

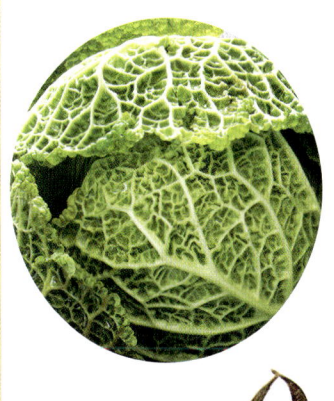
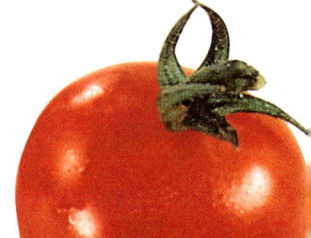

Hülsenfrüchte:	Nüsse und Kerne:	Pilze:	Salate:
grüne, weiße, braune Bohnen	Erdnüsse	Austernpilze	Brunnenkresse
dicke Bohnen	Haselnüsse	Champignons	Chicoree
Adzuki-Bohnen	Cashewkerne	Egerlinge	Eissalat
rote Kidneybohnen	Walnüsse	Morcheln (frisch oder getrocknet)	Endiviensalat
Sojabohnen (und Keime)	Leinsamen	Pfifferlinge	Feldsalat
Wachtelbohnen	Sesamsamen	Shiitake (frisch oder getrocknet)	Kresse
Erbsen	Sonnenblumenkerne	Steinpilze	Kopfsalat
Kichererbsen	Kürbiskerne		Lollo Rosso
			Oliven (grün, schwarz)
			Radicchio
			Romanesco
			Rucola
Käse:	**Fisch:**	**Geflügel:** (stets ohne Haut!)	**Obst:**
Camembert	Barsch	Ente/Entenbrust	Ananas
Emmentaler	Dorsch	Hähnchen/Hähnchenbrust	Apfel
Hüttenkäse (fettarm)	Felchen	Fasan	Aprikose
Mozarella	Forelle	Pute/Putenbrust	Banane
Schafskäse	Flunder		Birne
Ziegenkäse	Flusskrebs	**Fleisch:** (stets mager!)	Brombeere
	Gründling	Kalb	Erdbeeren
	Hecht	Hirsch	Feige
	Hering	Kaninchen	Heidelbeere
	Haifischsteak	Lamm	Himbeere
	Lachs	Reh	Johannisbeere
	Rotbarsch	Rind	Kiwi
	Scholle		Kirsche
	Schwertfisch	**Soja:**	Mango
	Seelachs	Tofu	Mandarine
	Seeteufel	alle Arten von Sojaprodukten	Melone
	Seezunge		Nektarine
	Thunfisch		Orange
	Wels		Papaya
	Zander		Pampelmuse
			Pfirsich
	Meeresfrüchte		Pflaume
	Garnelen/Scampi		Preiselbeere
	Tintenfisch		Traube
			Zitrone
			Zwetschge
		Speiseöle für die Zubereitung von Salat:	**Tee:**
		Olivenöl	grüner Tee
		Sonnenblumenöl	Roibosch
		Leinöl	Früchtetee
			Schwarztee

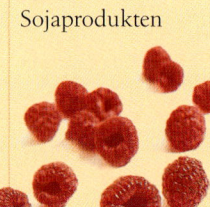
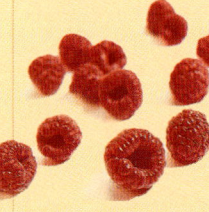

Vorschläge für Frühstück, Mittagessen und Abendessen

Frühstück:

Vorschlag 1:	Vorschlag 2:	Vorschlag 3:
200 g Sojayoghurt 1 Sorte Obst Tee	Stück Käse Knäckebrot pur / vegetarischer Aufstrich Tee	7 TL Körnermischung (nur 2 x/Woche) 100 g Gemüse, 1 Ei Tee

Mittag:

Vorschlag 1:	Vorschlag 2:	Vorschlag 3:
125g Geflügel (2 x/Woche) 150 g Gemüse/Salat	75g Bohnen/Käse/Pilze 150 g Gemüse/Salat	125g Fisch (2 x/Woche) 150 g Gemüse/Salat

Abend:

Vorschlag 1:	Vorschlag 2:	Vorschlag 3:
125 g Fleisch/Geflügel (2 x/Woche) 125g Gemüse/Salat	125g Fisch (1 x/Woche) 125g Gemüse/Salat	100 g Bohnen/ Pilze/Käse 125g Gemüse/Salat

Vorschlag 4: nur einen Eiweißshake

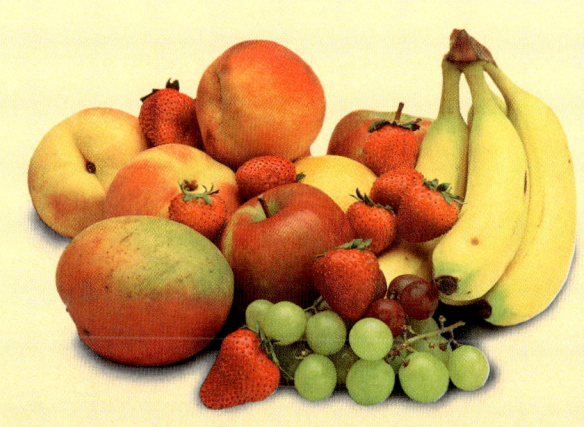

☺ RUND, WEICH, SANFT

☹ Magersucht

Bei der Magersucht haben wir es mit einer anderen Mitten-Problematik zu tun. Man könnte fast sagen, die Mädchen – denn es sind ja überwiegend Mädchen –, die daran erkranken, möchten im doppelten Sinn des Wortes nicht »rund« werden. Sie möchten körperlich nicht die Rundungen entwickeln, die aus dem Kind eine junge Frau machen, und sie möchten (oder können) seelisch nicht »rund« sein, mit sich im Einklang und in Harmonie mit dem, was seit der Pubertät mit ihrem Körper geschieht. Flankiert (nicht verursacht!) wird diese Sehnsucht von der Modewelt, die in Gestalt meist ebenfalls magersüchtiger und viel zu junger Models vorführt, wie man als »ätherisches Zwischenwesen« – nicht Kind, nicht Frau – scheinbar ganz ohne Erdung auskommt. Denn Erdung heißt Verantwortung übernehmen, erwachsen, eigenständig werden und entscheiden können (und oft müssen).

Das Problem der Weiblichkeit, die nicht angenommen werden will, wurzelt oft in ganz frühen Konflikten mit dem Vater, die die jungen Mädchen meist nicht oder nur im Rahmen einer Psychotherapie wieder erinnern können. Auch die Sexualität ist in solchen Familien belastet und meist tabuisiert. Und ohne sich dessen bewusst zu sein, kreist bei den jungen Mädchen meist alles um die Frage: Werde ich geliebt? Werde ich so angenommen, wie ich bin? Und was, wenn ich mich plötzlich verändere? Die Magersucht kann so schlimm werden, dass die jungen Mädchen völlig unterernährt ins Krankenhaus gebracht werden und dort intensivmedizinisch betreut werden müssen.

Magersucht ist ein sehr schweres Krankheitsbild, und ich habe oft erlebt, dass Frauen, selbst wenn sie »geheilt« waren, also wieder ein normales Gewicht hatten, noch lange nicht »heil« waren. Dieser häufige Trugschluss übersieht, dass die Magersucht lediglich ein Symptom ist und nicht die Krankheit selbst. Unbehandelt kann die Magersucht ziemlich schnell in den Tod führen, und da sie ihre eigene Dynamik entwickelt – je dünner das Mädchen wird, umso härter wird es gegen sich selbst und umso mehr verschließt es sich gegen die Außenwelt –, besteht dringender Handlungsbedarf!

Oft tritt die Magersucht gemeinsam mit der Bulimie auf – also der Ess-Brech-Sucht. Die Mädchen geben dann zwar ihren massiven Heißhungerattacken nach, verschwinden anschließend aber auf der Toilette, um alles wieder herauszuwürgen. Oft nehmen sie deswegen kaum oder nur sehr langsam ab, sodass ihre Erkrankung manchmal jahrelang unerkannt bleibt.

Essstörungen führen auf Dauer zu einem gravierenden Vitalstoffmangel. Durch diesen Mangel kommt es oft zu einem Versiegen der Säfte im »Hormonelement« Holz, was sich bei den jungen Mädchen in Hormonstörungen, vor allem im Ausbleiben der Monatsblutung ausdrückt. Eine Holz-Blockade wird gleichzeitig verstärkt durch ein oftmals überschießendes Yang der Leber (»Sich-unter-Druck-setzen«), wodurch das Yang und Yin des Elements Erde regelrecht abgedrosselt werden. Schulmedizinische Versuche, gekoppelt mit Psychotherapie, bringen leider nicht allzu oft einen durchschlagenden Erfolg. Und auch eine ganzheitliche Behandlung gestaltet sich schwierig. Sie sollte aber unbedingt begleitend durchgeführt werden! Im Zentrum einer ganzheitlichen Therapie steht die Stützung der Mitte durch Ernährung, Phytotherapie und die orthomolekulare Medizin. Zu einer konsequenten Hormonregulierung kommt als drittes Standbein die Konstitutionstherapie hinzu.

Magersucht statt Liebe und Geborgenheit

Mir gegenüber sitzt eine 40-Jährige, die bei einer Größe von 165 cm 45 kg wiegt und älter aussieht als sie ist. Sie erzählt mir, dass sie mehrmals geschieden wurde, zwei Kinder von verschiedenen Partnern hat und seit über 20 Jahren an Magersucht und Bulimie leidet – sie hatte die Krankheit meist vor dem Partner versteckt. Eigentlich (vordergründig) kommt sie wegen Zyklusstörungen und immer wiederkehrendem Ausbleiben der Regel. Dabei beklagt sie starke Allgemeinstörungen wie Schwindel, Übelkeit, Frösteligkeit und Leistungsmangel.

Psychotherapeutische Gespräche bringen die Problematik auf den Punkt: Als Kind wurde sie vom Vater abgelehnt, die Eltern ließen sich früh scheiden, mit 17 Jahren zog sie von zu Hause aus. Das erste Kind bekam sie früh, dann scheiterte die Beziehung mit dem Vater des Kindes. Danach begannen die Magersucht und Bulimie, nach dem Muster: »Ich muss wenigstens schlank sein, damit ich geliebt werde!«

Therapie: Stützung der Mitte durch passende Ernährung (viel Wärmendes), Ausgleich der massiven Vitalstoffmängel (war bisher keinem der zahlreich aufgesuchten Ärzte aufgefallen!). Homöopathische Konstitutionstherapie (hier u.a. Pulsatilla und Staphisagria in Hochpotenzen – Staphisagria ist das Hauptmittel bei aufgestauten Emotionen, die die Energien abwürgen).

Phytotherapeutische Stützung und Akupunktur des Elements Holz, Auffüllen des Yin-Mangels (knallrote Zunge!) beim Holz und der Erde durch Schüßler-Salze sowie psychotherapeutische Gespräche brachten die Wende.

Die Frau blühte regelrecht auf, ihre Körperproportionen wurden sehr fraulich, auch seelisch wurde sie fester, erlangte mehr Selbstbewusstsein. Sie hatte körperlich keine Beschwerden mehr. Kurz darauf fand sie den offenbar richtigen Partner, wobei aus der Beziehung ein Wunschkind hervorging – eine richtig glückliche Familie. »Heute kann ich mir gar nicht mehr vorstellen, dass ich magersüchtig war und mir jedes Essen wieder herausgewürgt habe!«

Aus meiner Praxis

GUT IN FORM

☹ Cellulitis und Krampfadern

Ist das Element Erde »rund«, also stark, weil es in Balance ist, sind wir nicht nur seelisch mit uns im Reinen, sondern auch körperlich in Form. Ich meine damit nicht die Sportlichkeit, sondern dass das Fleisch wohlgeformt ist. Ob Sie nun gertenschlank oder ein bisschen rundlich sind: Ihr Fleisch ist in diesem Falle fest. Ist das Element Erde jedoch angeschlagen, so kann es auch seine Funktion nicht mehr erfüllen, die Form des Fleisches zu wahren. Es wird schwabbelig, dellig und zeigt alle Merkmale der berühmten »Orangenhaut«, der Cellulitis. Oder es bilden sich Krampfadern: Zunächst »Besenreiser«, sozusagen als Warnung »Achtung, das Element Erde leidet!«, und dann unschöne und schmerzhafte Krampfadern.

Wenn das Element Erde Schaden nimmt, dann deshalb, weil wir ihn uns selbst zufügen: durch falsches und zu viel Essen und durch zu wenig Bewegung. Und indirekt auch über das Element Holz: durch Stress. So kann das Gewebe nicht mehr gehalten werden und verliert seine Form. Das bereitet den Frauen Kummer und oftmals sogar richtige Minderwertigkeitskomplexe!

Besonders im Frühjahr und im Sommer haben Heilsversprechen Hochkonjunktur, weil sich betroffene Frauen dann vor die Wahl gestellt fühlen: entweder lange Hosen auch bei 36 Grad im Schatten oder viel Mut und Selbstbewusstsein, um ihre Orangenhaut für jedermann sichtbar im Badeanzug vorzuführen. Immer wieder fragen mich Frauen, auch die es leid sind, einen Kampf gegen die Cellulitis zu führen, den sie scheinbar nicht gewinnen können, ob denn Fettabsaugung ein guter Weg sei. Ich muss nicht lange überlegen. Die Antwort lautet: Nein! Ich warne sogar dringend davor! Viele (auch selbst ernannte) Spezialisten bieten diese kosmetische Operation an, obwohl es nicht nur viele Patientinnen gibt, die erhebliche gesundheitliche Probleme danach hatten, sondern sogar einige, die an den Folgen der Operation gestorben sind!

> Cellulitis ist für die Hersteller von Kosmetikprodukten, für Schönheitschirurgen und Masseure eine wahre Goldgrube! Ich kenne kaum etwas, wo über so viele Jahre so viel versprochen und so viel verdient wird, ohne dass jemals die Versprechen eingelöst worden wären!

Wenn Sie sich dennoch für einen solchen Eingriff entscheiden, recherchieren Sie genau: Ist der Operateur wirklich eine Koryphäe auf seinem Gebiet? … Und lassen Sie die Finger von »Sonderangeboten« – zu viel steht auf dem Spiel! Und bedenken Sie auch: Die Ursache der Cellulitis lässt sich nicht einfach »absaugen«.

An Oberschenkeln und Gesäß, aber auch an den Unterseiten der Oberarme macht sich die Cellulitis am häufigsten breit, das ist auch Schulmedizinern schon aufgefallen. Doch warum das so ist, können sie bis heute nicht schlüssig erklären. Aufklärung findet man erneut in der diagnostisch unschlagbaren Traditionellen Chinesischen Medizin! Sie zeigt, wie sich die unschöne »Orangenhaut« stets entlang der Meridiane entwickelt:

- Entlang des Milz-Pankreas-Meridians, der an der Innenseite von Ober- und Unterschenkel zu lokalisieren ist.
- Entlang des Gallenblasen-Meridians, der für die Außenseite des Oberschenkels zuständig ist.
- Entlang des Dreifach-Erwärmers, der sich durch das Gebiet von Außen- und Unterseite des Oberarms zieht. Da das Progesteron etwa ab dem 40. Lebensjahr ohnehin abfällt, führt eine Blockade dieses Meridians erst recht dazu, dass die Oberarme ihre Festigkeit verlieren.
- Entlang des Blasen-Meridians, wenn vor allem der Po und die Rückseite der Oberschenkel betroffen sind.

Wenn diese Meridiane blockiert sind, steckt immer eine Belastung mit »Schleim« dahinter, wie die Chinesen dies nennen. Verantwortlich dafür sind in erster Linie Pilze und Bakterien, die sich aufgrund einer medorrhinischen Erbbelastung ins Lymphsystem und die Schleimhäute haben eingraben können. Hier stören sie nun den Informationsfluss, vor allem die Hormonsignale an das Gewebe.

Ganzheitlich gegen Cellulitis

Solche Blockaden kann man natürlich auch mit den teuersten Anti-Cellulitis-Mitteln nicht wegcremen, hier hilft nur eine ganzheitliche Behandlungsstrategie, die den Verlauf der Meridiane berücksichtigt. Mit einer Konstitutionstherapie, mit der die medorrhinische (und manchmal auch die tuberkulinische) Belastung ausgeleitet wird, lässt sich Cellulitis immer bessern und oft ganz beseitigen – da eine solche durchgreifende Behandlung sich aber über mehrere Jahre erstreckt, sind die Frauen meist nicht ganz zufrieden damit. Sie wollen schnelle Erfolge sehen! Deswegen haben wir in unserer Praxis eine zusätzliche Strategie mit schrittweisem Vorgehen – je nach Hartnäckigkeit der Cellulitis – entwickelt:

- 1. Konstitutionstherapie mit Ausleitung der Schleimblockaden, die die Gewebsmeridiane irritiert haben.
- 2. Vor allem muss das Element Erde stabilisiert werden. Hier ist die Initiative der Frauen gefragt, denn dies bedarf einer Ernährung, die die Mitte nicht schwächt, sondern sie stärkt – und Sport! Am besten eignen sich Ausdauersportarten, kombiniert mit Krafttraining.
- 3. Überflüssige Pfunde verlieren! (siehe Seite 98 ff.).
- 4. Entgiftung und Entschlackung (siehe unten).
- 5. Orthomolekulare Therapie: Basisrezeptur, Antioxidation (siehe Anhang, Seite 274), Omega-3-Fettsäuren (2 x 500 mg).
- 6. Therapie der chronischen Pilzbelastung: Darmsymbioselenkung mit Kanne Brottrunk und oralen Symbionten, Vit. C mindestens 2 g pro Tag und Zink 1 x 50 mg, um Pilze auszuleiten.
- 7. Zur Festigung des Gewebes: Schüßler-Salze. Allgemeine Stützung des Yang: Schüßler-Salze Nr. 2, 4, 5, 7, 11, 21 (siehe Wasser-Kapitel, Seite 241 ff.). Regulation des Schilddrüsenhaushaltes: Jod und SS-Nr. 15 (siehe Mitten-Balance-Kur, Seite 100 ff.).
- 8. Hormoncreme (siehe Anhang, siehe Seite 274)
- 9. Optimale Einstellung des Hormonhaushaltes: Je nach Alter der Frauen ist zur lokalen Therapie meistens noch eine systemische Substitution von Estriol, Progesteron und (wenig) Testosteron notwendig (Speicheltest, kinesiologische Testung auf die Fünf Elemente).
- 10. Verwendung von Wachstumshormonen: Derzeit läuft in unserer Praxis gerade eine überaus überzeugende Studie dazu. Wie es aussieht, ist das das Sahnehäubchen obendrauf! Wir spritzen derzeit 1 x pro Woche winzigste Mengen an bioidentischem Wachstumshormon in den »Leitpunkt« des betroffenen Meridians, um die Hormonsteuerung anzukurbeln. Alle 4 Wochen wird 2 bis 3 Wochen pausiert. Therapiedauer: 2 bis 5 Monate.

Entgiftung und Entschlackung

Cellulitis ist immer auch ein sichtbares Zeichen dafür, dass sich Gifte und Schlacken im Körper angesammelt haben, weil Leber, Darm und Haut in ihrer Ausscheidungsfunktion blockiert sind und sie nicht mehr aus dem Körper hinausleiten konnten. Im cellulitischen Gewebe haben sie sich angesammelt und bleiben dort bis zum Sankt-Nimmerleinstag, wenn man nichts dagegen tut. Deshalb ist die Ausleitung von Schlacken und Giften schon die halbe Miete bei der Bekämpfung der Cellulitis.

Am effektivsten ist es, zwei- bis dreimal pro Jahr spezielle Entgiftungswochen durchzuführen. Nehmen Sie sich jeweils 2 bis 6 Wochen dafür Zeit.

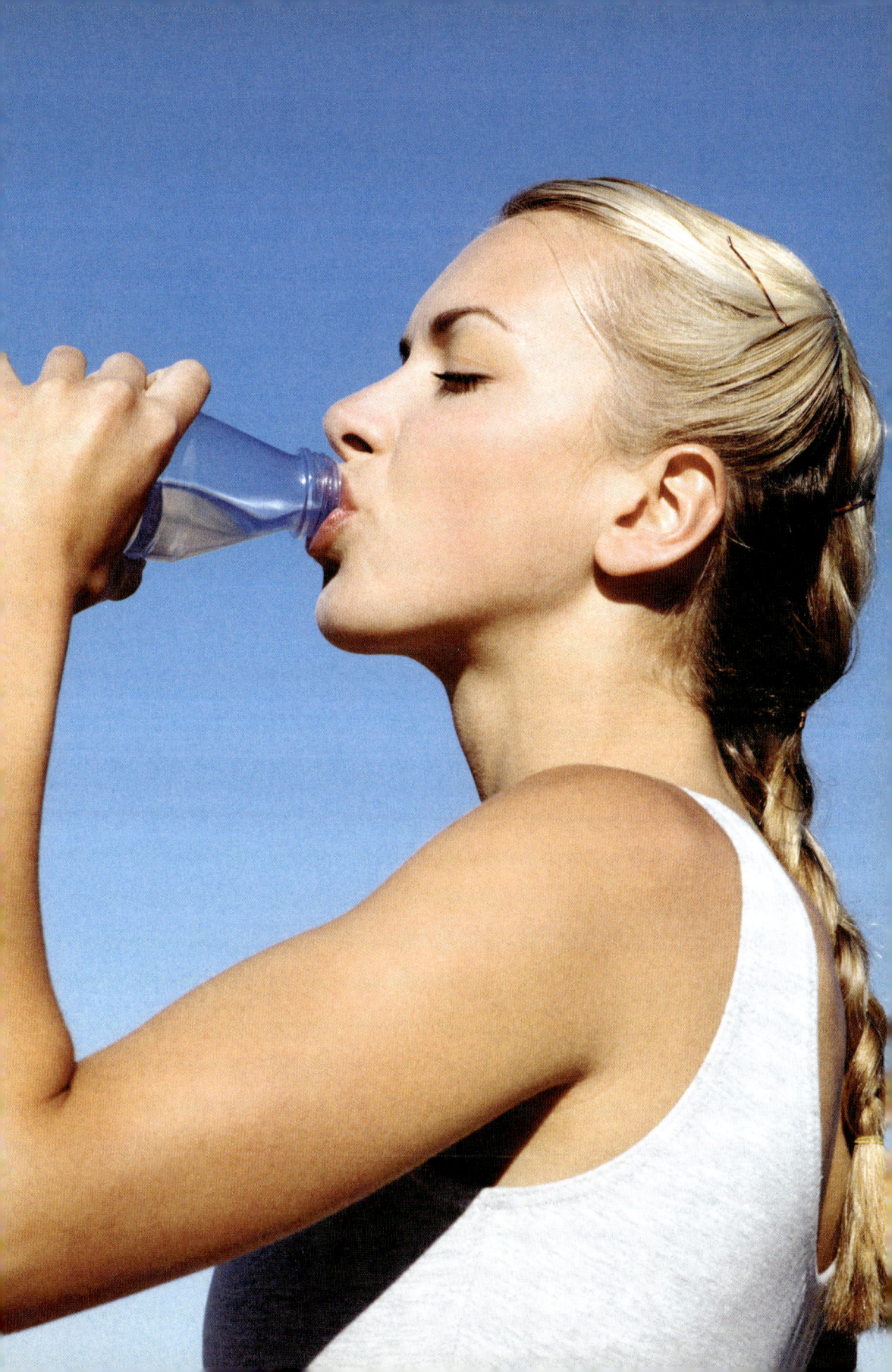

Und so wird's gemacht:

- 1. Trinken Sie viel: mindestens drei bis vier Liter mineralarmes, möglichst vitalisiertes Wasser am Tag.
- 2. Gönnen Sie sich pro Entgiftungswoche mindestens 2 ausgiebige Saunabesuche. Auf paraffinfreie Hautpflege achten!
- 3. Unterstützen Sie Ihre Entgiftungsleistung durch Einnahme von homöopathischen Lymph-, Leber- und Nierenmitteln:

Lymphomyosot®: jeweils am Montag 3 x 10 Tropfen zwischen den Mahlzeiten
Leber-Galle-Tropfen®-Cosmochema: jeweils am Mittwoch in derselben Dosierung
Phönix Silibum® Spag.: jeweils am Freitag in derselben Dosierung

- 4. Die Entgiftung wird unterstützt durch die konsequente Einnahme folgender hochdosierter Vitamine, Mineralstoffe und Spurenelemente. Zur Basisrezeptur mit Basisantioxidation zusätzlich:

    – Vitamin C   tgl. 2 x 3 g
    – Vitamin E   tgl. 2 x 400 IE
    – Selen   tgl. 2 x 100 µg
    – Zink   tgl. 2 x 50 mg
    – Ornithin   tgl. 2 x 1000 mg
    – Methionin   tgl. 2 x 1000 mg
    – Die beiden Letzteren sind Aminosäuren, die die Leber bei der Entgiftung unterstützen.

- 5. Amalgamträger und Menschen mit starker Amalgambelastung nehmen zusätzlich: Spirulina-Algen wie beispielsweise Beta-ReuRella® zum Abbinden des Amalgams im Darm: 2 x 10 bis 15 Stück pro Tag (so lange wie Sie Amalgam im Mund haben, ansonsten 5 Monate lang). Nehmen Sie dazu täglich die hochpotenten Amalgam-Entgiftungspflanzen Löwenzahn, Koriander und Bärlauch zu sich (Tagesdosis: 3 x 30 Tropfen vor den Mahlzeiten). Es gibt sie als alkoholische Auszugslösung in gut geführten Apotheken zu kaufen. Das beste Korianderpräparat ist hierbei »Cilantro supreme«, das über die Firma *Sanuvit* zu beziehen ist. Zusätzlich wichtig: Derivatio® H, um homöopathisch Amalgam auszuleiten: 2 x 2 Tabletten an 2 anderen Tagen wie die obigen Drainagemittel.

Um mit Pflanzenwirkstoffen die gesamte Entgiftung anzukurbeln, haben sich folgende Heilpflanzentees bewährt:

   – Leber-Galle-Entgiftung (siehe Anhang, Seite 271), v.a. bei dunklen Augenrändern, schmutziger Hautfarbe, immer übernächtigt aussehend

– Nierenentgiftung, v.a. Tränensäcke und Schwellungen, beim Eindrücken Dellen in den Füßen und Beinen (siehe Anhang, Seite 271)
– Lymphentgiftung, v.a. Schwellungen, Gedunsenheit, vergrößerte Lymphknoten, schwere geschwollene Beine (siehe Anhang, Seite 271)

Dann zusätzlich Einnahme von Enzymen: Bromelain (z.B. Bromelain® Pos) oder Phlogenzym®, 2 x 3-5 Tbl. eine halbe Stunde vor den Mahlzeiten.

Sie können bei diesem Schritt auch Mariendistel-Extrakt als Kapseln sowie Löwenzahn- und Bärlauch-Lösung (2 x 3 Pipetten pur nach der Mahlzeit) verwenden. Bezug über Apotheken.

- 6. ... und für ein Wochenende eine Leberreinigung. Sie werden erstaunt sein, wie viele Gallensteine Sie aus den Lebergängen hervorzaubern können und wie wohl Sie sich danach fühlen. Davor sollten Sie aber unbedingt von Ihrem Arzt absichern lassen, dass keine großen sichtbaren Gallensteine in der Gallenblase sind. Wie die Leberreinigung funktioniert, habe ich auf meiner Website ausführlich beschrieben: *www.praxis-dr-kneissl.de*

> **Cellulitis-Update**
>
> Meine Pflegemittelempfehlungen und Therapievorschläge rund um die Gesundheit sind kein starres Konzept für die nächsten 100 Jahre. Ich bemühe mich immer darum, meine Kenntnisse und meine Empfehlungen zu erweitern. Den jeweils aktuellen Stand meiner Therapieempfehlungen können Sie auch auf *www.praxis-dr-kneissl.de* unter dem Stichwort »Aktuelle Infos« oder auf der Homepage unseres Forschungsinstituts *www.amtcm.de* nachlesen. Erkundigen Sie sich bitte auch nach den Vorträgen, die ich bundesweit durchführe.

Krampfadern

Immer dann, wenn ein Element bereits geschwächt ist, können Kleinigkeiten, die eine rundum gesunde Frau leicht wegstecken kann, zu echten Problemen und ernsten Erkrankungen führen. Krampfadern treten zum Beispiel gehäuft bei Frauen auf, die viel stehen. Nicht in jedem Fall, aber meistens sind diese Frauen auch übergewichtig. Und fast immer ist die Ursache für das Übergewicht eine erworbene Schwäche der Mitte! Der Mechanismus, der hinter Krampfadern steckt, ist bekannt: Bei gesunden Menschen fließt das venöse Blut in den Beinen – außer wenn man liegt – gegen die Schwerkraft nach oben dem Herzen zu. Die Muskulatur und intakte Venenklappen verhindern, dass das Blut nach unten sackt. Sind die Venenklappen zu schwach oder »ausgeleiert«, kann das Blut in die falsche Richtung, also nach unten, zurücklaufen und sich stauen. Die Folge: Die Venen werden ausgebeult und leiern nun ebenfalls aus. Die betroffenen Frauen spüren den so entstehenden Druck als Spannungsgefühl und schwere Beine. Äußerlich sichtbar werden Schwellungen, Ödeme und über kurz oder lang eine Stauungsdermatitis, also eine durch den ständigen Gewebedruck verursachte Entzündung der darüber liegenden Haut.

Schwere Venenklappenschäden – da hilft leider nichts – müssen operiert werden. Aber auch gegen das Veröden von Besenreisern an der Hautoberfläche ist aus ganzheitlicher Sicht nichts einzuwenden. Prinzipiell aber gilt: Ist das Element Erde stabil, ist dies der beste Garant für gesunde Beine! Damit es gar nicht erst zu den schmerzhaften und wegen der Thrombosegefahr auch riskanten Krampfadern kommt, setzen wir sogenannte propriozeptive Einlagen ein. Diese werden individuell angepasst und stimulieren mit ihren Kautschukkammern die Fußmuskulatur, aber auch die Muskulatur der Waden und Oberschenkel. Durch diese ständige Stimulierung wird die Durchblutung der Blutgefäße gesteigert und die Arbeit der »Muskelpumpe« in den Beinen unterstützt. Aber nicht nur bei Venenleiden, sondern vor allem auch bei Beschwerden des Rückens (Kreuzschmerzen, Ischialgien, Beckenschiefstand etc.) haben sie sich bestens bewährt.

Leichte Formen von Krampfaderbeschwerden lassen sich in aller Regel durch eine konsequente ganzheitliche Therapie deutlich bessern. Auch hier beruht natürlich der Grundstein auf einer Kost, die die Mitte stützt und die meist erforderliche Gewichtsabnahme erleichtert. Hinzu kommen:

- Mehr Bewegung und Sport.
- Stehen und Sitzen sind schlecht, lieber laufen oder liegen (wann immer möglich, die Beine hochlagern – auf alle Fälle abends).
- Im Winter Stützstrümpfe tragen, vor allem, wenn Sie viel stehen müssen.
- Eine phytotherapeutische Therapie ist stets frühzeitig anzuwenden und am erfolgreichsten, wenn sich die Venenerkrankung im Anfangsstadium befindet (erstes Zeichen: müde, schwere Beine!): Nieren- und Lymphtee mit Enzymen (siehe Entgiftung, Seite 110 ff.), zusätzlich folgende Phytotherapeutika: Buchweizenkraut (Fagorutin® Buchweizen-Tee oder -Tbl.), Mäusedornwurzelstock (z.B. Cefadyn® oder Phlebodril®), Rosskastaniensamen (z.B. Aescorin® forte, Venostasin®, Venoplant®).

Die Behandlung sollte langfristig mindestens über 3 Monate erfolgen. Je nach Ausprägung können Sie alle drei Pflanzentherapeutika kombinieren.

Immer sollten Sie auch über diesen Zeitraum Enzyme (z.B. Bromelain 2 x 2 Tbl. vor den Mahlzeiten) einnehmen. Durch diese Ananasextrakte werden Schwellungen und Entzündungen sanft beseitigt. Diese Kur kann nach einer Pause von 4 bis 6 Wochen wiederholt werden.

Ganz rund:
Wie Sie dem Element Erde Gutes tun

Störungen im Element Erde haben immer mit einem Zuviel zu tun – auf der seelischen Ebene durch eine Überlastung, auch durch die Ansprüche an sich selbst, wie sie am deutlichsten im Burnout zum Ausdruck kommen. Davon kaum zu trennen ist die für die Erde so typische »Verarbeitungstechnik«, alles in sich hineinzufressen. Und hier weiß der Volksmund ganz genau, warum er den seelischen Kummer mit der Nahrung herunterschlucken lässt! Weil genau das passiert: Enttäuschung und Niederlagen werden gern mit einer leckeren Mahlzeit kompensiert. Und so gelangt mit einem Zuviel an Sorgen auch noch ein Zuviel an Nahrungsmitteln in den Bauch. Damit ist die Mitte irgendwann komplett überfordert.

Besser essen!

Weil im Element Erde Ernährung und seelische Gestimmtheit so nah beieinander liegen, trägt jede Kost, die der Mitte gut tut, auch etwas zum psychischen Ausgleich bei. Denken Sie nur an das berühmte Stückchen Schokolade, das gleich auch Trost spendet und die Welt ein kleines bisschen freundlicher aussehen lässt! Dass nun die Schokolade trotzdem nicht Hauptnahrungsmittel sein kann, kann man leicht verwinden, denn eine richtige Mittenkost schmeckt gut! Die für Sie richtige Mittenkost finden Sie ganz leicht, wenn Sie auf Ihren Bauch hören. Und wenn Sie genau hinhören, wird er Ihnen nicht nur sagen, was Ihnen wirklich schmeckt, sondern auch, wann Sie satt sind. Oft habe ich allerdings die Erfahrung gemacht, dass Menschen ein bisschen üben müssen, um wieder ihrem Bauchgefühl zu trauen. Deshalb gebe ich zur Einstimmung immer folgenden Rat:

- **Essen Sie vollwertig!** Halten Sie sich an eine vitale Kost, und das heißt nichts anderes als an eine lebende Kost! Alles, was lange Verarbeitungs- und Konservierungsprozesse hinter sich hat, ist tot. Greifen Sie deshalb bevorzugt zu frischen Waren aus regionalem Anbau. Obst und Gemüse, das über Tausende von Kilometern mit dem Flugzeug transportiert wurde, ist entweder nicht mehr frisch, wenn es auf Tisch und Teller kommt, oder aber es wurde unreif geerntet und reift dann – unvollständig(!) – in dunklen Kühlhäusern nach. Es hat also von der Sonne so viel gesehen wie ein Maulwurf bei Neumond.
- **Kochen Sie schonend!** Ein Salatblatt, in siedendes Wasser getaucht, stirbt praktisch sofort. Aber es ist die Kraft des Lebenden, die uns stärkt. Bevorzugen Sie deshalb schonende Garverfahren wie Dünsten oder leichtes Anbraten. Und essen Sie so viel wie möglich frisch!
- **Werfen Sie Ihre Mikrowelle in den Sondermüll!** Mikrowellen schaden uns Menschen wie die Mobilfunkstrahlung. Darüber hinaus verändern sie das Gargut in seiner Molekularstruktur. Dabei können freie Radikale entstehen.

> **»Keim«-freie Mikrowellen**
>
> Wasserproben wurden mit verschiedenen Energiequellen, u.a. der Mikrowelle, erwärmt. Anschließend ließ man das warme Wasser wieder abkühlen und benetzte Getreidekörner mit den unterschiedlichen Wasserproben. Nach kurzer Zeit begannen alle Körner zu keimen – außer denen, die mit dem Mikrowellenwasser getauft worden waren.

- **Stellen Sie Lebensmittel mit Zusatzstoffen zurück ins Regal!** Manch einer mag es normal finden: Zusatzstoffe in unserer Nahrung wie Konservierungsmittel, Antioxidantien, Emulgatoren, Dickungsmittel, Farbstoffe sowie Geschmacks- und Geruchsverstärker. Über Jahrtausende ernährten sich unsere Vorfahren von Getreide, das nichts als Getreide war. Von Obst, das nichts anderes enthielt als Obst. Von Gemüse, das ganz ohne Antioxidantien und Geschmacksverstärker auskam. Und von Fleisch, das noch nie ein Körnchen Pökelsalz gesehen hatte. Menschheitsgeschichtlich gesehen hat sich das erst vor kurzem geändert! Heute ist es gerade umgekehrt: Immer mehr Menschen essen nie oder fast nie ein völlig naturbelassenes und ohne chemische Hilfe entstandenes Produkt! Kann es da verwundern, dass das Element Erde seine wichtigste Funktion, das Nützliche vom Unnötigen zu trennen, nicht wahrnehmen kann?
- **Bevorzugen Sie ökologischen Anbau!** Hier gilt dasselbe wie bei dem vorangegangenen Punkt. Und wenn hier höhere Kosten thematisiert werden,

dann sage ich: Was Sie heute nicht in Ihre Gesundheit investieren, das kostet Sie morgen Ihre Krankheit doppelt und dreifach!

- **Essen Sie kein Schweinefleisch!** Denn Schweinefleisch ist sehr fett, hat einen hohen Cholesteringehalt, verstärkt Cellulitis und ist unter anderem voll von Wachstumshormonen. In der Summe fördert es die Entstehung von Magengeschwüren und Herzproblemen und soll sogar an der Krebsentstehung beteiligt sein! Und wem das nicht genug ist: Den intelligenten und sensiblen Tieren wird unendliches Leid zugefügt, bevor das Fleisch bei uns auf dem Teller landet ...
- **Verzichten Sie zunehmend auf Fleisch und tierische Fette** und bevorzugen Sie Sojaprodukte. Auch Avocado ist bei uns zuhause ein Renner.
- **Halten Sie sich bei Brot und Beilagen an Vollkornprodukte!** Denn die Schalen von Reis und Getreide sind das eigentlich Wertvolle – weißer Reis, weißes Mehl und alles, was daraus gebacken wurde, macht dick und enthält uns all die wichtigen Stoffe vor, die gesund sind.
- **Bringen Sie Kartoffeln und Hülsenfrüchte auf den Tisch!** Beides sind gesunde Eiweißlieferanten, die schnell und lecker zuzubereiten sind.
- **Genießen Sie Alkohol und Kaffee in Maßen!** Sie müssen gar nicht darauf verzichten – aber auch hier gilt die Devise: Echten Genuss bereitet nur, was selten ist. Genießen Sie morgens Ihre eine Tasse Kaffee und am Nachmittag einen Cappuccino, und Alkohol als gelegentliches Highlight, dann bleibt es beim Genuss ganz ohne Folgen.
- **Ersetzen Sie gesüßte Limonaden!** Zum Beispiel durch ungesüßte Fruchtsäfte und Tees, die Sie, wenn Sie möchten, mit ein bisschen Honig verfeinern können. Oder trinken Sie schlicht reines Wasser.
- **Ergänzen Sie die Nahrung!** Um heutzutage ausreichend entgiften und die freien Radikalen abwehren zu können, müssten wir mindestens täglich sieben Portionen hochwertiges Obst und Gemüse verzehren. Schaffen Sie das? Ich nicht. Daher empfehle ich, als ausgebildeter und zertifizierter Orthomolekular-Mediziner, grundsätzlich die Basisrezeptur und die Basis-Antioxidation, siehe Anhang, Seite 274. Für mich ist es nach all meiner Praxiserfahrung heute nahezu fahrlässig, wenn jemand seine Gesundheit nicht durch Nahrungsergänzung unterstützt – auch wenn er sich hochwertig und vollwertig ernährt.

> **Das schmeckt dem Element Erde besonders:**
>
> **Getreide:** Vollkornreis, Gerste, Hirse, Dinkel, Vollkornnudeln
>
> **Gemüse:** Kartoffeln, Erbsen und Bohnen, Blumenkohl und Broccoli
>
> **Früchte:** Äpfel und Birnen, Bananen, Weintrauben, Datteln, Pflaumen
>
> **Fleisch:** Ausweichen auf Soja

Säure-/Basen-Haushalt: Nicht »sauer« werden!

»Säure ist der Tod alles Lebendigen!«, besagt das indische Ayurveda, das älteste Gesundheitsbuch der Welt. Haben Sie schon einmal Ihren pH-Wert im Urin gemessen? Tun Sie es! Entsprechende Teststreifen erhalten Sie schon für etwa fünf Euro in der Apotheke. Sie werden sehen: Wahrscheinlich gehören Sie zur Mehrheit aller Deutschen, die »sauer« sind, das heißt einen pH-Wert von weit unter 7, vielleicht sogar um 5 haben! In diesem Fall sind Sie »sauer«. Und das ist gar nicht lustig. Denn Stoffwechselübersäuerungen werden als Schlacken vor allem im Bindegewebe gespeichert. Solche sauren Schlacken können in 50 Lebensjahren fast 50 Prozent des Körpergewichts ausmachen!

Des Weiteren muss der Organismus die überschüssigen Säuren abpuffern, sofern er nicht durch die pH-Verschiebungen im Blut entstehende Herzrhythmusstörungen erdulden will. Doch woher bekommt er die Basen? Aus Ihren Knochen und Zähnen!

Herzinfarkt, Rheuma, Diabetes, Hautekzeme, Allergien, Knochenentkalkung, Depressionen – um nur einige Krankheiten zu nennen, die daraus entstehen können. Sie alle gedeihen auf einer sauren Stoffwechsellage. Schuld daran ist vor allem eine Ernährung, die vitalstoffarm und reich an denaturierten und raffinierten Nahrungsmitteln ist.

Auch hier gilt: Übersäuerung ist kein Schicksal! Sie selbst entscheiden, ob Sie sauer oder basisch und damit ganz wörtlich im grünen Bereich sind (dann nämlich verfärbt sich der pH-Teststreifen dunkel. Ein sehr gutes Zeichen!)

Wenn Sie, wie die meisten Menschen, sauer sind, beginnt jede Entsäuerungstherapie mit der Ernährung! Als Faustregel gilt: Dreiviertel dessen, was Sie zu sich nehmen, sollte aus dem Pflanzenreich stammen (und möglichst viel davon als Rohkost genossen werden) und ein Viertel aus dem Tierreich. Das ist leicht zu merken. Aber leider genügt das nicht. Stress, beispielsweise auch verursacht durch elektromagnetische Felder, die uns allerorten umgeben, säuern den Organismus immer wieder an. Unterstützen Sie ihn deshalb mit Substanzen, die ihm die saure Last nehmen: Heilerde, Vulkanerde, Mineralstofftabletten (z.B. Bullrich®-Salz, Basentabs®) – gibt's in der Apotheke – und mit mineralreichen Mineralwässern.

Mal wieder sauer?

Lassen Sie sich keine grauen Haare wachsen, wenn Sie, zum Beispiel nach einem allzu üppigen Mahl, mal wieder sauer sind. Auf die »Grundstoffwechsellage« kommt es an, und wenn da die dunklen (also basischen) Werte mehr als die einfache Mehrheit bilden, ist alles in Ordnung. Halten Sie für solche Fälle immer eine tüchtige Portion Basenmittel bereit, dann können Sie schnell und wirksam gegensteuern. Dasselbe gilt übrigens auch, wenn ganz banale Erkältungskrankheiten (Grippe, Angina) im Anmarsch sind. Auch sie säuern den Organismus an, und auch hier tun Basenmittel gute Dienste.

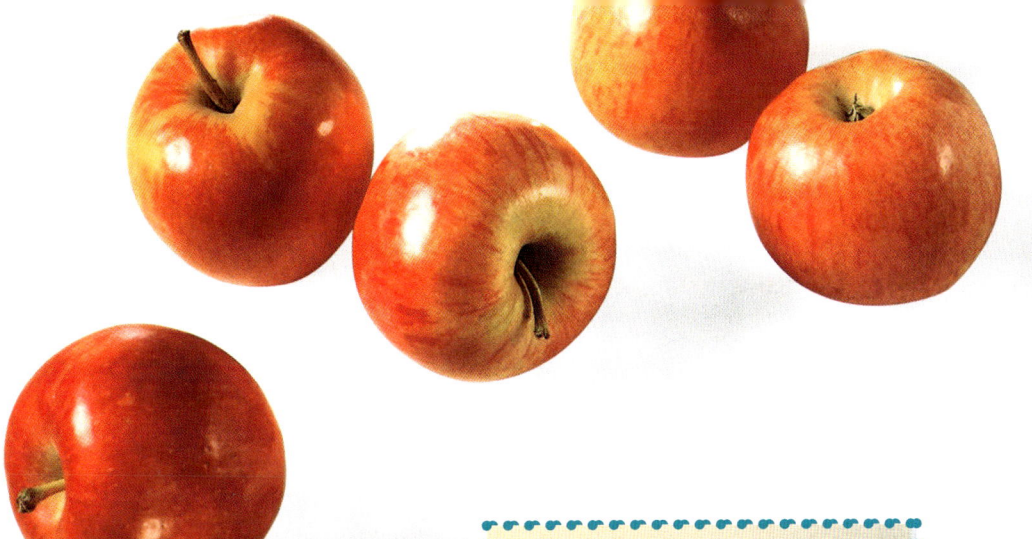

Säure- und Basenbildner in der Nahrung

Stark basenbildend: Gemüsesäfte, ungezuckerte Fruchtsäfte, Obst und Gemüse, Blattsalate, Knollengemüse, Wurzelgemüse, Kartoffeln, Pfifferlinge und Steinpilze, Molke

Schwach basenbildend: Voll-, Butter- und Sauermilch, Hülsenfrüchte, Weizenkeime, Pumpernickel, Rüben- und Dattelsirup, Trockenobst, Apfelkraut

Stark säurebildend: Käse, Fleisch und Wurstwaren, Fisch, Eier, Schokolade, Weißmehl, Industriezucker und alle zuckerhaltigen Produkte, Kaffee, Alkohol

Schwach säurebildend: Quark, Bioghurt, Haselnüsse, Weizenvollkornmehl, Roggenvollkornmehl, Vollkorn-Knäckebrot, Vollkornbrot, Kakao, Erzeugnisse aus Vollkornschrot

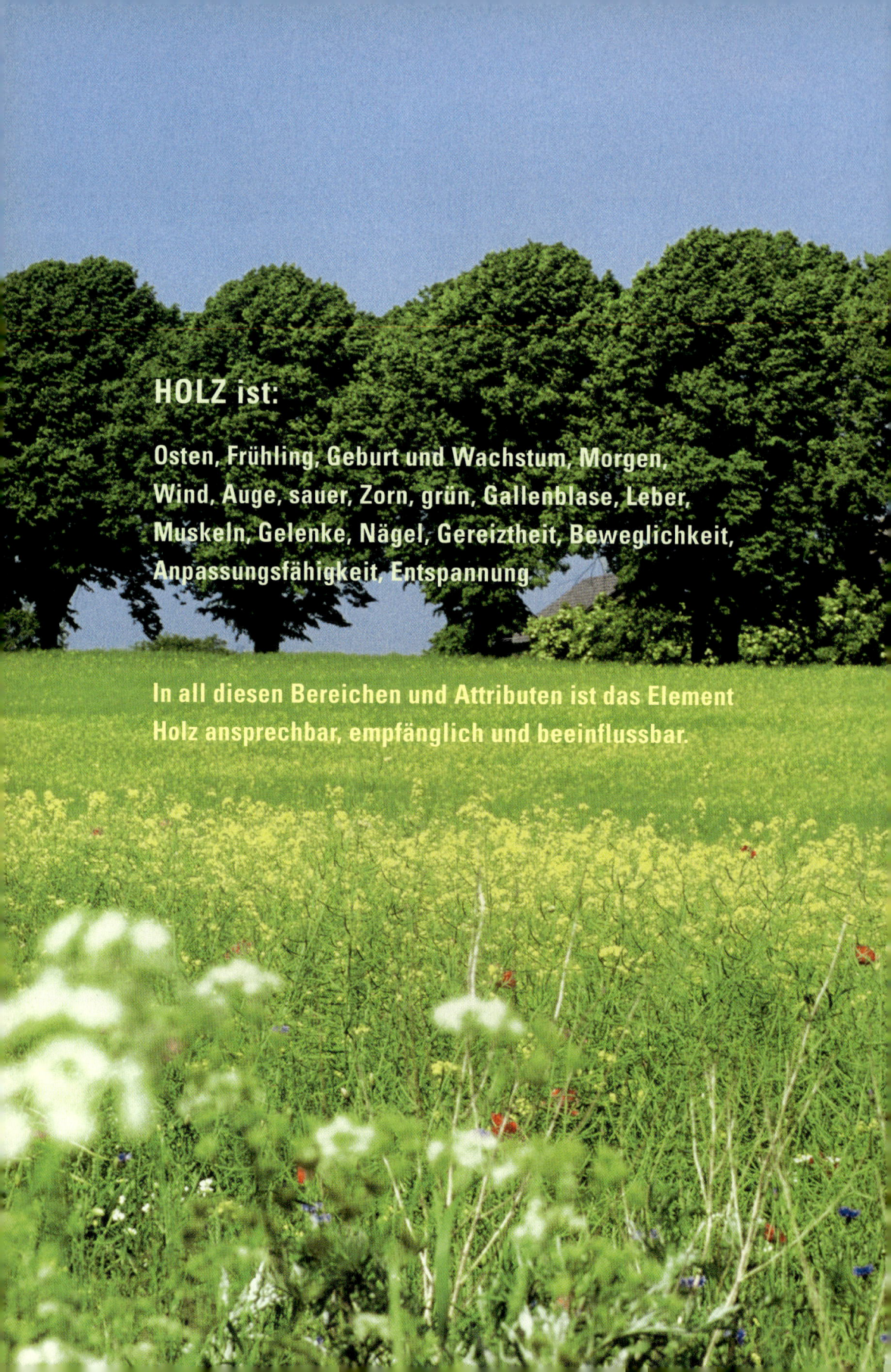

HOLZ ist:

Osten, Frühling, Geburt und Wachstum, Morgen, Wind, Auge, sauer, Zorn, grün, Gallenblase, Leber, Muskeln, Gelenke, Nägel, Gereiztheit, Beweglichkeit, Anpassungsfähigkeit, Entspannung.

In all diesen Bereichen und Attributen ist das Element Holz ansprechbar, empfänglich und beeinflussbar.

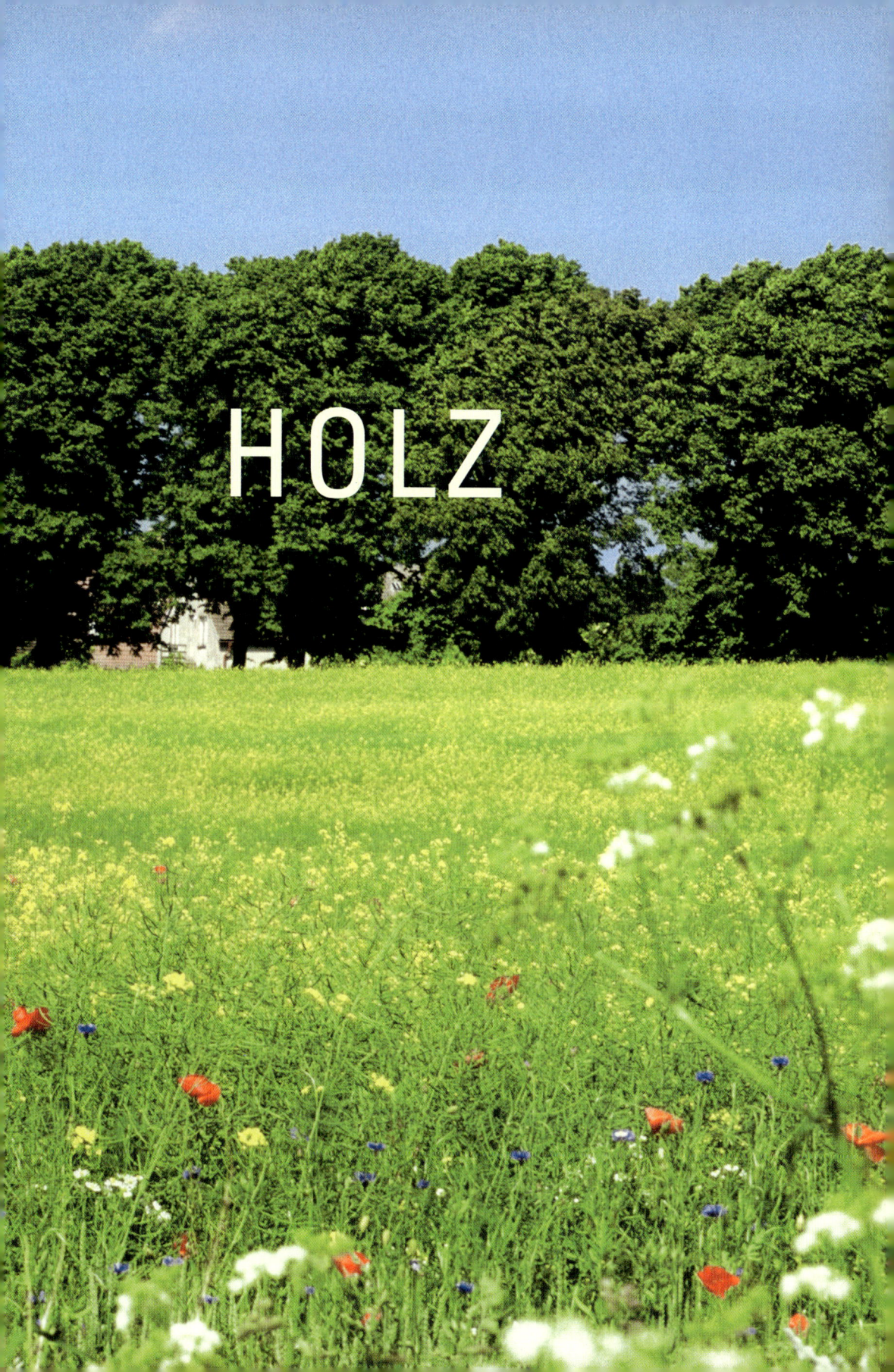

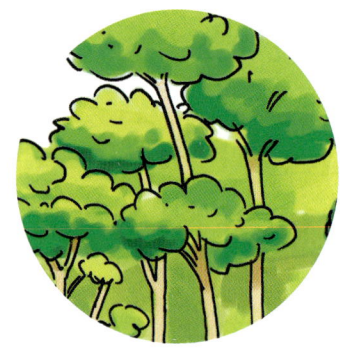

DER ERSTE EINDRUCK

Ich traf eine meiner Patientinnen zufällig beim Skifahren. Ganz jung war die Dame eigentlich nicht mehr – trotzdem wirkte sie auf mich wie eine junge Frau. So voller Frische und Jugend, dass ich mich daran erinnern musste, dass sie laut meinen Unterlagen die Fünfzig schon überschritten hatte! Wie sie da stand am Skilift, und gar nicht gern warten wollte, bis der eintraf. Und als wir dann endlich oben waren, war sie die Erste, die mit Schwung und elastisch wie ein grüner Zweig den Abhang hinuntersauste. Nein, in der Gruppe wollte sie nicht mitfahren, lieber allein, sich den Wind um die Ohren brausen lassen, Freiheit genießen! Dabei wirkte sie konzentriert und sicher. Ohne Hektik hatte sie die Skier angeschnallt – da saß jeder Handgriff, und konzentriert und gelassen hatte sie sich davor auf die Abfahrt vorbereitet. Sie war das beste Beispiel für ein starkes Element Holz – für das Junge, das Element des Zarten, des zum Aufbruch Gestimmten. Es ist das Element, das keine Enge mag, keinen Zwang, das nicht gegängelt werden möchte oder bevormundet. Holz ist das Element des freien Flusses – körperlich wie seelisch.

IM AUGE DES STURMS:
Element Holz

Holz ist nach der Lehre der Fünf Elemente das Element, das sämtliche Körperflüssigkeiten und damit auch den Fluss der Hormone steuert – vor allem aber den weiblichen Zyklus. Und damit mag es auch zusammenhängen, dass die Chinesen das Holz mit seinen Funktionskreisen Leber und Gallenblase als das »Meer der Säfte« bezeichnen. Aber nicht nur das der körperlichen »Säfte« – auch der seelischen: Im Holz geht es um Bewegung und um das Im-Fluss-Sein – also um körperliche Aktivität und das Fließen unserer seelischen Energien. Das Element Holz mag keinen Stillstand! Ruhe – ja. Entspannung – auf alle Fälle. Aber Stillstand – nein. Frauen mit einem starken Element Holz sind flexibel und können sich durchsetzen. Was sie nicht mögen, ist das Eingesperrtsein – weder körperlich noch seelisch. Kein Festgehalten-Werden und keine Blockaden. Denn das bedeutet Stockung – entweder als schmerzhafte Vollbremsung oder als langsames Ausgebremstwerden.

Frauen, bei denen das Element Holz in seinem Fluss behindert ist, neigen zu heftigen Stimmungsschwankungen mit manchmal großer Niedergeschlagenheit, Migräne und (für alle Beteiligten) quälender Reizbarkeit – denken Sie nur an die Frauen, die unter dem PMS, dem prämenstruellen Syndrom vor der Periode leiden! Vielleicht gehören Sie selbst dazu? Oder aber der Stau im Holz findet seinen körperlichen Ausdruck in Gewebsverdichtungen (etwa in der Brust), in Zusammenballungen von Muskelgewebe (z.B. in der Gebärmutter) und Krämpfen, die auf organischer Ebene den angestrengten Versuch der Säfte veranschaulichen, an den Blockaden vorbei oder über sie hinweg- oder durch sie hindurchfließen zu können. Aber sie schaffen es nicht ohne Hilfe. Ist das Element Holz aus seinem Gleichgewicht geraten, dann wird es schmerzhaft: Blockaden tun weh!

Blockierte Botschaften: Hormonstörungen

Ob es um den Zucker- oder den Fettstoffwechsel geht, um die Stressregulation unseres Organismus, das Einsetzen der Pubertät oder wenn wir beginnen, alt zu werden – immer sind Hormone beteiligt. Mädchen und Frauen sind sich der Hormontätigkeit ihres Körpers sehr bewusst, weil sich das Auf und Ab dieser biochemischen Botenstoffe im Menstruationszyklus deutlich zum Ausdruck bringt. Bei Störungen sogar schmerzhaft.

Hormone werden in bestimmten Drüsen, aber auch in speziellen Zellen aus Proteinen und Fetten (Cholesterin!) gebildet. Vor allem mit dem Blut, aber auch

Der Venus-Typ

Ob die Hormone einer Frau in einem gesunden Gleichgewicht sind, durch nichts in ihrem freien Fluss behindert, sieht man(n) meist schon auf den ersten Blick: Solche Frauen haben aufgrund ihres gesunden Östrogenstatus weiche Rundungen an Hüften und Gesäß, volle Brüste, schöne Haare und Nägel und eine weiche Haut. Bei einer ausgeprägten medorrhinischen Erbbelastung gerät allerdings alles in ein »Zuviel«. Dann haben die Frauen einen Östrogenüberschuss, der ihnen mit der Zeit immer mehr zu schaffen macht: Krampfadern und Cellulitis, und stets ein Gewichtsproblem, das mit den Jahren zunimmt wie sie selbst. Die Wechseljahre können für diese Frauen mit ausgeprägten Beschwerden wie Hitzewallungen, Schlafstörungen, depressiven Verstimmungen und so weiter zur Qual werden (siehe auch Element Wasser, Seite 241 ff.). Außerdem ist durch den ständig zu hohen Östrogenspiegel das Brustkrebsrisiko erhöht.

Der knabenhafte Frauentyp

... ist natürlich auch weniger weiblich als der Venus-Typ: Die Hüften sind schmal, der Busen ist klein und der Po flach, in ausgeprägteren Fällen sind solche Frauen extrem schlank, drahtig und sehr aktiv. Der Mangel an Östrogen (in Zusammenhang mit einer tuberkulinischen oder psorischen Belastung) drückt sich verstärkt auch in einem Hang zum Perfektionismus, manchmal sogar zu regelrechter Zwanghaftigkeit aus. Die Frauen sind oft nervös und leiden

durch die Lymphe und andere Körperflüssigkeiten werden sie an ihre Zielorte transportiert, wo sie dann ihre spezifische Wirkung entfalten. Auf dem Weg dorthin sind sie – gleichsam wie in einer Sänfte geschützt – an Trägereiweiße gebunden und nicht aktiv. Erst wenn sie »zu Hause« ankommen, treten sie in Aktion.

Im Zentrum des Menstruationszyklus stehen die beiden Hormone Östrogen und das Gelbkörperhormon Progesteron. Sie steuern das Geschehen sozusagen »ortsnah« und werden beide in den Eierstöcken gebildet. Allerdings fungieren sie nicht als eigenständige Akteure, sondern unterliegen selbst der Steuerung innerhalb eines Regelkreises, in dem weitere Hormone mitspielen, und das sind:

- LH, das luteinisierende, also gelbkörperstimulierende Hormon;
- FSH, das follikelstimulierende Hormon, das die Eireifung vorantreibt;
- Prolaktin, das für die Milchbildung sorgt und dafür, dass nicht sofort wieder eine Schwangerschaft entsteht.

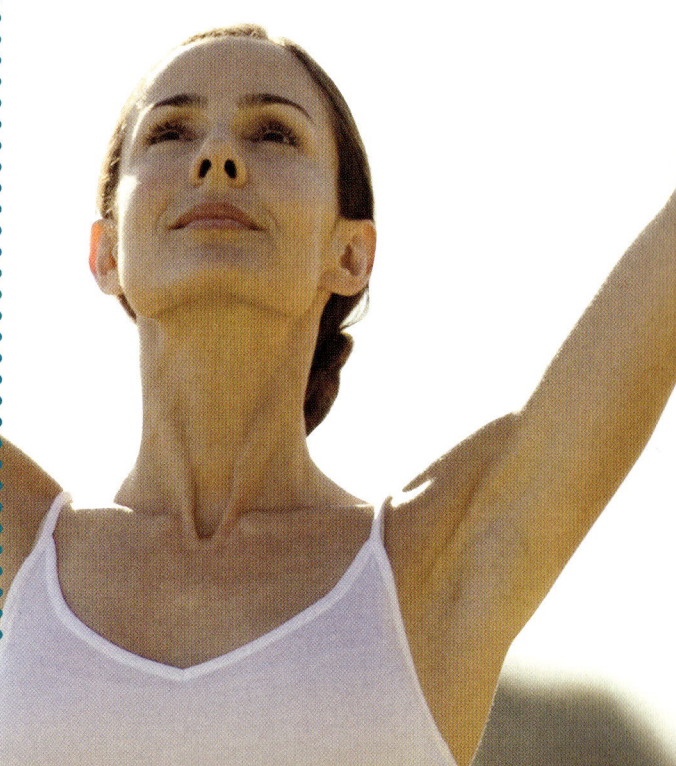

Diese drei Hormone werden in der Hypophyse, der Hirnanhangsdrüse, gebildet, die ihrerseits wieder von Hormonen aus dem übergeordneten Hypothalamus dirigiert werden. Diese Steuerung müssen wir uns aber so vorstellen, dass nicht die jeweils übergeordnete Instanz nur formal und autoritär einen Befehl gibt, sondern dass sie selbst ganz sensibel »spürt«, wie dieser Befehl ausfallen muss, damit alles reibungslos funktioniert: Wird etwas mehr gebraucht? Oder lieber etwas weniger? Wie viel Östrogen darf im Blut sein, damit auch das Progesteron in der richtigen Menge vorhanden ist und sich damit beide in einem gesunden Gleichgewicht befinden? Es spielt also eine ganz wichtige Rolle, dass die Botschaften der Hormone ohne Störung und ungefiltert ihren Zielort erreichen, damit dort alle Aufgaben erfüllt und anschließend zurückgemeldet werden können: Auftrag ausgeführt! Alles im grünen Bereich! Es gibt noch viel mehr Hormone als die genannten, und alle mit fein aufeinander abgestimmten Aufgaben. Das Hormonsystem ist hochkomplex und sehr empfindlich!

> an vegetativen Störungen wie Schlafstörungen, Kopfschmerzen, Migräne – sie sind *ventus*-(Wind-)anfällig, neigen damit auch leichter zu Erkältungen und entwickeln leicht Depressionen.
>
> ### Der Amazonen-Typ
>
> Zum gesunden Hormonstatus einer Frau gehören auch männliche Hormone. Wenn diese allerdings im Übermaß auftreten, wirken die Frauen entsprechend mehr oder weniger männlich, je nachdem, wie stark ausgeprägt der Überschuss an männlichen Hormonen ausfällt. Ihr Körperbau ist kräftig, häufig haben sie auch eine vermehrte Körperbehaarung, Probleme mit der Haut (z.B. Akne) und nicht selten einen übermäßigen Sexualtrieb. Der Nährboden für das hormonelle Ungleichgewicht sind Erbtoxine – allen voran Luesinum (von der Syphilis), Medorrhinum (von der Gonorrhoe, dem »Tripper«) und Tuberkulinum (von der Tuberkulose). Der Amazonen-Typ der Frau ist zielstrebig und kraftvoll, auch im Beruf, und deswegen häufig in Führungspositionen zu finden.

Wenn der freie Fluss der Hormone ins Stocken gerät

Das Hormonsystem gehört zu den Informationssystemen im Körper, ist so etwas wie die Post. Wenn das Hormonsystem nicht rund läuft, kommen die Informationen, die die Hormone im Körper verteilen und zustellen sollen, nicht vollständig oder fehlerhaft an. Dies kann dann zu einer Vielzahl von Beschwerden und Erkrankungen führen, unter anderen:
- Schmerzen vor und während der Periode
- Brustspannen
- Migräne
- Gewebeveränderungen in der Brust

- Unterleibsbeschwerden
- Libidoverlust
- Schmierblutungen
- Gereiztheit und/oder depressive Verstimmungen

Wie aber kommt es dazu, dass die »Boten«, also die Hormone, ihre Botschaften nicht ordnungsgemäß zustellen? Weil sie selbst die Signale, die sie in Gang setzen, nicht oder nur bruchstückhaft erhalten! Das ist immer dann der Fall, wenn die Meridiane gestört sind, auf denen die Signale zur Steuerung des Hormonsystems transportiert werden. Die Meridiane durchlaufen unseren Körper, all seine Strukturen und Gewebe, in klar definierten Bahnen, ganz ähnlich wie die Verkabelung bei einem elektronischen Netzwerk in einem Bürogebäude.

Von außen kommende »Störer« können nun die Signalübertragung irritieren und sogar total blockieren. Zu solchen »Störern« zählen mitunter aber auch Pilze und ihre Abbauprodukte, Gifte aus der Nahrung sowie aus der Umwelt. Wir nehmen sie täglich auf die eine oder andere Weise in uns auf, von unseren Abfluss- und Drainagerohren, also dem Lymphsystem, werden sie gefiltert. Hier ist zu unterscheiden zwischen dem Rachen-Lymphsystem mit seinen verschiedenen Mandeln und dem Darm-Lymphsystem, das alles filtert, was wir so über den Tag verteilt zu uns nehmen. Die Leber, unsere »Entgiftungszentrale«, sowie die Nieren sind damit beschäftigt, alles Gift und alle Schadstoffe, die unseren Körper belasten könnten, wieder nach draußen zu transportieren. Solange sämtliche Mitspieler an diesem Prozess intakt sind und ihre Funktionen erfüllen können, ist alles in Ordnung. Probleme gibt es erst, wenn irgendwo Schwachstellen auftreten. Mögliche Eindringlinge bleiben dann dort hängen und können sogar beginnen, sich zu vermehren. Genau an diesen Stellen beeinträchtigen sie nun die durchlaufenden Meridiane und die Signalübertragung.

Vor diesem Hintergrund kann man leicht verstehen, wie es dazu kommt, dass Entzündungen der Nasennebenhöhlen auch auf den – scheinbar »weit entfernten« – Menstruationszyklus der Frau eine ungute Wirkung haben können. Hormonstörungen treten nämlich immer dann vor allem auf, wenn chronische Entzündungen die Mandeln und das Rachen-Lymphsystem dauerhaft überlasten, wenn das riesige Netz des Darm-Lymphatikums von liegengebliebenen Giften verstopft ist und auch Leber und Nieren vor dem Überhandnehmen von »Störern« zunehmend kapitulieren. Je länger dieser Zustand andauert, desto größer ist die Gefahr, dass daraus ernste Krankheiten entstehen. Je früher man andererseits alles aus dem Körper hinausleitet, was zu Irritationen und Blockaden führt, umso zuverlässiger kann man vermeiden, überhaupt jemals krank zu werden.

ENTSPANNUNG UND ANSPANNUNG IM WECHSEL

Migräne

Etwa zwölf Prozent der Frauen werden, so schätzt die Deutsche Migräne- und Kopfschmerz-Gesellschaft, immer wieder von diesen äußerst schmerzhaften Attacken heimgesucht. Oft geht der Schmerz vom Nacken aus und zieht seitlich am Kopf bis in die Stirn und die Augen. Während einer Migräneattacke sind die Betroffenen oft licht- und geräuschempfindlich, ihnen wird übel, und sie sind von heftigem Brechreiz geplagt. Nicht selten geht einer solchen Attacke eine sogenannte »Aura« voraus – dann flimmert es vor den Augen oder sie sehen Lichtblitze. Was haben sich Menschen früherer Zeiten nicht alles ausgedacht, um dieses Leiden zu kurieren! Im späten Mittelalter war man besonders kreativ und versuchte, die Schmerzen durch Blutegel an den Schläfen zu lindern, riet dazu, die Haare abzuschneiden und legte auch mal einen Verband mit lebendigen Blindschleichen um den Milzbereich an.

Für die Schulmedizin ist die Migräne eine neurologische Erkrankung, hinter der eine Störung der Gefäßmotorik im Kopfbereich steht. Die Ursache für diese Gefäßweitstellung ist unklar. In der Schulmedizin wird ein Gen dafür verantwortlich gemacht, das auch bei den Eltern und Großeltern zu finden sein soll. Eine entsprechende Therapie richtet sich ausschließlich gegen die Symptome – von leichteren Schmerztabletten bis hin zu den teuren modernen und speziellen Migräne-Mitteln. Auch Versuche mit Antidepressiva, also Medikamenten gegen Depressionen, werden immer wieder unternommen, um den schmerzgeplagten Patienten mehr schlecht als recht zu helfen.

Aus chinesischer Sicht kann eine Migräne immer dann entstehen, wenn der (Leber)-Galle-Meridian und der Dreifach-Erwärmer blockiert sind. Der Galle-Meridian versorgt energetisch vor allem auch den Kopf (vom Nacken halbseitig über den Kopf bis zur Stirn) – genau an den Stellen, wo bei vielen Patientinnen die Hauptschmerzen lokalisiert sind. Der Dreifach-Erwärmer ist der eigentliche »Hormon-Meridian«, weil er alle Hormone gleichzeitig steuert. Obwohl dem Element Feuer zugehörig, kommt ihm im Element Holz und speziell bei der Entstehung der Migräne große Bedeutung zu: Störungen seiner Funktion können sich in heftigen Schmerzattacken »Luft machen«. *Ardor venti* – »glutheißer, nach oben schlagender Wind«, also Stress, Schlafmangel, fehlende Entspannung, Zugluft,

Wetterwechsel, Kummer und Sorgen können seinen Fluss hemmen. Der größte Schaden einer Ventus-Irritation geht allerdings auf das Konto von Schimmelpilzen, die sich vor allem in den Schleimhäuten der Nasennebenhöhlen und den Mandeln eingenistet haben können. Wenn dann noch eine Schwermetallbelastung hinzukommt, werden »irrtümlich« die Nebennierenhormone Angiotensin und Vasopressin vermehrt ausgeschüttet. Die Folge: lokaler Blutdruckanstieg und Spannungen – die Migräne ist da!

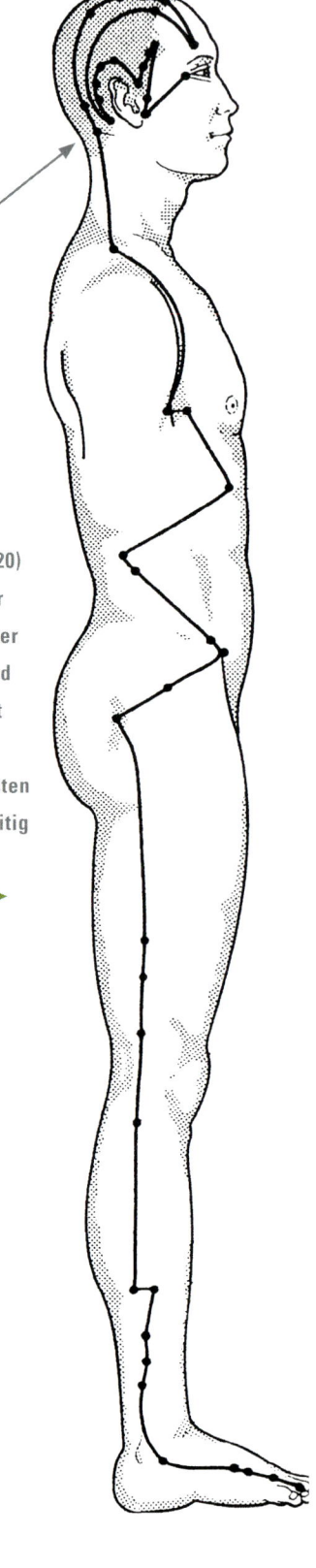

GB 20

Der Galle-Meridian (GB 20) verläuft beidseitig an der Außenseite der Beine über die Hüfte und Flanken und der Außenseite der Brust zum Nacken (dort, wo es beim Massieren am meisten wehtut) und dann halbseitig über den Kopf zur Stirn ▶

Der Dreifach-Erwärmer läuft beidseitig am Arm entlang über das Handgelenk; genau dort, wo das Zifferblatt der Uhr ist, befindet sich sein wichtigster Akupunkturpunkt: 3E6 ▶

HOLZ

Damit wird auch klar, dass es nicht damit getan ist, einfach nur ein Schmerzmittel zu nehmen. Eine Migräne muss ursächlich behandelt werden, damit endlich Schluss damit ist! Die Therapie, die in meiner Praxis durchgeführt wird, enthält sämtliche folgende »Bausteine«:

- 1. Auslösende Faktoren meiden: Aufregungen, bestimmte Gewürze, Schokolade, Käse, Rotwein, Alkohol, Nikotin und einiges mehr.
- 2. Element Holz beruhigen: Hier ist Akupunktur das Mittel der Wahl. Die wichtigsten Akupunkturpunkte sind der Leberpunkt 3 auf dem Lebermeridian am Vorfuß, Punkt 6 auf dem Dreifach-Erwärmer am Handgelenk sowie der Punkt 20 auf dem Galle-Meridian am Nacken. Gerne werden noch Lokalpunkte an der Stirn und Schläfe mit ergänzt. Meist stellt sich schon nach sechs bis zehn Sitzungen eine deutliche Besserung ein.

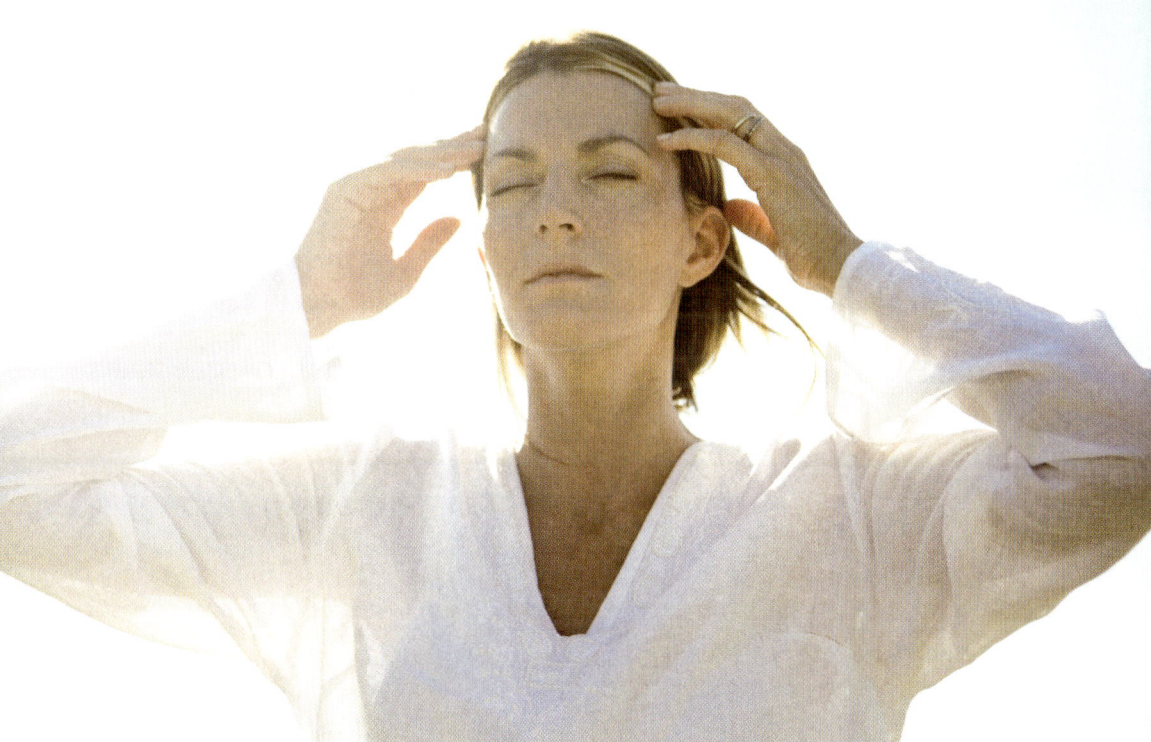

- 3. Massagen!: Und zwar solche, die Sie selbst durchführen können – am besten täglich ein paar Minuten und – ganz wichtig – unbedingt bei Wetterwechsel! Sanft kreisend werden dabei die Schläfen und der untere Hinterkopfbereich, dort, wo der Hals in den Kopf übergeht, massiert (GB 20, »Teich des Windes«). Weitere Orte für »Streicheleinheiten«: die zur Nasenwurzel gelegenen Innenkanten der Augen und der Punkt ein bis zwei Zentimeter über der Mitte der Augenbrauen. Wichtig auch die erwähnten Akupunkturpunkte

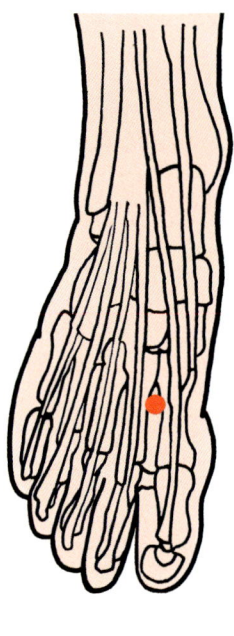

Leber 3 am Vorfuß (siehe Zeichnung), sowie der »Uhrpunkt« 3E 6 am Unterarm (siehe Seite 128).

4. Blutiges Schröpfen: An den Verhärtungen am Nacken und an der Gallezone im Schulterblattbereich. Wenden Sie sich an einen Naturheilkunde-Therapeuten.

5. Entspannung!: Autogenes Training, Yoga. Auch Kneippanwendungen beruhigen das Yang: kalte Armbäder oder Armgüsse, abwechselnd an beiden Armen.

6. Das Yin stützen: Denn wenn Yang anhaltend hochschlägt, dezimiert dies das Yin. Ein wunderbares Mittel zur Stärkung des Yin sind Auszüge aus der Wurzel der chinesischen Pfingstrose (Paeonia lactiflora). Sie erhalten sie in jeder Apotheke, die chinesische Pflanzentherapeutika anbietet. Die Stützung des Yin im Element Holz funktioniert auch bestens mit folgender Rezeptur aus Schüßler-Salzen: Nr. 3, 6, 7, 11, 17, 19, 21. Nehmen Sie sie wie eine Kur über mehrere Monate ein.

- 7. Westliche Phytotherapie: Zur Anfallsvermeidung eignet sich Pestwurzelstock (Petadolex® 2 x 5 tgl.). Bei Kopfschmerzen in Verbindung mit Halswirbelsäulenbeschwerden: Teufelskrallewurzel (z.B. Doloteffin®). Bei Kopfschmerzen vom Spannungstyp »dumpfer, konstanter, nicht pulsierender, meist beidseitiger Schmerz«: Weidenrinde: z.B. Assalix® oder als Kombinationspräparat mit Colasamen und Coffein (Zeller®-Kopfweh-Drg). Äußerlich: Pfefferminzöl (z.B. Euminz® Lsg., in Studien genauso wirksam wie Aspirin®!)
- 8. Chinesische Phytotherapie: Wenn die Migräne mit der Regelblutung zusammenfällt, den Energiefluss im Holz durch die klassische »Xiao Yao San«-(Bupleurum & Tang Kuei-)Rezeptur regulieren. Bei hochschießenden Kopfschmerzen zur Absenkung und Beruhigung der Leber: Klassische »Tian Ma Gou Teng Yin«-(Gastrodia & Uncaria-)Rezeptur. Beide bewährten Rezepte erhalten Sie in Pillenform von der Firma China Purmed über Ihre Apotheke oder als TCM-Dekokt.
- 9. Schüßler-Salz-Therapie: Bewährte Mischung: Nr. 1, 2, 3, 4, 5, 6, 7, 8, 10, 11. Zusammen in einem Glas Wasser auflösen und alle 10 Minuten einen Schluck nehmen. Zur Vorbeugung: 2 bis 3 x einen Schluck pro Tag über mehrere Wochen. Wenn die Wirkung ausbleibt: Nr. 1, 6, 12. Bewährt ist außerdem die »Heiße 7« (siehe nebenstehende Seite).
- 10. Komplexhomöopathie: Antimigren®-Tropfen, Hevert®-Migräne-Tropfen, Cranio-cyl Migräne®-Complex-Tropfen, Migräne-gastreu® R16 Tropfen.
- 11. Homöopathie: Am besten sowohl das für Sie passende Konstitutionsmittel als auch das angezeigte homöopathische Akutmittel. Das geht leider nicht per Selbstbehandlung. Suchen Sie einen klassischen Homöopathen auf.

- 12. Schadstoffe ausleiten: Die Schimmelpilzbelastung muss beseitigt und durch gezielte Amalgam-Ausleitung eine Schleimhautsanierung durchgeführt werden. Beides gehört natürlich in die Hände eines erfahrenen Therapeuten. Aber auch Sie selbst können etwas tun: Weil die »Vorbedingung« für das Überhandnehmen von Pilzen eine medorrhinische Belastung ist, muss genau hier angesetzt werden: Mit den Schüßler-Salzen Nr. 15, 21, 11. Mehr zum Thema Entgiftung und Darmsanierung im Kapitel zum Element Erde, Seite 94 ff. und 110 ff.
- 13. Druck vermindern: Ein Rat für die Partner von Frauen, die unter Migräne leiden: Niemandem, der unter Schmerzen leidet, und erst recht unter so starken, wie sie eine Migräne hervorrufen kann, ist mit Vorwürfen wie »Hast du schon wieder deine Migräne?!?« gedient. Jede Genervtheit setzt die Betroffene noch mehr unter Druck und verschlimmert die Symptomatik. Was jetzt gut tut, sind Verständnis und liebevolle Zuwendung.

Selbstverständlich können Sie mit einzelnen Maßnahmen der Selbstbehandlung auch schon Linderungserfolge erzielen. Meiner Erfahrung nach schaffen es jedoch nur wenige, damit die Migräne wirklich auszuheilen.

Schüßlers »Heiße 7« – die Feuerwehr, wenn der Schmerz zuschlägt

Eine Migräne von Grund auf auszuheilen, braucht seine Zeit. Ein bis vier Jahre können schon ins Land gehen, bis es so weit ist. Bis dahin tut die »heiße 7« beste Dienste. Sieben Tabletten dieses Schüßler-Salzes (Magnesium phosphoricum) in einem Glas heißen Wassers verrührt (bitte mit einem Plastiklöffel) und schlückchenweise alle paar Minuten getrunken. Und nicht vergessen: Sanft massieren, wie beschrieben!

☺ GUT GESTIMMT

☹ Prämenstruelles Syndrom und Periodenschmerzen

Vielen Frauen macht Zeit ihres (fruchtbaren) Lebens der Zyklus der monatlichen Blutung zu schaffen, genauer: die Tage vor den Tagen. Sie leiden unter dem prämenstruellen Syndrom, kurz PMS genannt. Wenn man bedenkt, dass eine Frau etwa 35 Jahre lang (außer in Schwangerschaftszeiten) ihre Regelblutung bekommt, dann kann da einiges an durchlittener Zeit zusammenkommen … Und die Beschwerden sind reichlich: vom gelegentlichen Ziehen im Unterleib und Schmierblutungen um die Zyklusmitte, also während des Eisprungs, bis hin zu ausgeprägter Reizbarkeit, schlechten Nerven und Depressionsneigung in der Woche vor der Regelblutung. In diesen kritischen Tagen können außerdem noch sexuelle Unlust, Spannungsgefühl in der Brust, Kopfschmerzen und Übelkeit hinzukommen. Mit Einsetzen der Blutung kann es zu krampfartigen Unterleibsschmerzen kommen, die in den Rücken ausstrahlen.

Schulmedizinisch wird das PMS als Fall von Hormonentzug erklärt, weil es zu einem zu raschen Abfall der Östrogene und vor allem auch der Gestagene kommt. Die ganzheitliche Sicht ist da etwas differenzierter! Ich finde so gut wie immer als Ursache eine Irritation der Hormon-Meridiane – meistens durch eine Schimmelpilzbelastung der Schleimhäute und des Lymphsystems im Hals-Nasen-Ohren-Bereich. Dadurch kommt es gegen Zyklusende zur Mangelversorgung mit *xue*, also den Körpersäften. Darüber hinaus beobachte ich nicht selten auch eine direkte Belastung der Eierstöcke und ihrer Funktionen, hinter der medorrhinische Einwirkungen von Pilzen und Bakterien, vor allem Chlamydien, stehen. Aber auch psychische Faktoren müssen stets berücksichtigt werden: Ein Mädchen aus einem Zuhause, in dem nur verschämt und hinter vorgehaltener Hand über Sex und die Geschlechtsorgane gesprochen wird, in dem Nacktheit und Körperlichkeit tabuisiert werden, wird es schwierig haben, eine gesunde Sexualität zu entwickeln – und dies drückt sich dann oft eben auch in problematischen Regelblutungen aus.

Oft genug erlebe ich in meiner Praxis, wie »Probleme mit den Tagen« von der Mutter an die Tochter weitergereicht werden. Wie schon bei der Mutter, wird auch bei der Tochter die Sexualität in all ihren Ausprägungen unterdrückt und kommt nur als »Problemfall« im Leben vor. Wie soll die junge Frau je die Erfahrung machen, was gesunde Weiblichkeit heißt?

Und schließlich spielt es auch eine Rolle, wie glücklich die Frauen in ihrer Partnerschaft sind: Erhalten sie die Zärtlichkeit, die sie sich wünschen? Genießen sie eine erfüllte Sexualität? Bleibt im alltäglichen Stress überhaupt noch Platz dafür?

Die Schulmedizin setzt in der Behandlung des PMS meist auf eine synthetische Hormontherapie mit der Pille oder die Gabe von synthetischem Progesteron (z.B. Prothil®) in der zweiten Zyklushälfte. In schweren Fällen werden die Frauen über einen begrenzten Zeitraum hinweg gar in einen künstlichen Wechsel durch Eingriff in die Hypothalamus-Hypophysenachse versetzt. Schulmediziner empfehlen des Weiteren Progesteron-Einreibungen der Brust, wenn die Spannungsgefühle (Mastodynie) zu ausgeprägt sind. Oder es wird dazu geraten, auf eine gestagen-betonte Pille umzusteigen.

Als naturheilkundlich arbeitender Arzt empfehle ich zu allererst einen gut sitzenden BH! Klingt einfach, oder? Aber das ist gar nicht so selbstverständlich, wie es klingt: Immer wieder sehe ich Frauen, die ihre Brüste in zu kleine BHs quetschen! Ich weiß nicht, was optisch damit erreicht werden soll, aber ich weiß, dass es nicht dabei hilft, die Schmerzen in der Brust zu lindern. Nun gut, aber eine Therapie des PMS ist ein guter BH natürlich noch nicht. Was können Sie tun? Weiter unten finden Sie meinen Stufenplan.

Schmerzhafte Tage

Dass eine Frau ihre Tage hat, darf sie spüren – sie ist matt, ruhebedürftiger als sonst und fühlt sich vielleicht auch ein bisschen angeschlagen. Die Vorgänge im Unterleib machen sich durch ein gelegentliches leichtes Ziehen bemerkbar. Aber richtige Schmerzen? Glauben Sie mir: Das gehört nicht dazu. Viele Frauen nehmen sie jedoch als ganz normal hin! Grundsätzlich: Wenn die Regelblutung schmerzhaft ist, muss sie gründlich fachärztlich untersucht werden:

- Bei ganz jungen Mädchen ist zu prüfen, ob eine Fehlbildung oder ein Verschluss der Vagina vorliegt.
- Stecken hinter den Schmerzen Myome oder eine Endometriose, also versprengte Gebärmutterschleimhaut?
- Liegt ein Muttermundverschluss vor?
- Sind psychosomatische Faktoren auszuschließen? Wie erwähnt, haben junge Mädchen manchmal auch einen Konflikt bei der Übernahme weiblichen Rollenverhaltens in der Pubertät (sexualitätsverneinende Erziehung, sexuelles Trauma). Oder die Mädchen »übernehmen« die Schmerzen von der Mutter, weil sie es so immer gesehen haben. Hier muss natürlich psychosomatisch behandelt werden.

Erst wenn all das ausgeschlossen ist, darf auch eine Behandlung begonnen werden.

In der Schulmedizin wird dabei symptomatisch vorgegangen: Die Patientin hat Schmerzen, also bekommt sie ein Schmerzmittel (z.B. Prostaglandinhemmer). Und dann? Kaum ein Monat vergeht, und die Patientin hat erneut Schmerzen. Wie sollte es auch anders sein? Sie bekommt nun wieder ihr Schmerzmittel, es vergeht wieder ein Monat, und so weiter und so fort. Aber Schmerzmittel haben Nebenwirkungen. Nicht nur, dass so der Therapieerfolg zwangsläufig ausbleiben muss, es kommen außerdem neue Probleme hinzu.

Und dann gibt es noch die Verlegenheits-Therapie »Pille«, die auch dann verschrieben wird, wenn die Frau oder das noch ganz junge Mädchen überhaupt keinen Partner hat! Doch so manch eine Frau erträgt lieber ihre Schmerzen, als regelmäßig zu Schmerzmitteln zu greifen oder eine Pille einzunehmen, die sie weder braucht noch will. Eine solche Frau kommt dann irgendwann in meine Praxis oder in die eines naturheilkundlich arbeitenden Kollegen, hoffe ich zumindest, denn:

Unter schmerzhaften Regelblutungen braucht keine Frau zu leiden!

Die naturheilkundliche Therapie trägt vor allem dem Entstehungsmechanismus der Periodenschmerzen Rechnung. Aber was geschieht denn ursächlich? Wenn es zu Schmerzen während der Periode kommt, dann deshalb, weil eine Stagnation von *qi*, der Lebensenergie, und *xue*, den Säften im Lebermeridian vorliegt – so sieht es die Chinesische Medizin. Dadurch geraten Östrogene und Gestagene aus dem Gleichgewicht. Damit nun der Hormonfluss wieder in Gang kommt und die Schmerzen vergehen, muss das Leber-Qi wieder frei fließen können. Und das heißt so gut wie immer nichts anderes als – Sie ahnen es – alte Infekte, Pilze und Gifte auszuleiten.

Mit der Naturheilkunde haben wir dafür eine wunderbare Möglichkeit, ursächlich und regulatorisch vorzugehen. Dazu empfehle ich wiederum einen Stufenplan. Die ganzheitliche Therapie deckt sich hier im Wesentlichen mit dem Vorgehen bei PMS.

PMS, Mastodynie und schmerzhafte Tage – Stufenplan

Stufe I

Allgemeinmaßnahmen:

- Gut sitzender BH, Entspannungsübungen und Ausdauersport zur Besänftigung von Holz.
- Ernährung: Reduktion von Zucker, Salz, Coffein, gesättigten Fettsäuren (tierische Fette), Milch und Milchprodukten sowie Alkohol. Betonung der erhöhten Aufnahme von Gemüsen, Früchten, Leinsamen und Sojaprodukten. Erhöhung der Omega-3-Fettsäuren durch mehrmalige Fischmahlzeiten pro Woche.
- Meiden von Stressoren wie Schokolade, Käse (»Tyramide«: führen zur vermehrten Ausschüttung von Histaminen).
- Darmsanierung (siehe die Kapitel Metall, Seite 66 ff.).
- Unbedingt Schilddrüse abklären lassen: Etwaige Unterfunktion ausgleichen!
- Wärmeanwendung: trocken (warmes Kirschkernkissen) oder feucht (feuchtwarme Tücher mit Heilpflanzen – siehe Seite 136 – getränkt).
- Gymnastik: Spezielle Yoga-Übungen für die weiblichen Sexualorgane.
- Wechselwarme Knie- und Schenkelgüsse.
- Unbedingt Schwermetalle ausleiten (Element Erde, Seite 110 ff.).

Orthomolekulare Therapie:

Basisrezeptur plus Antioxidation (siehe Anhang, Seite 274) plus:
- Magnesium höher dosiert: 2 x 300 bis 400 mg (Entkrampfung).
- Vit. B6 (ca. 250 mg): Erhöht die Konzentration von Magnesium, Serotonin (Glückshormon) und Progesteron; ergänzt durch Vit. B-Komplex 1 x 1.
- Vit. E: 400 bis 800 IU pro Tag.
- Essentielle Fettsäuren (Omega 3 und 6); Leinöl: tgl. 2 EL; Nachtkerzenöl: 2 x 500 mg tgl., vor allem in der zweiten Zyklushälfte.
- Salusoy F Femin Balance: Mischung aus Soja, Hirse, Leinsamen und Vitaminen.

Phytotherapie:

Mönchspfeffer: Vor allem bei jüngeren Frauen.
Agnucaston®/Agnolyt®: 1 x 40 Tropfen oder 1 x 1 Tbl. morgens über mehrere Monate ohne Unterbrechung; manchmal oft auch nur während der zweiten Zyklushälfte.

Oder Frauenmantel als Urtinktur: Alcea Alchemilla Urtinktur 3 x 5 Tropfen, vor allem zur Stützung vom Yin des Holzes.

Wolfstrappkraut: Cefale® oder florabio Lycopus- Frischpflanzensaft.

Bei Frauen über 30 Jahre: Cimicifugawurzelstock – Klimadynon® oder Remifemin®.

Speziell bei Dysmenorrhoe auch: Gänsefingerkraut: Cefadian® Tbl., florabio® Gänsefingerkraut-Frischpflanzenpresssaft oder auch Pestwurz (z.B. Petudolor®).

Traditionelle Chinesische Medizin:

»Xiao Yao San«-(Bupleurum & Tang Kuei-)Rezeptur zur Regulierung des Energieflusses im Holz. Einnahmepause während der Blutung. Oder »Women's Precious«-(Ba Zhen Tang – Acht Schätze)Rezeptur zur gleichzeitigen Stützung der Mitte.

Heilpflanzen zur Teebereitung:

Vor allem während der zweiten Zyklushälfte:

Hormonregulierende Pflanzen: Blätter der Himbeere, Blätter der Schwarzen Johannisbeere, Hagebutte, Birke (hier Betula pubescens – sehr gut bei Brustspannen) *zusammen mit Pflanzen, die eine gestagenähnliche Wirkung haben:* Frauenmantel, Melisse, Schafgarbe, Beifuß, Salbei, Walnussblätter, Yamswurzel, Weinraute, Rainfarn, Schwertlilie oder Steinsamen.

Entkrampfend: Schwarze Schlangenwurzel, Löwenzahnwurzel, Gemeiner Schneeball, Schneeballbaumrinde, Wurzel der weißblühenden Pfingstrose.

Ergänzend eventuell zur Beruhigung und zum besseren Schlaf: Baldrianwurzel, Weißdorn, Schlüsselblume, Melisse, Pfingstrose, Passionsblume, Johanniskraut.

Bei Schwellungen (Brust, Beine) ergänzt man mit: Schachtelhalmkraut, Brennnesselkraut, Birkenblätter.

Wer es gerne »warm« mag: Frische Ingwerwurzel dazugeben.

Krampflösender Dysmenorrhoe-Tee: Rezeptur siehe Anhang, Seite 271.

Aromatherapie bei Dysmenorrhoe:

Menstruationsöl: Ätherisches Kamillenöl, Ätherisches Kümmelöl, Ätherisches Melissenöl aa 20,0 g.

Fertigpräparate: Fortuna l'arome® Bauchwehöl, IS® Mens-Massage-Öl, Melissenöl – Wala.

Schüßler-Salze:

Regulation des Qi und Xue der Leber: Nr. 3, 6, 11, 7, 17, 19, 21, über mehrere Zyklen hinweg während der zweiten Zyklushälfte.

Bei schmerzhafter Monatsblutung hilft im Akutfall auch: Nr. 7 (»Heiße 7«, siehe Seite 131) oder: Mischung aus Nr. 2, 5, 7, 8 stündlich. Hilft auch dieses nicht: Mischung aus Nr. 3 und Nr. 4 stündlich.

Akupressur:
Punkt Leber 3 am Vorfuß, sowie empfindliche Punkte entlang der unteren Wirbelsäule und des Kreuzbeins. Vom Partner hier mit der Daumeninnenseite massieren lassen, siehe auch Seite 130.

STUFE II

Komplexhomöopathie:
Mastodynon® (PMS, Mastodynie), Hormeel® N Tbl. und Phyto-L® zur allgemeinen Hormonregulation, Dysmenorrhoe-Gastreu® SR 75 Tropfen oder Upelva® spag., Tropfen bei schmerzhafter Regelblutung.

Bei starken Schwellungen eventuell ergänzt mit: Nierendrainage: Phönix-Solidago® spag., 1 x pro Tag 2 x 10 Tropfen zwischen den Mahlzeiten. Lymphdrainage: Lymphomyosot®, ebenfalls 1 x pro Tag (Medikation: siehe Packung).

STUFE III

Nicht immer ist diese Therapie von Erfolg gekrönt. Dann nämlich, wenn die Eierstöcke bereits in ihrer Funktion zu sehr nachgelassen haben. Hier hat sich die Gabe von natürlichem Progesteron bestens bewährt – es wird in den letzten zwei oder drei Tagen der Periode zugeführt und hat keinerlei Nebenwirkungen, weil es natürlich ist. Aber Vorsicht: Nur das natürliche Progesteron ist nebenwirkungsfrei! »So ähnlich wie das Natürliche« gilt nicht! Für dieses Progesteron kann der Hausarzt ein Rezept ausstellen – in der Regel sind 50 bis 100 mg an den letzten Menstruationstagen genau die richtige Menge. Schmerzen treten dann nicht mehr auf.

Traditionelle Chinesische Medizin:
PMS, schmerzhaftes Brustspannen und schmerzhafte Regelblutungen lassen sich mit Hilfe der TCM von einem erfahrenen Arzt hervorragend behandeln. Empfohlene Maßnahmen der Stufe I ergänzen!

Klassische Homöopathie:
Zusammen mit den Maßnahmen der Stufe I der Königsweg, da Erbgifte ausgemerzt werden können.

Leitsymptom Unterbauchschmerzen

Unterbauchschmerzen müssen immer von einem Facharzt abgeklärt werden. Erst dann kann man mit einer Therapie beginnen.

Symptom	Mögliche Ursache/n
Leichte Unterbauchschmerzen in der Zyklusmitte	Eisprung-Schmerz
Schmerzen und Beschwerden kurz vor der Regelblutung, die mit Beginn der Blutung nachlassen	• Prämenstruelles Syndrom, PMS • Endometriose (gutartige, aber schmerzhafte Wucherung von Gebärmutterschleimhaut außerhalb der Gebärmutter)
Zunehmende Schmerzen, häufig nach der Periode, Ausfluss, Krankheitsgefühl	Eierstockentzündung
Akute, starke einseitige Schmerzen im Unterbauch nach dem Tanzen oder Sport	• Stielgedrehte Eierstockzyste • Stielgedrehter Eierstocktumor
Zunehmende einseitige Schmerzen nach Ausbleiben der Periode	Eileiterschwangerschaft
Akut einsetzende, starke Schmerzen nach Ausbleiben der Periode	! Eileiterschwangerschaft, die zum Platzen des Eileiters geführt hat. Sofort Notarzt rufen! Es besteht Lebensgefahr!
Chronische diffuse Unterbauchbeschwerden	Verwachsungen, z.B. nach Eierstockentzündungen

Achtung!

Hinter Bauchschmerzen können sich auch eine Blinddarmentzündung oder Entzündungen der Becken- oder Bauchorgane (Leber, Milz, Bauchspeicheldrüse, Nieren) verbergen. Bauchschmerzen müssen deshalb immer ärztlich abgeklärt werden!

☺ RUHIGER FLUSS

☹ Zyklusstörungen und Blutungsanomalien

Viele Frauen – nein, da wäre ich zu optimistisch: Manche Frauen haben Zeit ihres Lebens einen festen und – außer durch Schwangerschaften – durch nichts aus der Bahn zu werfenden Zyklus. Und einige von diesen Frauen, also einige von manchen, können fast ihre Uhr nach ihrer Periode stellen. Und umgekehrt: Zyklusstörungen und Probleme mit der Regelblutung gehören für die meisten Frauen zum Leben dazu. Aber das heißt doch nichts anderes, als dass das Nicht-Normale als das ganz Normale hingenommen wird! Kaum etwas zeigt deutlicher, wie hilflos die Schulmedizin diesbezüglich oft ist. Sie kann die Frau bloß vor die Wahl stellen: Akzeptieren der Beschwerden oder Pille! Das kann es einfach nicht sein …

Vom Mond und vom Metall

Eine Geschichte fast wie aus dem Märchen: Vor langen, langen Zeiten, als die Menschen noch mit den Hühnern aufstanden und sich bei Eintritt der Dunkelheit in ihren Betten verkrochen, wussten Frauen, wann es Neumond sein würde! Ganz ohne Kalender und Blick in die Sterne. Und ohne Uhr, denn die gab es damals noch nicht. Sie spürten es einfach. Weil sich ihnen, ganz im Rhythmus des Mondes, ihre Menstruation ankündigte: Wenn der Mond rund und voll war, hatten sie ihren Eisprung, und bei Neumond ihre Regelblutung. Diese Orientierung an einem fernen Himmelskörper machte »Sinn« auch für den Zyklus mit seinen fruchtbaren und seinen unfruchtbaren Tagen – die »mondlose« Zeit des Neumondes mit ihrer Dunkelheit und den schwarzen Nächten war (und ist) die Phase von Rückzug, In-sich-Gekehrtheit und Besinnung, während das Licht des vollen Mondes wie geschaffen war (und ist!) für Unruhe, Aufbruch und – Befruchtung! Und vielleicht stimmen die Berichte sogar, denen zufolge die Frauen sich bei Neumond gemeinschaftlich zurückzogen und in vielerlei Ritualen ihre Weiblichkeit und Fruchtbarkeit feierten.

Eines ist aber unbestritten: Der an der Natur orientierte und gemeinschaftlich zelebrierte Rhythmus ist ideal für das Element Metall, das durch so viel Regelmäßigkeit stark und funktionstüchtig wird. Zyklusprobleme werfen deshalb auch immer die Frage nach einem gut ausbalancierten Metall auf! Mehr dazu im entsprechenden Kapitel, Seite 29 und 73.

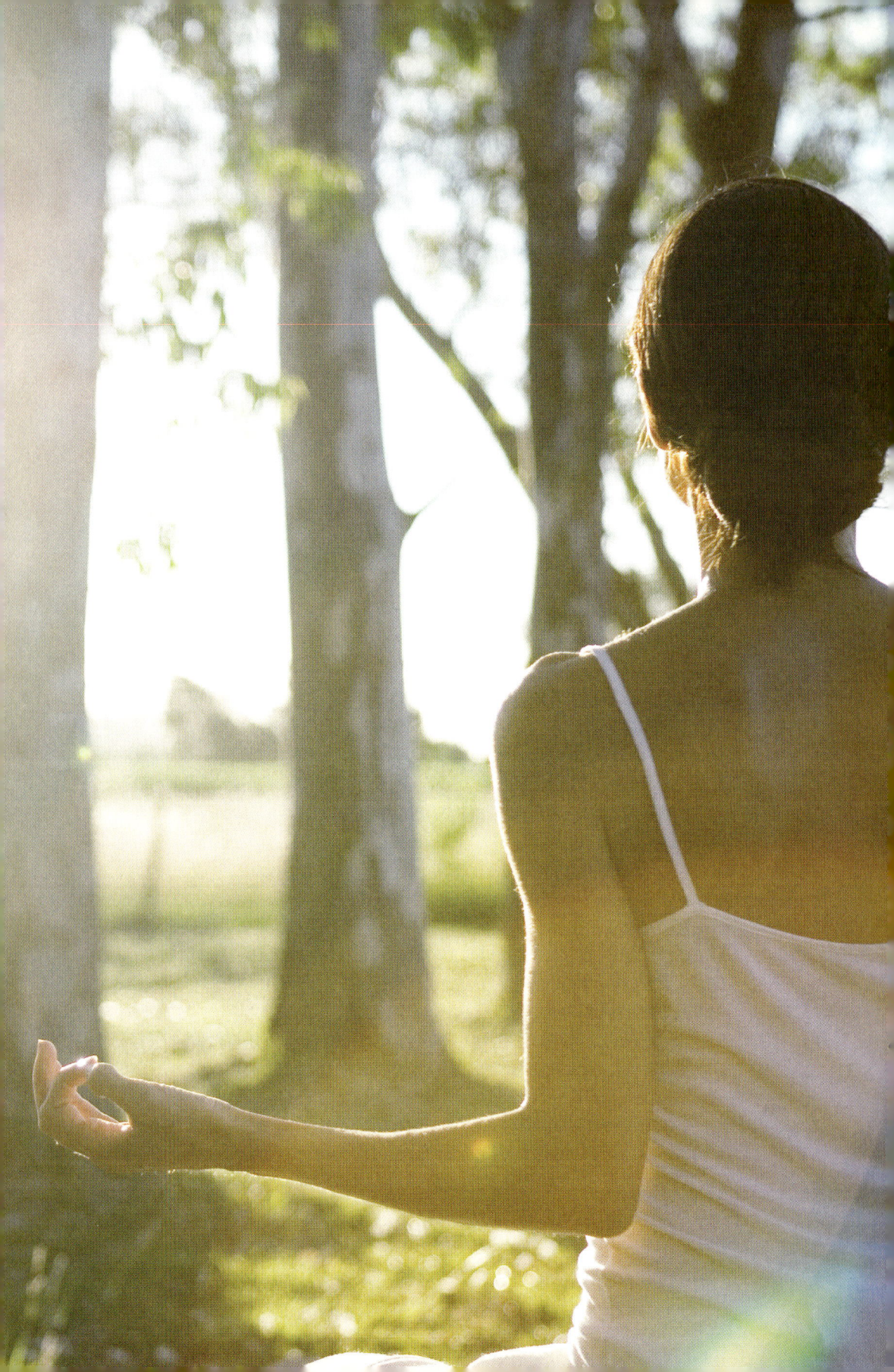

Störungen der Blutungshäufigkeit

Die Regelblutung ist zu selten, der Zyklus dauert länger als 35 Tage	Oligomenorrhoe
Die Regelblutung ist zu häufig, der Zyklus kürzer als 25 Tage	Polymenorrhoe
Die Periode ist unregelmäßig, die Zyklen sind unterschiedlich lang; Zusatzblutungen außerhalb der Periode	Metrorrhagie
Die Periode bleibt 3 Monate und länger aus	Amenorrhoe

Störungen der Blutungsstärke

Die Blutungen sind zu stark, täglich werden mehr als 5 Vorlagen gebraucht	Hypermenorrhoe
Die Regelblutung ist zu schwach	Hypomenorrhoe
Schmierblutungen, für die weniger als 2 Vorlagen am Tag nötig sind	Spotting
Die Periode bleibt 3 Monate und länger aus	Amenorrhoe

Störungen der Blutungsdauer

Die Blutungen dauern länger als 6 Tage	Menorrhagie
Die Regelblutung ist kürzer als 3 Tage	Brachymenorrhoe

Ihr monatlicher Zyklus fällt in eine dieser Kategorien? Dann tut Abklärung durch einen Frauenarzt oder eine Frauenärztin Not!

Nicht auf die leichte Schulter nehmen: Blutungen außerhalb der Regel

Wie alle in den Tabellen aufgeführten Blutungsstörungen müssen auch Blutungen außerhalb des Zyklus oder während der Schwangerschaft unbedingt ärztlich abgeklärt werden. Auch dann, wenn sich nur hin und wieder mal ein Tröpfchen Blut in der Unterhose zeigt. Sie sind stets ein Grund, sofort einen Termin beim Frauenarzt oder der Frauenärztin zu machen. Mögliche Ursachen können sein:

- Ektopie, also das Auftreten von Gebärmutterschleimhaut am Muttermund
- Zervixkarzinom, also ein Muttermundkrebs. Symptom: Kontaktblutungen, zum Beispiel nach Geschlechtsverkehr
- Entzündung des Muttermundes (Zervizitis)
- Gutartige Wucherung am Muttermund (Zervixpolyp)

- Endometriose (Versprengung von Gebärmutterschleimhaut in die Bauchhöhle)
- Entzündungen oder Verletzungen der Scheide

Hinter den meisten »außerplanmäßigen« Blutungen und Zyklusstörungen stecken aber funktionelle Störungen, also Störungen des hormonellen Regelkreises, die schulmedizinisch meist nicht eindeutig zu klären sind und als ideopathisch bezeichnet werden, das heißt, man weiß die Ursache nicht. Dann wird oft mit chemischen Präparaten wie zum Beispiel der Pille versucht, einen stabilen Allerwelts-Zyklus herzustellen – ohne Rücksicht auf den eigenen Rhythmus der Frau, der vielleicht länger oder kürzer als die von der Pille erzwungenen 28 Tage wäre.

Ziel einer naturheilkundlichen Therapie ist es dagegen, ohne Belastungen für den Organismus einen natürlichen, regelmäßigen Zyklus – und nicht den normierten Pillen-Zyklus – wieder herzustellen.

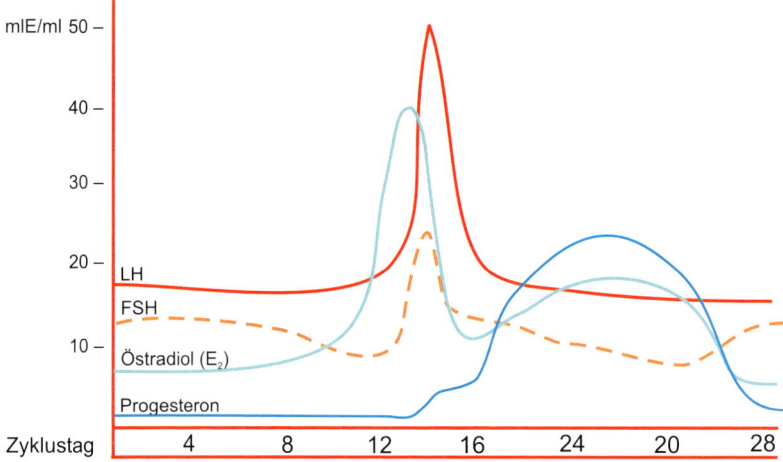

Hormone des weiblichen Monatszyklus

Bei der funktionellen Diagnostik findet man meist gestörte Meridiane (Lebermeridian und Dreifach-Erwärmer) durch alte Infekte der Mandeln und Halslymphen. Außerdem entdecken wir in der Naturheilkunde oft Zusammenhänge mit Toxinen und Giften, die die Balance zwischen Immunsystem, endokrinem Hormonsystem und zentralem Nervensystem stören. Allen voran sind hier Schwermetalle aus den Amalgamfüllungen zu finden. Häufig diagnostiziere ich auch Lösungsmittel wie Toluol, Hexachlorbenzol, Holzschutzmittel wie Formaldehyd, dann Pestizide, Insektizide und Weichmacher. Aber auch Spannungen in der Partnerschaft, übermäßiger Kinderwunsch, Eingespanntsein zwischen Beruf und Familie, berufliche Überbelastung und Rivalitäten mit männlichen Kollegen können ziemliche Stressoren für das hormonelle System (Holz) sein.

Zyklusstörungen und Blutungsanomalien – Stufenplan

Stufe I

Allgemeinmaßnahmen:
- Ernährung: Bei Adipositas/Fehlernährung findet man häufig Zyklusstörungen: Also Gewichtsreduktion und Vitalkost mit wenig Fett, tierischem Eiweiß und Koffein (siehe Kapitel Erde, Seite 96 ff.)! Dafür mehr Gemüse, Früchte, Leinsamen und Sojaprodukte. Erhöhung der Omega-3-Fettsäuren durch mehrmalige Fischmahlzeiten pro Woche. Aber auch Magersucht kann zu Zyklusstörungen führen.
- Rauchen führt zu niedrigeren Östrogenspiegeln. Also Rauchverzicht!
- Moschusverbindungen aus Kosmetika und Körperpflegeprodukten können die Hormone stören.
- Darmsanierung (siehe Kapitel Metall, Seite 66 ff.), wenn Hinweise auf gestörte Darmflora.
- Rhythmus einhalten und ausreichend Schlaf; dadurch Stabilisierung von Melatonin, einem Mutterhormon (siehe Metall, Seite 61). Strahlungsquellen ausschalten.
- Unbedingt Schwermetalle und Toxine ausleiten (Element Erde, Seite 110 ff.).
- Kneippanwendungen: Reibesitzbad, Beckenyoga und der von der Hildegard-Medizin bekannte Aderlass: bei abnehmendem Mond! Wirkt sowohl hormonregulierend als auch entgiftend und entschlackend.
- Massagen: Stimulation des Lebermeridians (vor allem Punkt Leber 3 zwischen erstem und zweitem Strahl – siehe Zeichnung auf Seite 130) zusammen mit Massage des Milz-Pankreas-Meridians am Innenknöchel.

Orthomolekulare Therapie:
Basisrezeptur plus Antioxidation plus Entgiftung (siehe Seite 110 ff., 274) plus:
- Vit B-Komplex 1 x 1
- Zink: 1 x 50 mg
- Vit E: 1 x 400 I.E.
- Essentielle Fettsäuren (Omega 3 und 6), Leinöl: tgl. 2 EL und Nachtkerzenöl: 2 x 500 mg tgl., vor allem in der zweiten Zyklushälfte.

Immer vorab: Differentialdiagnostik der Zyklusstörungen!
Damit Ihre weiteren naturheilkundlichen Bemühungen von Erfolg gekrönt sind, sollten Sie Ihre Zyklusstörungen genauer studieren: Hierbei ist es immer von Vorteil, einige Zyklen mittels der Basaltemperaturkurve (siehe Wasser, Seite 225)

zu beobachten: Findet überhaupt ein Eisprung statt (Temperaturanstieg zur Zyklusmitte)? Wenn nicht, dann müssen mehr die *Östrogene* stimuliert werden.

Liegt eine Störung in der zweiten Zyklushälfte vor (Gelbkörperschwäche) – erkennbar am treppenförmigen Anstieg der Temperaturkurve oder an der zu kurzen Zeitdauer des Temperaturanstiegs mit weniger als 12 Tagen –, dann sollten mehr die *Gestagene* (Progesteron) stimuliert werden (siehe Seite 225).

➤ Unregelmäßiger Zyklus
Phytotherapie:

Als Basispflanze kann bei allen Arten von Zyklusstörungen der *Mönchspfeffer* eingesetzt werden: Agnucaston®/Agnolyt®: 1 x 40 Tropfen oder 1 x 1 Tbl. morgens über mehrere Monate. Bei manchen Frauen ist er nur wirksam, wenn er ausschließlich in der zweiten Zyklushälfte genommen wird. Oder *Frauenmantel* als Urtinktur: Alcea Alchemilla Urtinktur 3 x 5 Tropfen, auch über mehrere Monate.

Wer gerne zur TCM greift: *Klassische TCM-Rezeptur:* Die »Xiao Yao San«- (Bupleurum & Tang Kuei-)Rezeptur zur Regulierung des Energieflusses im Holz. Einnahmepause während der Blutung.

Sollte das nicht ausreichen, so müssen Sie gemäß Ihrer Diagnose ergänzen:
Östrogene anregen:
Hormonregulierende Pflanzen: Frauenmantel, Blätter der Himbeere, Blätter der Schwarzen Johannisbeere, Salbei, Heckenrose zusammen mit Pflanzen, die eine östrogenähnliche Wirkung haben: Brombeerblätter, Hopfenzapfen, Roter Wiesenklee, Traubensilberkerze, Salbei, Schafgarbe, Arnika, Gnadenkraut und Weinraute. Sie können das Östrogen auch mit dem amerikanischen TCM-Fertigpräparat »EstroMend« (Fa. Douglas) anregen. Bewährt ist auch folgende Rezeptur: Roter Wiesenklee (Rotklee-Kps.) tgl. 2 x 100 mg, 3 bis 4 Zyklen lang, ab dem 10. bis 12. Zyklustag zusätzlich 3 x 20 Tropfen Frauenmantel-Urtinktur.

Gestagene anregen:
Die oben genannten hormonregulierenden Pflanzen zusammen mit Pflanzen, die eine gestagenähnliche Wirkung haben: Mönchspfeffer (hier wird er nur in der zweiten Zyklushälfte gegeben!), Melisse, Schafgarbe, Beifuß, Walnussblätter, Yamswurzel, Weinraute, Rainfarn, Schwertlilie oder Steinsamen. Bei Frauen über 35 Jahre mit Gelbkörperschwäche hat sich ebenfalls die Traubensilberkerze (z.B. Klimadynon®) bewährt. Sie können das Progesteron auch mit dem amerikanischen TCM-Fertigpräparat »ProgestoMend« (Fa. Douglas) anregen.

Die Östrogenpflanzen sollten *durchgehend genommen werden, die* Progesteronpflanzen *zusätzlich in der zweiten Zyklushälfte*. Dieses imitiert den natürlichen Zyklus und signalisiert, wie es sein sollte. Bewährt hat sich auch das »Sichdranhängen« an den stabilen Rhythmus einer Freundin.

Schüßler-Salze:
Regulation des Qi und Xue der Leber: Nr. 3, 6, 11, 7, 17, 19, 21, über mehrere Zyklen hinweg während der zweiten Zyklushälfte.

▶ Verfrühte Menstruation (um 8 bis 9 Tage):

- Meist Gestagenmangel in der zweiten Zyklushälfte durch schwächelnden Gelbkörper

(vor allem bei Frauen jenseits der 35):   *Therapie:* Gestagene anregen!
- Verfrühter Eisprung: *Therapie:* Östrogene anregen!
- Gar kein Eisprung: *Therapie:* Östrogene anregen!

▶ Verspätete Menstruation: (mehr als 35 Tage):

Am wirkungsvollsten sind hier (nach Erfahrungen eines Schweizer Frauengesundheitszentrums) folgende Heilpflanzen: Poleiminze mit Frauenwurzel (Blauer Hahnenfuß), ergänzt mit Baumwolle, Petersilie, Beifuß und Cimicifuga-Wurzelstock.

Weitere Pflanzen können die Menstruation einleiten: Schafgarbe, Kreuzkraut, Ringelblume, Baldrian, Weinraute, Gelbwurz. Es ist sinnvoll, die Tees vom Vortag der erwarteten Menstruation an einzunehmen und bis 7 Tage danach (6 Tassen pro Tag). Eine Woche nach Ausbleiben der Regel nicht mehr mit den Tees beginnen.

▶ Ausbleiben der Menstruation (Amenorrhoe):

Hierbei ist das komplizierte Zusammenspiel zwischen Hypothalamus-Hypophyse und Eierstöcke gestört. Gleichzeitig mischen Nebenniere und Schilddrüse und andere Hormonorgane mit. Hauptursachen dafür sind:

- Verspätetes Einsetzen der Periode bei jungen Mädchen: Fehlbildungen, verschlossenes Jungfernhäutchen oder seelische Ursachen ausschließen lassen!
- Auch bei Leistungssport, starkem Stress, Magersucht und psychischen Traumen bleibt nicht selten die Periode aus.
- Nach Absetzen der Pille kommt es manchmal nicht mehr zum Anspringen des Zyklus (Post-pill-Amenorrhoe). Aber auch manch andere schulmedizinischen Medikamente können ebenfalls die Periode unterdrücken, so, wie eine Chemotherapie im Rahmen einer Krebserkrankung.
- Unbedingt weitere Ursachen fachärztlich ausschließen lassen: erhöhte Prolaktinspiegel (Hyperprolaktinämie) durch einen Tumor der Hypophyse, Syndrom der Polyzystischen Ovarien (PCO), Schilddrüsenerkrankungen und genetische Störungen.
- Achtung: Länger andauerndes Ausbleiben der Regelblutung fördert die Entstehung einer Osteoporose!

Findet die Schulmedizin nur funktionelle Störungen, dann können Sie selbst einen Behandlungsversuch starten: Mönchspfeffer als Basis sowie Pflanzen, die die Östrogene anregen, gehören zur Grundbehandlung der Amenorrhoe (siehe oben).

Zu starke und zu lange Blutung:
Basis ist hier wiederum unser bekannter Mönchspfeffer zusammen mit Hirtentäschelkraut (z.B. als Styptysat® Bürger-Dragees).

Teemischungen:
Blutungsregulierender und stärkender Frauentee. Bewährt ist auch der Hildegard-Tee gegen eine starke Regel (siehe Anhang, Seite 272). Außerdem: Blutbildende Pflanzen essen! Rote Bete, Grüngemüse, Salate, Wildkräuter. Eisen als Nahrungsergänzung!

Aromatherapie:
Ätherische Öle mit Zitrone, Zistrose, Zimt, Zypresse, Zitronenpelargonie.

Stufe II

Komplexhomöopathie:
Mastodynon® (PMS, Mastodynie, Zyklusstörungen) und/oder Phyto-L®, welche beide das Progesteron steigern und damit gut wirksam sind bei schwächelndem Gelbkörper (Corpus luteum-Insuffizienz). Hormeel® Tbl. zur Regulierung unregelmäßiger Zyklen und überstarker Blutungen und Naranofem® bei verzögerter Regel und vegetativer Symptomatik.

Stufe III

Sollten auch diese Maßnahmen nicht zur Beseitigung der Beschwerden beitragen, so empfiehlt sich zusätzlich eine Zyklustherapie und Regulierung mit natürlichen Hormonen über einen hormonkundigen Arzt. Oftmals reguliert sich das System nach einigen Zyklen dann von selbst wieder.

Traditionelle Chinesische Medizin:
Zyklusanomalien und Blutungsstörungen lassen sich mit Hilfe der TCM von einem erfahrenen Arzt hervorragend behandeln. Empfohlene Maßnahmen der Stufe I ergänzen!

Klassische Homöopathie:
Zusammen mit den Maßnahmen der Stufe I der Königsweg, da ganz in die Tiefe therapiert werden kann.

In aller Regel unregelmäßig

Mit ihrer Periode, das sei so eine Sache, klagte eine Patientin in meiner Praxis. Sie sei so unregelmäßig, dass ein klarer Zyklus eigentlich gar nicht mehr ausgemacht werden könne. Lediglich an dem ausgeprägten prämenstruellen Syndrom (PMS), also Spannungsgefühlen in den Brüsten, Reizbarkeit und Depressivität zeige sich, dass es wieder so weit sei mit der nächsten Blutung, die dazu noch überaus schmerzhaft sein würde. Die 31-Jährige ist Geschäftsführerin einer Werbeagentur. Sie hatte über zehn Jahre hinweg die Pille genommen und brachte zu ihrem eigenen Kummer etwa 15 Kilo zu viel auf die Waage.

Aus ihrer Vorgeschichte erfuhr ich, dass ihr Zyklus bereits in der Zeit vor der Pille unregelmäßig gewesen war und darüber hinaus meist verkürzt, nämlich etwa 22 bis 24 Tage lang. Vor zwei Jahren hatte sie die Pille abgesetzt, weil sie und ihr Partner sich ein Kind wünschen. Doch bis die erste Periode nach der Pille einsetzte, dauerte es neun Monate! Sie sagte, dass sie ganz allgemein nicht viel Lust auf Sex verspürt, und bisher war es auch noch nicht zu einer Schwangerschaft gekommen.

Die gynäkologische Untersuchung inklusive eines Farbdoppler-Ultraschalls (ein Verfahren, mit dem man Fließrichtung und Geschwindigkeit des Blutflusses erfassen kann) zeigte, dass beide Eierstöcke zwar etwas klein, aber gut durchblutet waren. Auch die Gebärmutter war noch im Normbereich, aber eher klein. Myome ließen sich nicht feststellen. Die Hormonsituation war geprägt von einem leichten Östrogenmangel in der zweiten Zyklushälfte, einem deutlichen Progesteronmangel ab dem 21. Zyklustag sowie einem leichten Testosteronmangel. Andere Hormone – DHEA, FSH und LH – waren unauffällig.

Für eine abschließende Diagnose reichten mir aber die rein gynäkologischen Parameter nicht aus. Die ganzheitliche Diagnose nach den Fünf Elementen ergab dann ein stimmiges Bild: Das Element Erde war deutlich belastet durch Feuchtigkeit und Schleim. Als Folge davon wurde dem Element Holz nicht genügend Energie geliefert, um voll funktionsfähig zu sein. Und die Gründe dafür?

- Eine chronische Nebenhöhlenentzündung rechts und eine Belastung mit dem Epstein-Barr-Virus vor allem der rechten Mandel.
- Belastungen durch Lösungsmittel (Xylol und Toluol, vor allem aus Autoabgasen) sowie eine leichte Formaldehydbelastung (Formaldehyd ist eine chemische Substanz, die in den unterschiedlichsten Produkten zu finden ist – zum Beispiel in Kosmetikprodukten, Textilien und Pharmaka).
- Die Speicheluntersuchung und der DMPS-Mobilisationstest, mit dem man Schwermetallvergiftungen nachweisen kann, zeigten eine starke Quecksilberbelastung. Ursache: die Amalgamfüllungen in den Zähnen der Patientin, was wiederum zu einer schädlichen Vermehrung von Candidapilzen im Darm geführt hatte.

Meine Patientin entschied sich für »das volle Programm«, denn immerhin wollte sie nicht nur ihre Zyklusbeschwerden loswerden, sondern auch eine Schwangerschaft nicht auf den Sankt-Nimmerleins-Tag verschieben.

Teil I der Therapie:

Ernährungsumstellung auf eine Low-Carb-Diät, die das Element Erde stützt, dann die strenge Mitten-Balance-Kur (siehe Element Erde, Seite 100 ff.), regelmäßig und nach Plan leichter Sport, Stressabbau.
Heilfasten, kombiniert mit einer Colon-Hydro-Therapie, also einer »Darmwäsche«.
Amalgamsanierung durch den Zahnarzt.
Ausleitung der Schwermetalle (Chlorella-Algen, Koriander und hochdosiert als Tabletten und intravenös Antioxidantien wie Vitamin C, Zink, Selen, homöopathische Komplexmittel wie Lymphomyosot und Leber-Galle-Tropfen Cosmochema).

Teil II der Therapie:

Akupunktur-Zyklus zur Regulation des Elements Holz.
Eigenblut-Therapie.
Homöopathische Konstitutionstherapie (in diesem Fall Sulfur in den Potenzen C200 und C1000).
Stabilisierung des Elements Holz mit chinesischen Phytotherapeutika (die klassische Rezeptur zur Regulierung und Harmonisierung der Leber und Mitten-Energie: »Xiao Yao San« in Tablettenform; ergänzt durch die morgendliche Gabe von Mönchspfeffer Agnolyt®).
Anhebung des Progesteronspiegels in der zweiten Zyklushälfte mit einem natürlichen Progesteron aus der Yamswurzel einige Zyklen lang.

Zunächst musste die Patientin – als Folge der Ausleitung – einige Infekte und Durchfälle mitmachen. Innerhalb eines halben Jahres nach Umstellung ihrer Ernährung hatte sie ihr Normalgewicht erreicht, und zwar schonend und ohne großen Aufwand. Die Hormonwerte normalisierten sich, der Zyklus wurde stabil, die junge Frau hatte praktisch keine Periodenschmerzen mehr, und auch die vegetativen Beschwerden vor der Blutung verschwanden vollständig. Die Gabe von natürlichem Progesteron und Agnolyt® konnte nach vier Monaten eingestellt werden, und die Frau hatte, auch weil sie sich schlank viel weiblicher und selbstsicherer fühlte, wieder Freude am Sex! Wenige Monate später wurde sie schwanger ...

FREI VON INNEREN KONFLIKTEN

☹ Endometriose: Schleimhautnester im Bauchraum

Eine weitere Erkrankung, die der Schulmedizin Rätsel aufgibt, ist die *Endometriose*. Dabei werden kleine »Nester« der Gebärmutterschleimhaut versprengt: Sie können in der Muskulatur der Gebärmutter, in den Eileitern, den Eierstöcken, der Vagina und sogar in entfernter gelegenen Geweben des Körpers, im Bauchraum, vor allem im kleinen Becken oder aber gar in Blase, Darm oder Leber auftreten. Die Endometriose gilt zwar als »gutartige« Erkrankung, sie kann jedoch – muss aber nicht – für erhebliche Beschwerden und starke Schmerzen sorgen. Nicht selten folgen diese versprengten Nester dem hormonellen Zyklus, das heißt, sie können sich wie die Gebärmutterschleimhaut auf- und abbauen und dann abbluten. Wenn kein natürlicher Ausgang für das Blut gegeben ist, wie zum Beispiel bei Nestern in den Eierstöcken, sammelt sich das Blut innerhalb der Eierstockkapsel als blutrote Zysten (»Schokoladenzysten«). Und dann können auch Verwachsungen und Verklebungen entstehen, die zur Unfruchtbarkeit führen können. Also doch nicht ganz so gutartig ...

Die daran erkrankten Frauen haben nicht nur Beschwerden vor der Monatsblutung, sondern leiden oft auch unter stärksten Schmerzen während der Periode. Wegen der unerkannten Blutverluste in den Bauchraum hinein fühlen sich viele Frauen auch schlapp, müde und niedergeschlagen. Außerdem kann es beim Geschlechtsverkehr oder beim Stuhlgang zu Schmerzen kommen. Auch chronische Unterbauchschmerzen können ein Hinweis auf eine Endometriose sein. Obwohl dies also ein ernstes Beschwerdebild ist und durchaus nicht selten, bekommen die meisten Frauen oft erst nach Jahren die richtige Diagnose gestellt – meist dann erst, wenn es mit dem Kinderwunsch nicht klappt. Wenn ich daran denke, wie oft sich viele von ihnen anhören mussten, dass ihre Beschwerden psychisch begründet seien oder – genauso schlimm – sie sich nicht so »anstellen« sollten, werde ich richtig wütend! Und die Frauen haben all das geglaubt und die Zähne zusammengebissen ...

Ist die Diagnose endlich gesichert – am zuverlässigsten durch eine Bauchspiegelung –, bietet die Schulmedizin im Wesentlichen zwei Alternativen: operieren oder hormonell »austrocknen«. Weil ein Zusammenhang mit der Gestagenproduktion in der zweiten Zyklushälfte besteht, werden oft synthetische Gestagene verordnet, zum Beispiel in Form einer gestagenbetonten Pille. Bei schwerer Endometriose wird ganz drastisch vorgegangen: mit der medikamentösen Blockade des gesamten hormonellen Steuerungskreises! Diese Methode ist unbedingt abzulehnen, weil sie die Frauen künstlich in die Wechseljahre versetzt und in ihrer Wirkung gegen die Endometriose alles andere als überzeugt! Die operative Variante besteht aus der Verschorfung kleinerer Herde oder Ausschälung bzw. Ausschneiden größerer Herde. Sie wird häufig dann angewendet, wenn versprengte Schleimhautherde mechanisch zur Unfruchtbarkeit führen, weil sie zum Beispiel die Eileiter abdrücken.

Betrachtet man die Endometriose ganzheitlich, kann man meist einen Kälteschaden (*algor*) der Gebärmutter erkennen, hinter dem eine alte tuberkulinische Belastung steht. Deren Ursache wiederum ist eine Genitaltuberkulose bei den Vorfahren der betroffenen Frauen. Außerdem: Alte, chronische und nicht ausgeheilte Entzündungen des Lymphgewebes führen zu Irritationen des Leber-*xue*. Eine wichtige Rolle spielen darüber hinaus immer Infektionen mit Grippe-Viren oder dem Epstein-Barr-Virus.

Folgt man der chinesischen Diagnostik weiter, kann man auch den Weg, den die versprengten Schleimhautnester nehmen, viel besser verstehen. Mit jeder Menstruationsblutung können Endometriosezellen ausgeschwemmt und ausgepresst werden und sich dort ansiedeln, wo durch blockierte Meridiane eine Immunschwäche aufgetreten ist (ein gesunder Körper wehrt »fremdes« Gewebe stets ab!). Nur mit den Meridianen als Leitungsweg kann man überhaupt erklären, warum Zellen des Endometriums auch in gebärmutterferne Teile des Körpers gestreut werden können. Das ist zwar relativ selten, für die Erklärung dieses Krankheitsbildes und die Therapie aber von größter Bedeutung. Die Schulmedizin tappt hier immer noch im Dunkeln!

Und woran leidet die Seele?

Wie alle anderen Erkrankungen, besonders die chronischen, hat auch die Endometriose eine seelische Komponente. Frauen, die daran leiden, tragen manchmal einen tiefen und ihnen zunächst gar nicht bewussten Konflikt in sich. Einerseits träumen sie von Selbstbestimmtheit und Unabhängigkeit, begeistern sich für ihren Beruf und organisieren gern und bereitwillig ihr Leben um ihre Arbeit herum. Andererseits spüren sie irgendwo auch den Wunsch nach eigenen Kindern, Nestbau, Fürsorglichsein. Zu einem aktiven und auf Erfolg angelegten Berufsleben passt das nun überhaupt nicht! Wenn dann noch ein Partner hinzukommt, der selbst keinerlei Bereitschaft zeigt, auch für die Kinder da zu sein, kann die Frau kein positives Wunschdenken entwickeln, in dem sich Kinder und (eingeschränkte) Berufstätigkeit miteinander verbinden lassen. Denn dazu gehört auch ein Vater, der sich auf seine Kinder freut, sie liebt und Zeit für sie hat. Ein Mann, der mit seiner Frau *gemeinsam* eine Familie haben möchte und sie nicht nur als Betreuerin seiner Kinder sieht, während er auf der Karriereleiter nach oben klettert.

In solchen Konstellationen fühlt sich eine Frau ständig vor die Wahl gestellt: entweder das Eine oder das Andere. Entweder Beruf oder Kinder. Beides zusammen geht nicht, Kompromisse sind nicht möglich. Das ist eine typische Blockadesituation für das Element Holz, das an seiner freien Entfaltung gehindert wird. Denn letztendlich bleibt bei allem beruflichen Glanz ein Lebenstraum unerfüllt, nämlich der von Kindern und einer eigenen Familie – wenn das Problem nicht auf möglichst allen Ebenen angegangen wird. Wenn das Element Holz keinen Ausweg findet, wird es krank – wobei eine Endometriose dann vielleicht nur der Anfang ist.

Schauen Sie sich einmal Ihre Partnerschaft an: Geht es da wirklich um echte Zuneigung, Zärtlichkeit und einen achtungsvollen Umgang miteinander, oder stehen Leistung und Prestige an erster Stelle?

Was darüber hinaus das Selbstwertgefühl von Endometriose-Patientinnen belasten kann, sind Enttäuschungen in der frühen Kindheit. Dann nämlich, wenn das Mädchen kein Wunschkind war, ursprünglich vielleicht sogar abgetrieben werden sollte und sich deswegen nie so recht willkommen gefühlt hat. Hierin ist vielleicht auch die Wurzel des Leistungsdenkens zu finden, welche das Mädchen dann auch als erwachsene Frau unbewusst dazu antreibt, immer und unter allen Umständen ihr Bestes zu geben – auch wenn sie selbst und eigene Bedürfnisse dabei auf der Strecke bleiben. Und warum das alles? Um durch herausragende Ergebnisse vielleicht doch noch die Liebe zu bekommen, die in der Kindheit gefehlt hat!

Sie spüren selbst am besten, ob einer der genannten Faktoren auf Sie zutrifft. Als ganzheitlich denkender Arzt weiß ich, dass es viele Faktoren braucht, um eine Erkrankung auszulösen – auf die Psyche allein kann man es nicht schieben. Nicht jede Frau mit Endometriose hat die oben beschriebene Kindheitsproblematik und/oder latente Konflikte mit ihrem Partner. Aber falls doch: Seelische Schieflagen zu erkennen, ist der erste Schritt, um wieder in Balance zu kommen.

Wie therapieren?

Beim vielschichtigen und komplexen Krankheitsbild der Endometriose bedarf es aller Register seitens Chinesischer Medizin, Homöopathie und Naturheilkunde. Darüber hinaus kann psychologische Betreuung, zum Beispiel im Rahmen einer Psychotherapie, sinnvoll sein. Sofern Frauen in der beschriebenen seelischen Problematik ein bisschen von sich selbst erkennen und sich psychologisch unterstützen lassen, ist das ein sehr guter Weg!

Auf ganzheitlich-organischer Ebene ist es oberstes Ziel, den auf Basis eines tuberkulinischen Miasmas erworbenen Kälteschaden in der Gebärmutter zu beseitigen. Nur eine Konstitutionstherapie von Grund auf kann das leisten! Fachkundig durchgeführt, kann selbst eine Frau, die durch eine Endometriose unfruchtbar geworden ist, (wieder) schwanger werden. Ich habe das öfters erlebt.

Auch mit der Ernährung können Sie einiges dazu beitragen, eine naturheilkundliche und ganzheitliche Therapie zu unterstützen. Weil Lebensmittel mit kühlendem Charakter die Kälteblockaden in der Gebärmutter noch fördern können, rate ich den Frauen zu wärmenden Speisen wie Gekochtem und Gebratenem, warmen Suppen und scharfen Gewürzen wie Ingwer, Knoblauch, Zwiebeln, Pfeffer und Chili. Auf kalte und rohe Nahrung, Tomaten- und Gurkensalate sowie Rohkost allgemein und vor allem Milch sollten Sie lieber verzichten. Mit alleiniger Ernährungsumstellung jedoch kann man eine Endometriose nicht heilen.

Die wichtigsten Pfeiler zur erfolgreichen Endometriose-Therapie sind:

- Nahrungsergänzung: zur Basisrezeptur, Basisantioxidation, Immunrezeptur unbedingt Omega-3-Fettsäuren in Form von Fischöl-Kapseln. Unbedingt Östriol anregen (»Sanu-Est-protect«, siehe Kapitel Wasser, Seite 249 f.).
- Wärmetherapie: ansteigende Fußbäder.
- Schwermetallausleitung (Amalgam ist nahezu immer mitbeteiligt!).
- Darmsanierung (siehe Kapitel Metall, Seite 66 ff.).
- Enzymtherapie, um Entzündungen auf natürliche Weise zu therapieren und etwaige Verklebungen auflösen zu helfen (Wobenzym® oder Phlogenzym®: hochdosiert: 2 x 5 Tbl. auf leeren Magen über mindestens ein halbes Jahr).
- Pflanzentherapie: Stimulierung der Gestagene (Frauenmantel, Mönchspfeffer, Salbei, Schafgarbe, Himbeerblätter (siehe PMS/Zyklusstörungen, Seiten 132 ff. und 139 ff.).
- Eventuell Bachblütentherapie bei psychosomatischer Beteiligung.
- In schwereren Fällen und bei Kinderwunsch hat sich als notwendig und oft erfolgreich erwiesen: eine ganzheitliche Konstitutionstherapie mittels TCM oder klassischer Homöopathie.

🙂 NATÜRLICHE HORMONE

☹ Probleme mit der (falschen) Pille

Pille ist normal. Oder? Junge Mädchen nehmen sie und ganz junge auch. Und natürlich Frauen in jedem gebärfähigen Alter. Die Fixierung auf diese scheinbar einfache Methode hat zunehmend in Vergessenheit geraten lassen, dass es andere zuverlässige Wege gibt, um nicht ungewollt schwanger zu werden. Wege, die nicht elementar in den Hormonkreislauf der Frau eingreifen und die nicht ihre Gesundheit belasten und sogar schädigen können. Und so erlebe ich in meiner Praxis einen oft erschütternden Mangel vieler Patientinnen, sich mit ihrem eigenen Körper auch nur halbwegs auszukennen. Es gibt ja die Pille ... Und die schluckt man einfach einmal am Tag und ist alle seine Sorgen los. Von wegen!

Die Pille gaukelt dem Körper vor, schwanger zu sein. Durch diesen Trick wird verhindert, dass ein befruchtetes Ei es sich in der Gebärmutter gemütlich machen kann. Der weibliche Körper kennt das Schwangersein ja. Seit es Menschen gibt, ist er auf diesen ganz normalen Ausnahmezustand vorbereitet. In früheren Zeiten waren sogar zehn und mehr Schwangerschaften im Laufe eines Frauenlebens nicht ungewöhnlich. Neun Monate pro Schwangerschaft, aber doch nicht – wie künstlich über die Pille simuliert – über mehrere Jahre ständig und ohne Unterbrechung! Das kennt der Körper nicht. Nicht diese Dauer und nicht diese synthetischen Östrogene und Gestagene, die eben nur fast wie natürliche Hormone sind. Aber dieses kleine Wörtchen »fast« macht den Unterschied: Künstliche Hormone müssen nämlich über die Leber verstoffwechselt und abgebaut werden. Das belastet nicht nur die Leber, sondern den gesamten Organismus. Abbauprodukte fallen an, die in das Gefäßsystem gelangen und Thrombosen verursachen können.

Und die Liste möglicher Nebenwirkungen muss noch ergänzt werden: Blutdruckanstieg, Gewichtszunahme, Wasseransammlungen, Brustspannen, Schwindel, Kopfschmerzen und Migräne, Sehstörungen, Hörstörungen, Veränderung der Libido, vermehrte Vaginalinfektionen, Störungen des Zuckerstoffwechsels, Schäden an den Herzkranzgefäßen, gastrointestinale Beschwerden, Lebertumore, Krampfanfälle, depressive Zustände, bräunliche Hautverfärbungen.

Wenn auch mit geringer Wahrscheinlichkeit, so kann die Pille darüber hinaus Mitverursacher von Schilddrüsenerkrankungen, Rheuma, Muskelschwäche, gut- und bösartigen Unterleibstumoren sein. Umstritten ist noch, ob die langfristige Pilleneinnahme auch an der Entstehung von Brust- und Gebärmutterhalskrebs mitbeteiligt ist. Hier sind die Studien noch uneinheitlich. Ebenfalls sehr bedauerlich und gar nicht selten ist, wie in meiner Praxis mehrfach erlebt, das Ausbleiben einer gewollten Schwangerschaft nach jahrelanger Pilleneinnahme. Ich erinnere mich an den Fall einer 32-jährigen Patientin, der trotz intensiver naturheilkundlicher Bemühungen ein Baby versagt blieb, weil nach der Pille kein normaler Zyklus mehr herbeizuzaubern war.

Mein Rat lautet deshalb: Die Pille möglichst nicht! Und wenn, dann nicht lange. Ja, ich weiß, das ist leichter gesagt als getan. Denn nicht jedes junge Mädchen, nicht jede junge Frau, die ganz selbstverständlich Geschlechtsverkehr haben, können schon so viel Verantwortung für sich übernehmen, dass eine ungewollte Schwangerschaft auch mit anderen Methoden als der Pille sicher vermieden werden kann. Dann sehe auch ich keine Alternative – aber wenn schon Pille: So kurz wie möglich, und die richtige, bitte!

Welche ist die richtige?

Der hormonelle Zyklus jeder Frau ist an sich schon ein Wunderwerk an Komplexität. Aber nicht genug: Er ist bei jeder Frau auch noch ein bisschen anders. Bei keiner Frau auf der Welt wird er in der exakt gleichen Weise gesteuert wie bei einer anderen. Zu viele Faktoren – genetische, ernährungs- und umweltbedingte, konstitutionelle, seelische und soziale spielen eine Rolle, das Alter der Frau, ihr allgemeiner Gesundheitszustand, ihre berufliche Belastung und so weiter und so fort. Kurz: Jede Frau, die die Pille nimmt, bräuchte eigentlich ihre eigene.

Und was erleben nicht wenige Frauen, die deswegen zu ihrem Frauenarzt gehen? Wenn sie Pech haben, verschreibt er ihnen die Pille, die gerade »in« ist; oder die von einem besonders überzeugenden Pharmavertreter vertrieben wird. Jedenfalls keine, die besonders gut auf ihren individuellen Typus abgestimmt wäre. Gott sei Dank haben nicht alle diese Frauen Pech, denn die meisten Frauenärzte gehen mittlerweile verantwortungsvoller mit der Pille um. Zunächst wird meist unterschieden, ob eine Frau eine mehr gestagen-betonte Pille braucht oder mehr Östrogene. Dies richtet sich ganz nach der »Hormonausstattung« der Frau. Leidet die Patientin unter Akne oder schlechter Haut, wird in aller Regel eine Pille verschrieben, die die männlichen Hormone (Testosteron) unterdrücken kann. In meiner Praxis teste ich die Pille generell in individuellen bioenergetischen, also kinesiologischen Tests.

Die Pille aus ganzheitlicher Sicht

Bei kinesiologischen Verträglichkeits-Tests, die ich in meiner Praxis durchführe, kommen die meisten Pillen nicht gut weg. Sie passen nicht in die natürliche hormonelle Steuerung des Zyklus und verursachen Schleim (*humor*) oder heißen Schleim (*pituita*). Insbesondere, wenn eine medorrhinische/tuberkulinische Belastung vorliegt, können die Probleme ernst sein: Das durch die Pille veränderte Milieu in der Scheide bereitet den Boden für Pilze und Bakterien. Vermehrter Ausfluss kann ein deutliches Indiz dafür sein. Entsprechend berichten Frauen auch von immer wiederkehrenden Scheidenpilzinfektionen, seit sie die Pille nehmen. Nimmt die Belastung durch Schleim oder heißen Schleim weiterhin zu, birgt dies stets die Gefahr einer Funktionsstörung der Mitte, also im Element Erde. Das Element Holz kann sogar komplett zusammenbrechen – vom Ausbleiben der Monatsblutung bis hin zu gravierenden Fruchtbarkeitsstörungen habe ich in meiner Praxis alles schon kennengelernt!

Damit nicht genug, die »falsche« Pille muss auch verantwortlich gemacht werden für Verdichtungen und Knoten der Brustdrüsen, weil das (falsche) synthetische Gestagen die eigenen Gelbkörperhormone ziemlich absenkt und es so zu einem relativen Östrogenüberschuss kommt. Ein weiteres Problem, das ich oft beobachte, ist die Gefahr einer Ektopie. Darunter versteht man eine Ausstülpung der Muttermundschleimhaut nach außen. Nicht nur eine vermehrte Schleimbildung kann dadurch ausgelöst werden, die Grenze verschwimmt und die zarte und empfindliche Schleimhaut befindet sich schutzlos an einer Stelle, wo sie gar nicht hingehört. Geschlechtsverkehr zum Beispiel kann dann sogar dazu führen, dass das Gewebe verletzt wird. Die ständige Verletzungsgefahr

Der kinesiologische Test

Die Kinesiologie beruht auf den Erkenntnissen der Chinesischen Medizin. Amerikanische Therapeuten hatten herausgefunden, dass den verschiedenen Meridianen bestimmte Muskeln zugeordnet werden können. Wenn man nun diese Muskeln testet, lässt sich herausfinden, ob die Energie in einem bestimmten Meridian blockiert ist. Denn dann reagiert der Muskel schwächer. Mit kinesiologischen Tests können Substanzen und sogar Gefühlszustände bei jedem Menschen ganz individuell ausgetestet werden. Die Methode ist nicht kompliziert, kann aber im Detail nur von erfahrenen Experten zuverlässig durchgeführt werden. Dazu wird die Testperson bzw. der Patient in Kontakt mit den fraglichen Substanzen (oder Emotionen) gebracht, während der Kinesiologe kurz einen bestimmten Druck auf den ausgestreckten Arm der Testperson ausübt.

Je nachdem, wie die Reaktion auf den Druck ausfällt – gibt der Arm der Testperson nach oder bleibt er fest in seiner ausgestreckten Position? –, wird klar, ob die Substanz (oder die Emotion) positiv oder negativ auf die Testperson wirkt. Ganz ohne aufwändige Laboruntersuchungen kann so die Wirkung von Medikamenten bestimmt werden, aber auch von Giften und Allergenen. Auch psychische Blockaden und Probleme lassen sich so diagnostizieren. Ein in der Chinesischen Medizin kundiger Therapeut kann darüber hinaus die Wirkung des Stoffs auch in den Fünf Elementen überprüfen und gelangt so zu einem detaillierten und ganz individuellen Ergebnis.

durch die Fehllage der Schleimhaut und die Verwischung der Grenzflächen birgt auch das Risiko, dass es leichter zu Infektionen und gar zu einer Krebsentwicklung kommt.

Leider wird in der Schulmedizin die Ektopie als ohne jeden Krankheitswert aufgefasst (vermutlich weil bis zu 70 Prozent der Frauen diese Auffälligkeit zeigen …?).

Wenn die Pille krank macht

Aus meiner Praxis

Die 21-Jährige kam zu mir in die Praxis, um eine Krebsvorsorge durchführen zu lassen. Eine sehr vernünftige Idee! Die gynäkologische Untersuchung einschließlich eines Farbdoppler-Ultraschalls (siehe auch Seite 147) zeigte keinerlei Auffälligkeiten. Die kinesiologische Testung des Muttermundes war ebenfalls erfreulich: keine HPV-Virus-Belastung, das heißt, es hat kein Kontakt mit *H*umanen *P*apillom-*V*iren stattgefunden, die Krebs am Gebärmutterhals auslösen können. Und auch am Tastbefund der Brust – ebenso wie am Hormonstatus – war nichts auszusetzen.
Allerdings fand sich eine Elektrosmog-Belastung, die sich über kurz oder lang negativ im Element Holz und damit in der Hormonregulation bemerkbar gemacht hätte, und die auch nachteilig für das Element Feuer (Schlaf und Herz-Kreislauf-System) sowie für das Element Metall (Immunsystem, Haut) war. Auch die Mandeln zeigten, dass bereits Infektionen mit dem Epstein-Barr-Virus durchlaufen worden waren. Diese Belastungen galt es zu therapieren! Mittel der Wahl waren Elektrosmog-Abschirmung sowie eine Therapie mit Schüßler-Salzen und hochdosierten Vitaminen (orthomolekulare Therapie, kurz OM).
Vier Jahre später kommt die Patientin zur Wiederholung der Spezial-Krebsvorsorge erneut in meine Praxis. Wieder wird sie gründlich untersucht, aber diesmal sind die Ergebnisse weniger gut als beim ersten Mal: Ich kann eine deutliche Ektopie des Muttermundes feststellen. Das heißt, dass das verletzliche Gewebe der Gebärmutter sich nach außen über den Muttermund gestülpt hat. Außerdem ist die junge Frau zwischenzeitlich mit dem HPV-Virus in Kontakt gekommen – mit entsprechend nachweisbarer Belastung. Auch die Brüste haben sich verändert: Beide weisen eine deutliche Verdichtung des Drüsengewebes im Bereich des Leber-Galle-Meridians auf – die Patientin hat eine Mastopathie, eine Erkrankung, die gewöhnlich erst bei Frauen kurz vor oder um die Menopause herum auftritt!
Im Gespräch erzählt mir die Patientin, dass sie seit zwei Jahren die Pille nimmt, die ihr von einer Gynäkologin verschrieben wird. Also teste ich weiter, welche Veränderungen sich außerdem bei der inzwischen 25-Jährigen eingestellt haben: Der funktionelle Test zeigt, dass im Element Holz (und übergreifend auf Feuer) ein deutlicher Progesteronmangel vorliegt.
Und weiter: Der Leber-Galle-Meridian ist durch Schleim belastet, ebenso der Dreifach-Erwärmer und der Herzmeridian, der die Blutgefäße steuert. Durch diese Blockaden ist das Progesteron abgefallen, während es gleichzeitig zu einem relativen Anstieg des Östrogens gekommen ist. Dieses hormonelle Ungleichgewicht hat nicht nur zur Entstehung der Mastopathie geführt, sondern auch die Ektopie vorangetrieben. Und die Ektopie ist, wenn man sie aus der Sicht der Fünf-Elemente-Lehre betrachtet, nichts anderes als eine Grenzverwischung:

> Schleimhaut aus dem Inneren der Gebärmutter stülpt sich nach außen über den Muttermund. Und wo Grenzen fehlen oder verwischt sind, haben Krankheitskeime leichtes Spiel (siehe auch Element Metall, Seite 29 ff.)! Das erklärt, warum es inzwischen zu einer Infektion mit HPV-Viren gekommen ist, die ja nur dann eine Chance haben, wenn die Grenzen geschwächt sind.
> Woraus besteht nun die Therapie? Die Patientin will auf die Pille nicht verzichten. Das muss auch nicht sein, wenn, wie gesagt, die Pille wirklich die richtige ist. Mit Hilfe der Kinesiologie, ausgetestet auch nach den Fünf Elementen, kann eine Pille für die junge Dame gefunden werden, die eine völlig andere Gestagen-Komponente hat als die frühere. Allein mit einer anderen Pille ist es natürlich nicht getan! Die Patientin braucht auch Hilfe für ihr im Muttermundbereich geschwächtes Element Metall: Schüßler-Salze, hochdosierte Antioxidantien (zum Teil auch per Infusion) sowie eine Sanum-Therapie mit Nigersan®, Albicansan® und Sankombi®, um ein Milieu zu schaffen, in dem kein Platz für Krankheitskeime ist. Mit einer speziellen Teemischung werden außerdem Leber und Galle entgiftet (siehe Erde, Seite 110 ff.). Akupunktur stärkt die Regulation des Leber-Galle- und des Hormon-Meridians, und mit einem homöopathischen Konstitutionsmittel (hier Pulsatilla) in hohen Potenzen (C 200) wird das gesamte System von Grund auf unterstützt.
> Die junge Frau hat entschlossen an der Therapie mitgearbeitet, und so ist das Ergebnis der Nachuntersuchung ein Jahr später ausgesprochen erfreulich: Die Verdichtung des Drüsengewebes in der Brust hat sich fast vollständig zurückgebildet. Die Ektopie ist verschwunden, und auch eine HPV-Belastung gibt es nicht mehr. Lediglich das Element Feuer ist, wie die funktionellen Tests zeigen, noch von der Pille belastet: mit dem allgemeinen Thromboserisiko. Eine Belastung, die wir leider aber bei jeder Pille finden ...

Aus meiner Praxis

Übrigens: Letztlich habe ich immer wieder erlebt, dass die Pille das, was sie eigentlich ermöglichen soll, nämlich unbeschwerten sexuellen Genuss, auch nicht leistet. Im Gegenteil. Zwar wird eine unerwünschte Empfängnis bei regelmäßiger Einnahme verhindert, aber um den Preis, dass die Libido nachlässt. Pille-Frauen haben schlicht und ergreifend oft keine Lust auf Sex! Und das macht weder die Frau noch ihren Partner glücklich. Selbst ein mehrmaliger Wechsel der Pille hat meist nicht den gewünschten Effekt.

Das empfehle ich zur Verhütung

- Ganz junge Mädchen sowie Mädchen, die noch keinen festen Sexualpartner haben: die richtige (!) Pille, ausgesucht nach dem Hormontyp und ausgetestet nach den Fünf Elementen.
- Wenn schon die Pille, dann so kurz wie möglich und nur zu Verhütungszwecken – und nicht, wie oft gesehen, wegen schlechter Haut oder starker Regelschmerzen!
- Frauen nach der Geburt eines oder mehrerer Kinder und/oder mit einem stabilen Lebenswandel und einem stabilen Zyklus: Nur kurzzeitig die Pille und – wann immer es geht – die Temperaturwahlmethode (darauf gehe ich ausführlicher ein im Element Wasser, Seite 221 f.).
- Wenn kein Kinderwunsch (mehr) besteht, bis hin zu den Wechseljahren: Entwerder die Spirale (aus Polyethylen mit Kupfer) oder die Eileiterunterbindung bzw. die Sterilisation des Partners.

> **Die richtige Pille finden**
>
> Damit die Pille weder ein Gesundheitsrisiko für die Frau noch ein Libido-Killer ist und darüber hinaus unbedingt zuverlässig, müssen folgende Punkte beachtet werden:
>
> • Die Pille muss zum Hormontyp (siehe Seite 155) der Frau passen.
>
> • Eine eventuelle medorrhinische/tuberkulinische Belastung von Erde und Metall (Pilze, Ausfluss usw.) muss ebenso berücksichtigt werden wie Probleme im Holz (Hormonregulationsstörungen, Knötchen in der Brust), im Feuer (Herz- und Gefäßerkrankungen, Thrombose) und im Wasser (Sexualleben, Fruchtbarkeit, biologisches Alter der Patientin). Wird die Pille durch einen kinesiologischen Test individuell auf die Situation der Fünf Elemente abgecheckt, ist mit gravierenden Nebenwirkungen, wie oben beschrieben, nicht mehr zu rechnen.

Und aufgepasst: Erwiesenermaßen interagieren die synthetischen Hormone mit körpereigenen Stoffwechselenzymen und deren Katalysatoren. Es treten dabei immer Vitalstoffdefizite auf, die vor allem dann bei einer geplanten Schwangerschaft Probleme bereiten können. Also: Wenn Sie schon die Pille nehmen, sollten Sie unbedingt ihre Vitaminspeicher wieder auffüllen! Ein spezielles Produkt hierfür ist im Handel: Steirovit® femina.

Ein Wort zur Hormonspirale

Keine Pille nehmen zu müssen, nicht umständlich die Temperatur messen – die Hormonspirale ist für viele Frauen die willkommene Empfängnisverhütung. Der Mechanismus scheint einleuchtend: Die Abgabe von geringen Dosen des Gelbkörperhormons Levonogestrel verhindert eine Schwangerschaft, indem sich die Gebärmutterschleimhaut nicht richtig umwandelt, um ein befruchtetes Ei einnisten zu lassen, und indem der Schleimpfropf, der die Gebärmutter verschließt, undurchlässig wird für Spermien. »Wunderbar!«, denken viele Frauen. »Da muss ich keine künstlichen Hormone nehmen, die meine Leber belasten.«

Aus ganzheitlicher Sicht muss ich hier jedoch Bedenken anmelden! Durch die lokale Hormonabgabe wird ebenfalls die körpereigene Progesteronproduktion, die für das Wohlbefinden des gesamten Organismus notwendig ist, unterdrückt. Die Hormonspirale hat daher immer eine negative systemische (d.h. auf den ganzen Körper gerichtete) Wirkung, so zeigt es sich eindeutig in der funktionellen ganzheitlichen Diagnostik. Leider sind die schulmedizinischen Kollegen (unwissend) anderer Meinung. Darüber hinaus kommt es mit dieser Spirale meist dazu, dass die Periode nahezu versiegt. Die Periode mag für die eine oder andere Frau lästig sein – sie bedeutet aber auch Entgiftung und ist damit gut für den Körper.

Aus diesem Grund bin ich auch ein totaler Gegner von Stäbchen-Implantationen in den Arm, die Frauen über mehrere Jahre künstlich unfruchtbar machen – sie unterdrücken die Blutung und bringen damit die Frau in eine ganz und gar unnatürliche Situation, die sich ungut auf den gesamten Organismus auswirkt.

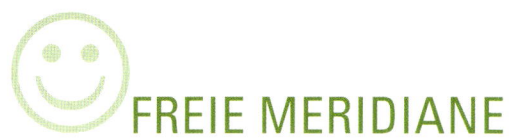

FREIE MERIDIANE

☹ Knoten in der Brust

Verhärtungen und Knötchen in der Brust sind eine heikle Angelegenheit. Einerseits, weil so viele Frauen davon betroffen sind, dass es schon beinahe als normal gilt, andererseits, weil Knoten in der Brust auch Brustkrebs bedeuten können. Weil es nun scheinbar völlig okay ist, Knötchen in der Brust zu haben, lassen sich viele Frauen dazu verleiten, die Brusttast-Untersuchungen, zu denen immer wieder (auch von mir) geraten wird, ohne die nötige Sorgfalt oder gar nicht durchzuführen. »Was soll schon sein?«, sagen sie sich, »Knötchen habe ich doch immer.« Allzu leicht wird dann jedoch ein Knötchen, das kein »normales« ist, nicht ernst genommen bzw. gar nicht bemerkt. Ganz bestimmt möchte ich keine Angst schüren – im Gegenteil! Ich möchte Sie, wenn Sie vielleicht einen oder mehrere solcher Knötchen haben, beruhigen: über 80 Prozent der Knoten, die Sie tasten, sind gutartig. Kein Grund zur Sorge! Aber lassen Sie dies bitte trotzdem fachärztlich abklären. Dann haben Sie Gewissheit.

Mastopathie

Die weibliche Brust ist in geradezu sichtbarer Weise hormongesteuert. Nicht nur in der Pubertät sind Östrogenschübe dafür verantwortlich, wie das Brustdrüsengewebe sich entwickelt, auch innerhalb des Zyklus wirken Schwankungen des Östrogen- und des Progesteronspiegels unmittelbar auf Größe und Festigkeit der Brust ein. Auch auf Knötchen in der Brust haben die Hormone Einfluss: Im Auf und Ab des Zyklus sind sie mehr oder weniger gut tastbar.

Gutartige Verdichtungen des Brustdrüsengewebes, von denen hier die Rede ist und die meist durch eine schmerzhafte Knotenbildung vor allem am äußeren oberen Quadranten (siehe Seite 163) prämenstruell auffallen, nennt man *Mastopathie*. Sie tritt meist vor und mit Beginn der Wechseljahre durch hormonelle Dysbalancen auf. Bei knapp der Hälfte der davon betroffenen Frauen kommt es zu einer Vermehrung des Bindegewebes (der *Fibrosierung*), zu Aussackungen der Milchgänge und zu Zysten. Die Medizin unterteilt drei Schweregrade dieser Veränderungen (I bis III), wobei das Risiko, an Brustkrebs zu erkranken, mit dem Schweregrad zunimmt.

Leider erlebe ich im Praxisalltag, dass mittlerweile weit über 70 Prozent der Frauen schon vom 20. bis 40. Lebensjahr an diese Art der mastopathischen

Brustdrüsenveränderung aufweisen! Die Ursache hierfür ist stets ein Ungleichgewicht zwischen Östrogenen und Gestagenen. Die weitverbreitete Pilleneinnahme sowie Blockaden der Meridiane des Elements Holz (siehe Seite 164 f.) sorgen dafür, dass das Progesteron im Körper abfällt und es dadurch zu einem relativen Östrogenüberschuss kommt. Gefährlich!

Daneben können junge Mädchen und Frauen bis etwa Mitte 40 auch häufig tastbare isolierte Knötchen haben. Meist sind das sogenannte *Fibroadenome*, also gutartige Neubildungen, die man als einzelne Knoten tasten kann und die oft an mehreren Stellen gleichzeitig auftreten. Bis zu 5 cm Durchmesser können solche Knoten haben! Außerdem besteht noch die Möglichkeit, dass sich hinter solchen Knoten Zysten verbergen – auch sie sind gutartig, aber immer ein Grund, für Abklärung durch Ihren Frauenarzt zu sorgen!

Weil die Unterscheidung zwischen gutartiger Veränderung der Brust, Zyste und Krebs – durch Abtasten zum Beispiel – sehr schwierig ist, bedarf es anderer Methoden, um mehr Sicherheit zu gewinnen. Zum Beispiel durch die Ultraschalluntersuchung oder die wenig beliebte, aber recht aussagekräftige Mammographie. Knoten, die nicht eindeutig als harmlos identifiziert werden können, werden biopsiert. Dazu wird mit einer Nadel Zellmaterial aus dem Knoten entnommen und unter dem Mikroskop ganz genau untersucht. Sollte das Ergebnis den Krebsverdacht erhärten, wird zumeist gleich operiert und der Knoten entfernt. Auch eine Biopsie ist natürlich nur eine Momentaufnahme des Gewebes. Wie das morgen oder in zwei Jahren aussieht – darüber kann auch sie keine Auskunft geben. Während bei bösartigen oder bösartig erscheinenden Knoten (oftmals unnötigerweise) operiert wird, verfügt die Schulmedizin bei gutartigen Knoten kaum über Behandlungsmöglichkeiten.

Die monatliche Selbstuntersuchung der Brust

Ob Sie nun zu den Frauen gehören, die sich an ihre kleinen Verhärtungen und Knubbel in der Brust gewöhnt haben, oder zu denen, die hier zum ersten Mal lesen, dass es so etwas gibt: Seien Sie gut zu sich und Ihrer Brust! Tasten Sie sich sorgfältig ab – jeden Monat, bestmöglich während der Blutungstage! Auch Ihr Partner könnte sich monatlich um Sie kümmern …

Beim Abtasten gehen Sie so vor, wie auf den folgenden Seiten geschildert:

Stellen Sie sich bei guter Beleuchtung vor einen Spiegel, in dem Sie Ihre Brust gut sehen können. Die Arme hängen locker herunter. Erkennen Sie irgendwelche Veränderungen der Brustgröße oder der Form Ihrer Brust? Ist die Haut der Brust glatt oder zeigt sie Rötungen, Vorwölbungen oder eine Orangenhaut? Beobachten Sie Einziehungen der Brustwarzen?

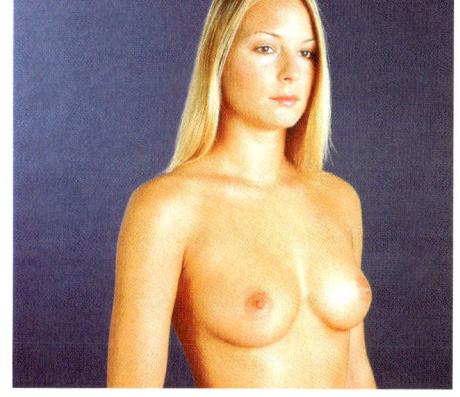

Heben Sie die Arme locker über den Kopf und betrachten Sie Ihren Busen nach den gleichen Kriterien wie beim Foto oben. Treten Veränderungen auf, wenn Sie die Arme langsam auf und ab heben? Und wie sieht es mit den Brustwarzen aus: Ziehen Sie sich ungleichmäßig nach innen oder entdecken Sie Einziehungen an anderen Stellen der Brust?

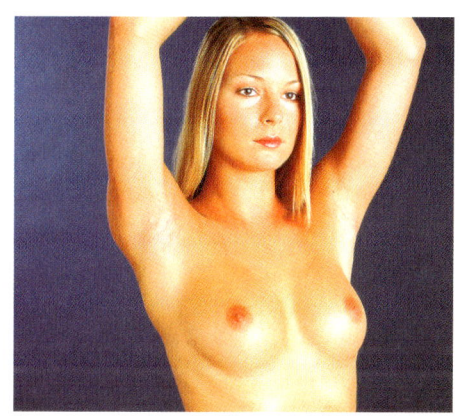

Und nun tasten Sie Ihre Brust ab. Legen Sie dazu die linke Hand flach auf die rechte Brust (danach umgekehrt) und tasten Sie sie sorgfältig ab. Auf dem Foto sehen Sie die Brust in 4 Bereiche, in sogenannte Quadranten eingeteilt: Entsprechend untersuchen Sie jedes einzelne Viertel von oben außen beginnend. Besonders bei jungen Mädchen ist hier die Brust oft etwas knotiger als in den anderen Quadranten – die Knötchen sind aber meist gutartig und nur dann ein Grund für erhöhte Aufmerksamkeit, wenn sie sich verändern. Versuchen Sie sich deshalb gut zu merken, wo sie sind und wie sich Ihre Brust anfühlt.

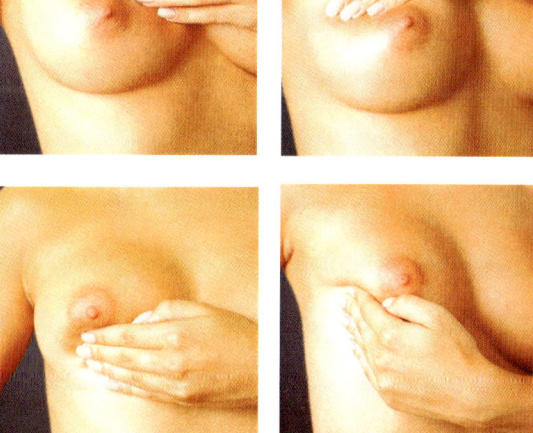

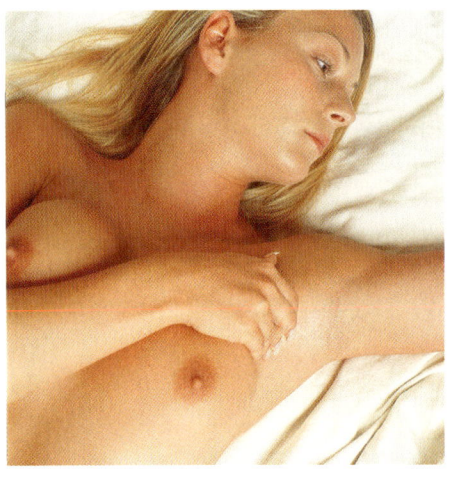

Heben Sie Ihren Arm halb hoch und richten Sie jetzt Ihre Aufmerksamkeit auf Ihre Achselhöhle: Legen Sie oben drei Finger hinein: Spüren Sie in der Achsel Knötchen? Tastbare kleine Lymphknoten müssen Sie nicht beunruhigen. Achten Sie aber auf derbe Knoten, besonders :

- wenn sie über 1 cm groß sind,
- wenn Sie sie zuvor noch nicht getastet haben oder wenn der Tastbefund sich von dem der anderen Achselhöhle unterscheidet.

In diesen Fällen lassen Sie sich nicht verunsichern: Suchen Sie sicherheitshalber Ihren Frauenarzt auf – er kann unterscheiden, ob es sich, wie in den meisten Fällen, um Veränderungen handelt, die ganz harmlos sind.
Tasten Sie auch mit der linken Hand die rechte Achselhöhle ab.

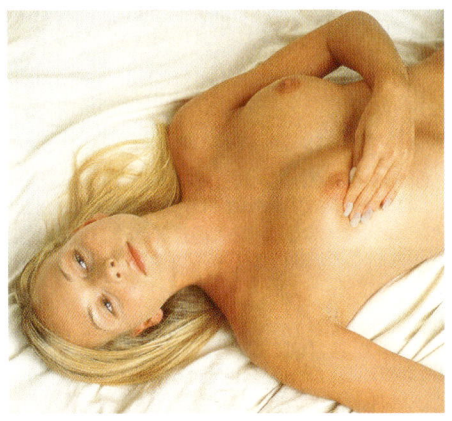

Legen Sie sich auf den Rücken oder ganz entspannt in die Badewanne, und wiederholen Sie die Untersuchungen nun im Liegen. Wenn Sie die Badewanne bevorzugen, seifen Sie sich die Hände dazu ein – sie sind dann noch tastempfindlicher.

Ganzheitliche Sicht der Knötchenbildung

Vorab: Als ganzheitlich arbeitender Arzt kann ich nur meine große Verwunderung darüber ausdrücken, dass eine Knotenbildung in der Brust landläufig als Normalität dargestellt wird! Knötchen in der Brust sind nicht normal, auch wenn sie gutartig sind! (Oder ist Fettsucht deswegen schon normal, weil es immer mehr fettsüchtige Menschen gibt und man Schlanke zusehends mit der Lupe suchen muss?)

Am häufigsten sind mastopathische Veränderungen, also Knötchen in der Brust, am oberen äußeren Quadranten zu finden. Warum das so ist – das kann kein schulmedizinischer Gynäkologe der Welt erklären! Legt man jedoch das Meridiansystem zugrunde, das unseren Körper durchzieht, ist unschwer zu erkennen, dass der obere äußere Quadrant das Versorgungsgebiet des Galle-Meridians ist. Untersuchungen mit dem Elektronenmikroskop zeigen, dass in allen unseren Geweben ein ununterbrochenes Fließen herrscht. Wird dieser fließende Energiestrom ständig irritiert, zum Beispiel durch chronische Entzündungen der Neben- und der Kiefernhöhlen oder durch Störungen im Leber-Galle-System, führt das dazu, dass auch der Informationsaustausch zwischen den einzelnen Körpersystemen blockiert wird. Konkret: Versorgung und Lymphabfluss sind gestört! Frauen, die im oberen äußeren Quadranten Verhärtungen und Knötchen haben, haben also immer (immer!) auch Probleme im HNO-Bereich und/oder der Leber/Galle mit Gallengries und Gallensteinen.

Die zweithäufigste Stelle der Brust, an der Knötchen zu tasten sein können, ist innen unten – wiederum durchzogen von einem Meridian, nämlich dem der Niere. In der unteren Mitte der Brust findet sich der Magenmeridian. Zu dessen »Einzugsgebiet« gehört auch der Brustwarzenbereich. Veränderungen hier können nur entstehen, wenn die tiefen Kieferhöhlen und/oder die Mandeln bzw. deren Seitenstränge häufig von Infekten betroffen sind oder waren.

Die Meridiantherapie

Schulmedizinern ist diese Sichtweise verschlossen. Ganz besonders denjenigen, die in der wissenschaftlichen Medizin den Ton angeben ... Und dabei ist das Geheimnis der Meridiane den Chinesen schon seit Jahrtausenden bekannt. Nur hier im Westen kann und will man sich offensichtlich nicht damit auseinandersetzen. Jene Ärzte jedoch, die über den Tellerrand hinausblicken und Ausschau nach wirksamen Methoden und Verfahren halten, ohne von Vorneherein alles, was an unseren eigenen Universitäten gelehrt wird, als fachlich überlegen anzusehen, sind häufig harter Kritik ausgesetzt.

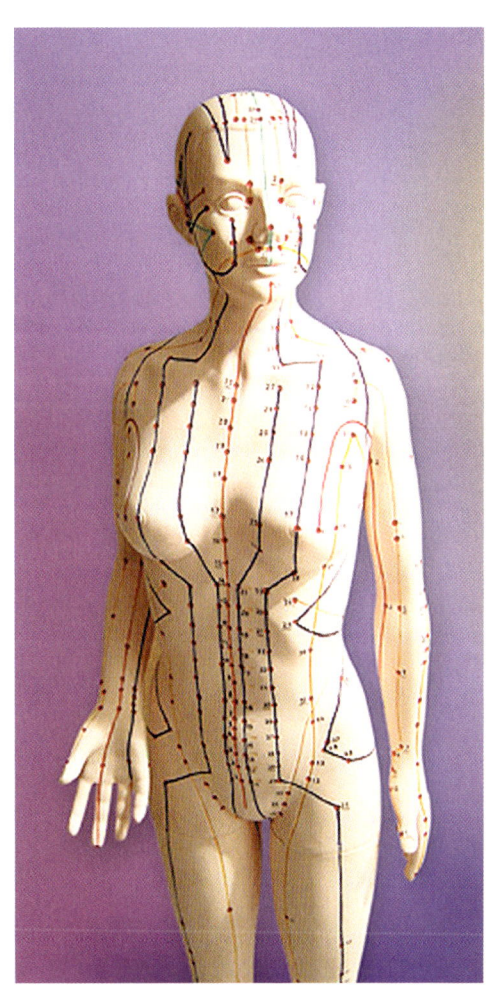

Die Meridiane, die die Brust versorgen

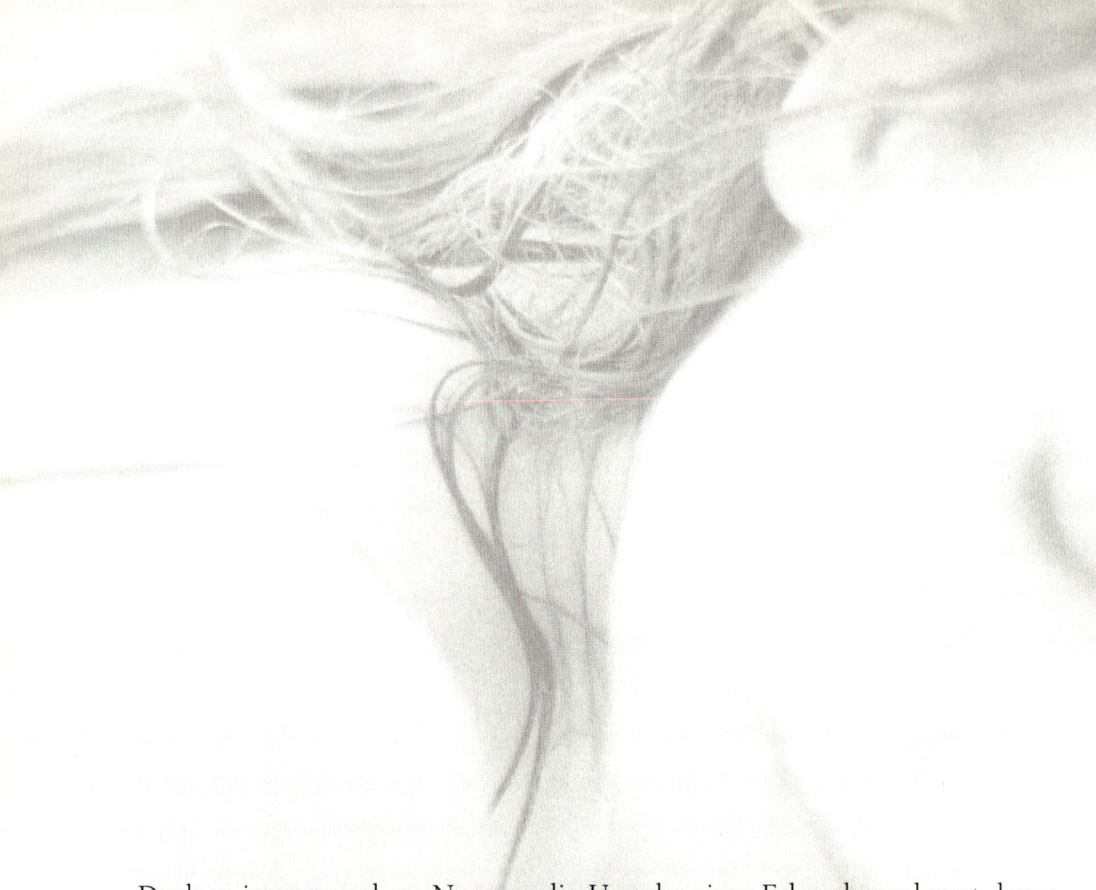

Doch es ist nun mal so: Nur wer die Ursache einer Erkrankung kennt, kann auch eine erfolgreiche Therapie machen. Die Therapie der Meridiane ist eine *vorbeugende* Maßnahme. Ist nämlich einmal der Krebs da, so kann auch allein die Meridiantherapie ihn nicht mehr zum Verschwinden bringen. Deshalb rate ich allen Patientinnen mit Tastbefunden in der Brust (und wenn sie hundertmal normal sein sollen) zu einer vollständigen Meridiantherapie, damit die Mutation von gesunden in bösartige Zellen gar nicht erst in Gang kommen kann.

> Bösartige Tumoren sind nach meiner Erfahrung immer die Folge einer massiven Meridian-Blockade. Das zeigte sich bei allen (!) meinen Patientinnen und Patienten.

Mastopathie, (schmerzhafte) Knötchenbildung in der Brust – Stufenplan

Stufe I

Allgemeinmaßnahmen und Orthomolekulare Therapie:
Wie bei Zyklusstörungen, siehe Seite 143 ff.

Phytotherapie:
Mönchspfeffer: Agnucaston®/Agnolyt®: 1 x 40 Tropfen oder 1 x 1 Tbl. morgens über mehrere Monate ohne Unterbrechung oder nur zur zweiten Zyklushälfte.

Oder Frauenmantel als Urtinktur: Alcea Alchemilla Urtinktur 3 x 5 Tropfen.

Heilpflanzen zur Teebereitung:
Hormonregulierende Pflanzen: zusammen mit Pflanzen, die eine gestagenähnliche Wirkung haben: siehe Zyklusstörungen, Seite 144.

Ergänzt durch: Birke (hier Betula pubescens) – wirkt sehr gut bei Brustspannen!

Bei prämenstruellen Wassereinlagerungen bitte mit Brennnesselkraut, Schachtelhalmkraut und Birkenblättern ergänzen.

Zur Leberunterstützung (Lebermeridian!): Teemischung für Leber-Galle-Entgiftung (siehe Anhang, Seite 271).

Traditionelle Chinesische Medizin:
Regulierung des Energieflusses im Holz durch die klassische »Xiao Yao San«-(Bupleurum & Tang Kuei-)Rezeptur: 2 x 2 Tbl. in der zweiten Zyklushälfte über ein halbes Jahr hinweg.

Schüßler-Salze:
Regulation des Qi und Xue, der Leber, vor allem während der 2. Zyklushälfte: Nr. 3, 6, 11, 7, 17, 19, 21.

Enzyme:
Phlogenzym®, 2 x 3 Tbl. über 5 Monate.

Stufe II

Komplexhomöopathie:
Mastodynon® (PMS, Mastodynie), Hormeel® Tbl., Lymphomysot Salbe, wenn zusätzlich Lymphe gestaut ist.

Natürliche Hormone:
Aus der Yamswurzel: Brusteinreibungen mit natürlichem Progesteron während der letzten Tage vor dem Zyklus; genauso möglich ist die orale Einnahme von natürlichem Progesteron (50 bis 100 mg), mikroverkapselt und aufbereitet in Öl, die letzten 3 bis 4 Tage vor der Regelblutung (z.B. Uterogest® oder individuelle Rezeptur).

Stufe III

Zyklustherapie mit natürlichen Hormonen:
Regulierung des gesamten Zyklus mit Östriol/Progesteron und sonstigen fehlenden Hormonen (siehe Kapitel Wasser, Seite 249 f.) durch einen hormonkundigen Arzt.

Traditionelle Chinesische Medizin:
Schmerzhaftes Brustspannen bei Mastopathie lässt sich mit Hilfe der TCM hervorragend behandeln. Knotenbildung geht in der Regel zurück. Die Brüste werden in der Regel weicher. Empfohlene Maßnahmen der Stufe I ergänzen.

Klassische Homöopathie:
Zusammen mit den Maßnahmen der Stufe I der Königsweg, da Erbgifte ausgemerzt werden können.

INTAKTE STEUERUNG

☹ Krebs an Brust, Gebärmutter und anderen Organen

Anders, als der Name glauben machen möchte, ist die Krebsvorsorge (nicht nur der Brust), wie sie die Schulmedizin empfiehlt, gar keine *Vor*-Sorge, sondern (wenn man Glück hat) die Feststellung einer Krebsgeschwulst in einem frühen Stadium. Die herkömmliche Krebsvorsorge schützt also nicht vor Krebs, sondern im günstigsten Fall vor der weiteren Ausbreitung eines Tumors, der schon da ist. Aber das Problem kennen wir ja: Die Schulmedizin handelt immer erst dann, wenn eine Krankheit sich schon manifestiert hat, und kommt somit immer einen Schritt zu spät! Auch wenn die Gewebeentnahme (Biopsie) oder die Mammographie negativ sind – also »kein Krebs« –, schützt das nicht vor einem möglichen Tumor. Denn wie erwähnt, handelt es sich hier lediglich um eine Momentaufnahme. Eine echte Krebs-Vorsorge ist meines Erachtens nur mit der Meridian-Diagnostik möglich. Nur die systematische Ausschaltung aller Meridian-Blockaden kann das leisten!

Eine Krebserkrankung entsteht nicht von heute auf morgen. Ich schlafe nicht heute gesund ein und habe morgen Krebs. Damit es so weit kommt, müssen über lange Zeit Steuerungsfunktionen so gestört sein, dass ursprünglich gesunde Zellen mutieren. Und hier kommt die Chinesische Medizin ins Spiel. Sie kann – im Gegensatz zur westlichen Medizin – Störungen diagnostizieren, bevor Veränderungen der Zellstruktur eingetreten sind. Würde bei allen Patientinnen und Patienten eine entsprechende Vorsorge gemacht, würden praktisch keine Krebserkrankungen mehr auftreten – davon bin ich überzeugt!

»Gut« und »böse« – was ist der Unterschied?

Gutartige Geschwulste führen ein abgekapseltes Leben und machen sich meist erst dann bemerkbar, wenn sie ein Gefäß oder ein Organ regelrecht abdrücken. In fast allen Fällen sind sie durch eine Operation restlos zu entfernen und hinterlassen vielleicht eine Narbe, aber keine weiteren gesundheitlichen Störungen.

Ganz anders die bösartigen Tumore. Sie unterscheiden sich von den gutartigen durch zwei ganz wesentliche Merkmale: Sie wachsen erstens regellos und wuchern in benachbarte Gewebe, das heißt, sie kennen keine Grenzen, und sie streuen zweitens über kurz oder lang Tochtergeschwulste, die sogenannten Metastasen. Diese können nun ihrerseits so entarten, dass ihre Herkunft, der Primärtumor, sich auch unter dem Elektronenmikroskop nicht mehr identifizieren lässt. Krebszellen kümmern sich mitnichten um ihre Nachbarzellen, die doch bislang dafür gesorgt haben, dass alle Zellen im Verbund bleiben und es keine »Ausreißer« gibt.

Wie aber kommt es nun so weit, dass die Nachbarzellen und auch das Immunsystem einfach tatenlos zuschauen, wenn ein bösartiger Tumor entsteht? Was hat ihre gemeinschaftliche »Wächterfunktion« außer Kraft gesetzt? An dieser alles entscheidenden Frage in der Krebsmedizin laboriert die Schulmedizin seit Jahrzehnten. Der Schlüssel liegt, wie ich bei der Untersuchung hunderter Krebspatienten herausgefunden habe, in der Irritation der *Steuerung* von Zellteilung und Immunsystem. Durch Blockaden werden die Meridiane, die für die Zellteilung und zielgerichtete Immunabwehr zuständig sind, außer Gefecht gesetzt oder zumindest so beeinträchtigt, dass eine fehlerfreie Datenübertragung nicht mehr möglich ist. Dann empfangen die Zellen sozusagen von der übergeordneten Steuerungszentrale ihre Anweisung für eine regelrechte Zellteilung nicht mehr und beginnen, sich regellos und mit großer Geschwindigkeit zu vermehren.

Was Krebs verursacht

Damit Krebs entstehen kann, müssen Meridiane auf mehrfache Weise so gestört sein, dass die Steuerung der Zellteilung und des Immunsystems nicht mehr funktioniert. Fahndet man intensiv und bei einer Vielzahl unterschiedlichster Krebspatienten nach den Verursachern der Blockaden im Meridiansystem – und das habe ich bei Hunderten getan – und zieht man dabei noch das homöopathische System der Erbtoxine hinzu, dann ergibt sich das ganz klare Bild immer gleicher Belastungen:

- 1. Das Organ, an dem der Krebs entsteht, ist bereits vorgeschwächt durch ein spezielles Erbtoxin: Karzinosinum – die Vorfahren hatten über Generationen bereits an dem entsprechenden Organ eine Krebsgeschwulst. Dazu können dann noch weitere (Ihnen schon bekannte) Erbtoxine – wie Syphilinum, Medorrhinum, Psora, Tuberkulinum etc. – ebenfalls auf dieses Organsystem einwirken. Je mehr Erbtoxine nachweisbar sind, umso gefährlicher wird es. Bis zu zehn Schichten lassen sich identifizieren, die eine nach der anderen »abgetragen« werden müssen, um die Macht der Erbtoxine zu brechen. Mit Hilfe der Kinesiologie und der homöopathischen Anamnese lassen sich solche Vorbelastungen über Generationen leicht zurückverfolgen!

- 2. Dazu gesellt sich meistens eine schwere Blockade der vegetativen und der hormonellen Steuerungssysteme. Stichwort: Unausgeheilte Infekte.

- 3. Die gravierendste Blockade wird allerdings durch die Geopathie (Seite 174 f.) verursacht, also durch Erdstrahlen. Sie ist so ausschlaggebend für die Krebsentstehung, dass ich noch nie einen Krebspatienten ohne geopathische Belastung gesehen habe! Das Thema Schlafplatz steht hier im Fokus (siehe Element Feuer, Seite 199 ff.). Schwere elektromagnetische Belastungen kommen dann meist noch dazu. Sie stammen aus dem inzwischen allgegenwärtigen Mobilfunk, Radioweckern, Hochspannungsmasten, Fernsehen usw.

- 4. Auch immer mit dabei: die Belastung mit dem Epstein-Barr- (oder einem anderen aggressiven) Virus. Der Epstein-Barr-Virus ist manchen von uns aus eigenem Erleben bekannt: Er verursacht das Pfeiffer'sche Drüsenfieber, eine oft chronische Infektion mit nicht selten auch schwerem Verlauf. Anfangs hat man ausgeprägt die typischen Grippesymptome wie Hals- und Gliederschmerzen, geschwollene Mandeln und Lymphknoten. Chronifiziert sich die Erkrankung über Monate, kann es zu Müdigkeit, Blässe und einer Vergrößerung von Leber und Milz kommen. Bei den meisten jedoch ist die Infektion mit diesem Virus unerkannt geblieben.

- 5. Irritationen durch Pilze, Bakterien und Schwermetalle, allen voran Quecksilber, Blei, Cadmium (Autoabgase, Rauchen, Phosphatdüngemittel und Klärschlamm), Zinn, Kupfer und Nickel. Manche Schwermetalle können gar eine hormonähnliche Wirkung haben und Zellen zur Teilung anregen!

- 6. Auch die seelische Seite spielt natürlich eine Rolle: Setzt oder fühlt man sich ständig unter Druck – aufgrund jahrelanger Enttäuschungen durch den Partner zum Beispiel, durch dauerndes Mobbing am Arbeitsplatz oder andere dauerhafte Stresssituationen, kann der Druck so mächtig werden, dass das gesamte System irgendwann einmal zu »kochen« beginnt.

Nun gibt es zwei Möglichkeiten, wie der Organismus darauf reagieren kann: Er explodiert – das heißt, ein (bösartiger) Tumor entsteht. Oder er implodiert, das heißt, alle Kräfte richten sich nach innen gegen den Körper, und der Organismus reagiert mit einer Autoimmunerkrankung, etwa Multiple Sklerose. In welche Richtung es geht, ob nach innen oder nach außen, geben stets die vorhandenen Erbtoxine vor.

Schritt für Schritt das Krebsrisiko ausschalten

Bevor – zum Beispiel wegen tastbarer Knötchen in der Brust – eine Meridian-Therapie angesetzt wird, muss erst einmal zwingend ausgeschlossen werden, dass keines der Knötchen bösartig ist. Hier hilft die schulmedizinische Diagnostik mit ihren verschiedenen körperlichen Untersuchungen – Ultraschall, Mammographie, Gewebeentnahme usw. Erst wenn größtmögliche Sicherheit besteht, dass die Knötchen nicht bösartig sind, erstelle ich in meiner speziellen Krebsvorsorge ein Risikoprofil, um abzuchecken, welche Maßnahmen es braucht, damit die Patientin nicht irgendwann in der Zukunft an Krebs erkrankt:

- Hauptrisiko ist immer eine Blockade durch Geopathie, zum Beispiel Erdstrahlen (siehe Seite 174 f.), die ich durch kinesiologische Tests nachweisen kann. Ist die Blockade »aktuell«, lasse ich stets einen Rutengänger ins Haus der Patientin kommen.
- An zweiter Stelle stehen elektromagnetische Strahlen (siehe Seite 174 f.), die sich ebenfalls kinesiologisch nachweisen lassen.
- Infektionen mit dem Epstein-Barr-Virus, dem Auslöser des Pfeiffer'schen Drüsenfiebers.
- Infektionen mit anderen Viren, zum Beispiel Adenoviren (verursachen hauptsächlich Infektionen der Atemwege) oder HPV-Viren des Muttermundes.
- Schwermetalle und andere Gifte, die im Körper eingelagert sind.
- Psychische Belastungen durch jahrelange Probleme in der Partnerschaft und/oder am Arbeitsplatz.
- (Schimmel-)Pilze mit ihren giftigen Ausscheidungsprodukten.
- Bakterielle Infektionen.
- Falsche Ernährung mit Vitalstoffdefiziten.

Anschließend erstelle ich ein individuelles Risikoprofil mit einer Hierarchisierung der Risiken: Welches wiegt am schwersten und muss somit als Erstes angegangen werden? Sodann nehme ich mir jedes einzelne Risiko vor und eliminiere es!

In der Regel führen wir in meiner Praxis diese Krebsvorsorge alle zwei Jahre durch. Hier *muss* sich zeigen, dass alle gefundenen Belastungen schwächer werden. Inzwischen hat diese Krebsvorsorge bei uns einen sehr hohen Standard erreicht. Nahezu sämtliche Belastungen können so beseitigt werden. Und die Sicherheit, von bösartigen Geschwulsten verschont zu bleiben, ist sehr hoch.

Dem Krebs sicher zuvorkommen

»Seit ich denken kann, habe ich Periodenschmerzen und Brustschmerzen vor der Periode!«, beklagt sich eine 35-jährige Frau bei mir. Aber das ist nicht der eigentliche Grund, der sie zu mir geführt hat: Zum dritten Mal innerhalb von drei Jahren zeigt ihr Muttermund-Abstrich deutliche Warnsignale: rezidivierender PAP IIID, Krebsgefahr! Ihre Gynäkologin habe ihr eine Konisation (kegelförmiges Ausschneiden des Muttermundes) oder eine abwartende Therapie angeboten, was im ersten Fall zu aggressiv, im zweiten zu risikoreich erschien.

Aus ihrer Vorgeschichte erfahre ich, dass sie sowohl an den Lippen als auch im Genitalbereich eine »Neigung zu Herpes« hat. Die attraktive, hellhäutige und rötlich-blonde Frau hat eine sehr empfindliche Haut, auch mit Ekzemneigung – ein typisch psorisch-medorrhinischer Konstitutionstyp. Es ist daher nicht verwunderlich, dass sie ein wenig zur Melancholie neigt. Eine homöopathische Anamnese bestätigt diese Diagnose mit dem eindeutigen Hinweis auf Natrium muriaticum – das Konstitutionsmittel unter anderem für Menschen, die Kummer tief in sich verbergen, weil sie ihn vor sich selbst nicht wahrhaben wollen.

Die Diagnose der Fünf Elemente fördert eine deutliche *calor-venti*-Belastung in den Elementen Metall und Holz zu Tage, also »heißen Wind« durch Viren, Schwermetalle und Pilze. Auch die gynäkologische Untersuchung fällt so aus: Hier hat der »heiße Wind« vor allem zu einer Instabilität der Schleimhaut des Muttermundes geführt. Mittels Kinesiologie wird dann noch eine viel deutlichere HPV-Virenbelastung differenziert, als dies schon teilweise in der Praxis ihrer Gynäkologin mittels des üblichen Abstrichs festgestellt worden war. Erhalte ich solch einen Befund, fackle ich nicht lange und therapiere wie folgt:

- 1. Entlastung der Leber (der Muttermund wird energetisch von diesem Meridian versorgt!) mittels einer Leber- und Lymph-Therapie über vier Wochen.
- 2. Konstitutionsstärkung mit Natrium muriaticum alle zwei Monate.
- 3. Immuntherapie mit Antioxidantien – vor allem Vitamin C, Selen, Zink und Magnesium – hochdosiert einmal pro Woche per Infusion. Um die Abwehrfunktion des Elements Metall zu stärken, gibt es zusätzlich die für dieses Element wichtigsten orthomolekularen Substanzen Vitamin A, Kupfer, Zink und Mangan. Und: Um die Killerzellen des Immunsystems wirklich auf Trab zu bringen, werden noch Thymus-Präparate, Heilpilze und Enzyme eingesetzt.
- 4. Mit Milchsäurebakterien (z.B. Vagiflor®) und den pilzausleitenden Sanum-Mitteln Quentakehl®, Pinikehl® und Albicansan® wird die Stabilisierung des Milieus von Vagina und Muttermund herbeigeführt.
- 5. Schüßler-Salze stärken das Yin im Metall. Hier vor allem Nr. 3, 6, 17, 19 und 21.
- Alle Schritte werden in ihrer Wirkung unterstützt durch Phytotherapeutika, also pflanzliche Heilmittel in Form von Teemischungen, die schwerpunktmäßig der Entgiftung von Lymphe, Leber und Galle dienen (siehe Kapitel Erde, Seite 110 ff.). Abgerundet wird die Therapie durch einen vollständigen Akupunktur-Zyklus.

Das erfreuliche Ergebnis unserer gemeinsamen Bemühungen: Endlich ist es vorbei mit den Zyklusbeschwerden. Und: Sämtliche routinemäßige Muttermund-Abstriche, die nach zehn Wochen gemacht werden, sind auf PAP II und auf PAP I zurückgegangen. Entwarnung!

> **Heilpflanzen bei Veränderungen am Muttermund**
>
> **Hormonregulierend:** Frauenmantel
>
> **Leberentgiftend:** Mariendistel, Löwenzahnwurzel, Engelwurz
>
> **Nierenausleitend:** Brennnessel
>
> **Schleimhautschützend:** Taubnesselblüten, Ringelblume
>
> **Yin-aufbauend:** Ackerschachtelhalm, Schafgarbe, Labkraut
>
> **Antiviral:** Melisse, Schöllkraut
>
> **Wärmend/durchblutungsfördernd:** Majoran, Beifuß

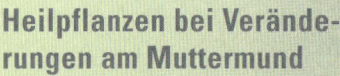

Die ganzheitliche Therapie – und das will ich nicht verschweigen – verläuft fast nie ganz reibungslos: Durch die Regulationstherapie brechen während der ersten Wochen meist die unerledigten, früher nur unterdrückten Infekte neu auf. Das Immunsystem muss mit ihnen ein für allemal fertig werden, sonst kann der Organismus nicht gesunden. So hatte meine Patientin mit dem PAP-IIID-Abstrich nach Therapiebeginn immer wieder mit Herpes an den Lippen und im Genitalbereich zu kämpfen. Aber sie hielt durch. Jetzt, nachdem alle Viren ausgeleitet sind, hat sich auch das gelegt, und sie fühlt sich erstmals rundum gesund!

Diese Erfahrung habe ich in langen Jahren immer wieder gemacht: Mit einer ganzheitlichen Fünf-Elemente-Therapie lässt sich auch der hartnäckigste PAP IIID-Abstrich behandeln und ausheilen. Nutzen Sie die Chance!

Unsichtbar und gefährlich: Geopathie und Strahlen

Man sieht sie nicht, man riecht sie nicht und man spürt sie nicht: Strahlen. Aber sie sind da und können unsere Gesundheit bis in die Zelle hinein stören. Aber was sind das für Strahlen, woher kommen sie, und was macht sie so gefährlich?

Beginnen wir mit der elektromagnetischen Strahlung. Die meiste davon beschießt uns aus dem Weltall. Gott sei Dank hält ein starker natürlicher Schutzschild – das Magnetfeld unserer Erde und die Atmosphäre – den größten Teil dieser kosmischen Strahlung von uns ab. Ohne ihn wäre Leben auf der Erde nicht möglich. Erinnern Sie sich an Neil Armstrong, den ersten Mann auf dem Mond? Dann haben Sie sicherlich auch den unförmig-plumpen, silbrigen Schutzanzug vor Augen, in dem er sich unbeholfen über den Mondstaub bewegte. Ein wichtiger Grund, sich in dieses Outfit zu zwängen, war der Schutz vor der tödlichen, kosmischen Strahlung.

Unsere Erde reflektiert einen Teil dieser Strahlung und gibt sie an die Umwelt ab. Mit dabei sein kann eine sogenannte geopathische – krankmachende

– Strahlung: Je nach Oberflächenbeschaffenheit hat sie ihre Quellen in der Erdkruste. In diesen Bereichen, den geopathischen Zonen, Wasseradern und bestimmten Brüchen und Verwerfungen sind die elektromagnetischen Strahlungsintensitäten deutlich höher als in der Umgebung.

Und schließlich haben wir selbst dafür gesorgt, dass noch ein täglich wachsender Teil an künstlicher Strahlung dazukommt: Handys, Radiowecker, Rundfunk, Mikrowelle, Hochspannungsleitungen, Fernsehapparate und so weiter – sie alle strahlen mehr oder weniger unbeachtet vor sich hin. Fatal! Denn bestimmte Strahlungsarten – die Gruppe der ionisierenden Strahlung – haben die Fähigkeit, organisches Gewebe zu durchdringen und Veränderungen bis ins Zellinnerste anzustoßen. Mit anderen Worten: Ionisierende Strahlung kann zusammen mit anderen Faktoren Krebs auslösen!

Krebserkrankungen haben natürlich mehr als eine Ursache – das ist unbestritten. Was ich aber aus langjähriger Praxiserfahrung sagen kann, ist, dass ich niemals, wirklich niemals Krebspatienten behandelt habe, bei denen nicht eine geopathische Störung am Krankheitsgeschehen mitbeteiligt war. Ich möchte sogar so weit gehen zu behaupten, dass ohne die geopathische Belastung Krebs (abgesehen von Alterskrebs) nicht entstehen kann. In meiner Praxis habe ich das zumindest nie gesehen.

Mammakarzinom

Die 37-Jährige hatte im Herbst bei der Selbstabtastung einen Knoten in der linken Brust entdeckt. Ihr Gynäkologe hegte sofort den dringenden Verdacht auf ein Mammakarzinom. Die Patientin setzte sich daraufhin ausführlich mit dem Thema auseinander und war davon überzeugt, dass sie den Tumor mit ihrer eigenen Kraft und mit natürlichen Mitteln zum Verschwinden bringen könnte. Deshalb stellte sie sich im Frühjahr bei uns vor – mit dem Wunsch, ausschließlich naturheilkundlich behandelt werden zu wollen. Sie hatte ihre Ernährung optimiert und ihr Immunsystem mit Nahrungsergänzungsmitteln angeregt. Operation, Bestrahlung und Chemotherapie, die die Schulmediziner forderten, kämen für sie überhaupt nicht in Frage, sagt sie, obwohl sich der Tumor in den letzten drei Monaten etwas vergrößert hatte. Die gynäkologische Untersuchung der Brust zeigte einen pflaumenkerngroßen, wenig verschieblichen Tumor im Bereich des äußeren oberen Quadranten der linken Brust.

Die bioenergetische Testung ergab eindeutig den Hinweis auf ein bösartiges Mammakarzinom, das meines Erachtens schon Mikrometastasen im angrenzenden Lymphbereich gesetzt hatte. Aus TCM-Sicht war der Tumor eindeutig durch die Blockade des Magen-, Gallenblase- und Dreifach-Erwärmer-Meridians ausgelöst worden.

Aus meiner Praxis

Ausführliche Gespräche überzeugten die Patientien schließlich, dass es in ihrem Falle besser wäre, wenn sie sich sowohl einer schulmedizinischen als auch einer gleichzeitigen komplementären, biologischen Krebstherapie unterziehen würde, denn die Aussicht auf Heilung würde sich dadurch dramatisch verbessern. Über weitere schulmedizinisch vorgesehene Therapien könne man dann von Schritt zu Schritt diskutieren.

Die Patientin entschloss sich zu diesem Vorgehen und unterzog sich zunächst einer Operation, nachdem wir ihre Grundkonstitution mittels Hochdosis-Vitamin- und Mineralstoff-Infusionen, Nahrungsergänzungsmitteln, Säure-Basen-Mittel sowie durch Akupunktur und leber- und lymphreinigende Phytotherapeutika vorbereitet hatten. Der Operationsbefund zeigte den erwarteten bösartigen Brustkrebs. Die vorsorglich entfernten anliegenden Lymphknoten zeigten zum Glück noch keinen Befall (was bei der Größe ungewöhnlich war).

Bei der erneuten kinesiologischen Testung fand ich jedoch Mikrometastasen und desseminierte Tumorzellen (vagabundierende Zellen im Blut). Diese Zellen ließen sich auch mittels eines Speziallabors bestätigen. Der vorliegende Befund veranlasste mich dazu, eine Chemotherapie zu empfehlen, die nach bewährtem Standard bei einem Onkologen durchgeführt wurde.

Die anfänglich von unserer Patientin geäußerten schweren Befürchtungen über deutliche Nebenwirkungen der Chemotherapie wurden schnell zerstreut. Mittels jeweils sorgfältig abgestimmter naturheilkundlicher Therapie auf jede Chemotherapieeinheit (meist Infusionen und Ozontherapie sowie Akupunktur) traten bis auf den reversiblen vorübergehenden Haarausfall praktisch keinerlei Nebenwirkungen auf! Die Patientin überstand die Prozedur bestens (O-Ton: »Die Chemo war durch die begleitende Naturheilkunde ein Klacks.«).

Nun wurde eine fundierte und tiefgreifende Ganzheitstherapie unter strenger Berücksichtigung der fünf Elemente angewendet: Sämtliche gefundene Belastungen, die zu diesem Brustkrebs geführt hatten, wurden innerhalb des nächsten Jahres sorgfältig abgebaut (geopathische Belastungen, Elektrosmog-Belastungen, Epstein-Barr-Virusinfektion, Schwermetall- und Lösungsmittel- und Candida- und Schimmelpilz-Belastungen). Jeglicher diagnostizierte Mangel im Vitalstoff- und Immunstatus wurde akribisch ausgeglichen.

Der bestehende tumorfördernde Über-Östrogenismus wurde durch eine biologische Therapie mit Rotweinextrakt (Resveratrol), Extrakte aus Broccoli (Indol-3-Carbimazol), Omega-3-Fettsäuren u.a. abgebaut. Selbstredend war natürlich die Therapie des Elements Wasser (Konstitution) mit den entsprechenden Homöopathika. – Der Krankheitsbeginn liegt nun drei Jahre zurück, die Nachuntersuchungen ergaben jedes Mal Normalbefunde und keinerlei Anzeichen für ein Rezidiv oder Metastasenbildungen.

Dieser Fall soll Ihnen zeigen, dass es sehr wichtig ist, im Falle von Tumorerkrankungen immer zweigleisig zu fahren: Dort, wo schulmedizinische Therapie angezeigt ist, muss diese dringend durchgeführt werden, nämlich bei der Beseitigung der akuten Tumore! Auf der anderen Seite sollten Sie unbedingt Kollegen mit Ausbildung und Erfahrung in biologischer Krebstherapie als komplementäre ergänzende Therapie hinzuziehen. Dadurch können einerseits Nebenwirkungen von angezeigten schulmedizinischen Therapien drastisch reduziert werden, zum anderen können so auch die krebsauslösenden Faktoren beseitigt werden – was die Schulmedizin gar nicht in Betracht zieht.

SOS – Zelle in Not!

In der wissenschaftlichen Schulmedizin wird Krebs als bösartig betrachtet. Er ist hochaggressiv, er wuchert und er streut Metastasen. Entsprechend richtet sich die ebenso aggressive Therapie auf den Tumor und seine eventuell schon vorhandenen Tochtergeschwülste: mit Messer und Skalpell, Strahlen und Chemie. Aber: Können Zellen wirklich bösartig sein? Neueste Erkenntnisse hierzu stammen von dem international renommierten Krebsforscher Dr. med. Heinrich Kremer aus Barcelona, der meine These unterstützt: Eine Krebszelle ist eine Zelle in Not!

Wie kann eine Zelle in Not geraten? Wie kann, tief in unserem Organismus verborgen, eine Situation auftreten, in der Zellen so in Bedrängnis kommen, dass ihnen nur noch die Flucht in die Mutation – die Schulmedizin würde sagen: in die Bösartigkeit – bleibt? Zwei Feinde kommen dafür in Frage: freie Radikale und die Strahlungsbelastung. Erstere zerstören Moleküle, unter anderem die Erbinformationen von Zellen, und insbesondere auch die Mitochondrien, unsere Sauerstoff-Verbrennungsmotoren. Letztere greift in den Aufgabenbereich einer existenziell wichtigen chemischen Verbindung ein – des ATP (Adenotriphosphat).

ATP ist die Energiequelle aller grundlegenden Prozesse aller lebenden Organismen und hat eine besondere Bedeutung beim Sauerstofftransport. Die Strahlung verändert das ATP so, dass die normale Atmung der Zelle nicht mehr funktioniert, und die freien Radikale zerstören selbst die Sauerstoffgeneratoren. Die Zelle weiß sich aber zu helfen und schaltet von der normalen Atmung auf eine archaische, urzeitliche Form der Atmung um. Das heißt: Die Zelle hat unter diesen Stressoren auf ein Notprogramm umgeschaltet! Jetzt lebt sie *anaerob*, also ohne Sauerstoff, so wie die Einzeller in der Urgeschichte unserer Erde, die auch ohne Sauerstoff leben mussten.

Um trotzdem Energie zur Verfügung zu haben, vergärt die Zelle nun Glukose. Dadurch entsteht als Abfallprodukt Laktat, also Milchsäure, selbige lagert sich ab und bildet nach und nach einen Wall um die Zelle herum. Besteht der Notstand nur kurzzeitig, kann die Zelle wieder auf aerobe Atmung zurückschalten und den Milchsäuremüll aufräumen. Im fortdauernden Notfall jedoch verhindert der Schutzwall die Kommunikation mit den anderen Zellen ringsum. Verhängnisvoll!

Denn die Zelle hört nun ihre Nachbarn nicht mehr, wähnt sich in der Ursuppe schwimmend allein auf weiter Flur und vermehrt sich durch Zellteilung – einfach um zu überleben. Innerhalb des Milchsäuremantels entsteht auf diese Weise eine Siedlung von kommunikationsgestörten Einsiedlern. Die umliegenden Zellen bemerken den Schlamassel und rufen den Zellen, wie sie es immer tun, wenn die Nachbarn »verrückt« spielen, fortwährend zu: »Programmierter Zelltod! Apoptose! Selbstmord! Bringt euch um! Ihr müsst den Notausschalter drücken! Sterbt endlich!« Aber die Zellen hören nichts, sie sind von der Kommunikation abgeschnitten. Irgendwann wollen die ahnungslosen Einzeller sich weiter in ihrer Umwelt verbreiten und senden einzelne Abgesandte aus, um Kolonien zu bilden. Diese brechen irgendwann ins Blutgefäßsystem ein. Von hier aus werden sie dann in andere Organe des Körpers weitergeschwemmt. Und so entstehen die gefürchteten Metastasen, an denen letztendlich nahezu alle Patienten sterben.

Aufatmen!

Dr. med. Heinrich Kremer konnte nun zeigen, wie man die ursprüngliche, die gesunde Zellatmung wieder in Gang setzen kann. Es sind bestimmte Pflanzenstoffe, die dafür sorgen, dass die Zelle wieder aufatmet. Ihre antioxidative Wirkung beruht darauf, dass sie sämtliche Signalwirkungen der Tumorzellen wie auch der Metastasen hemmen. Jeder von uns kennt Nahrungsmittel, die diese Stoffe enthalten, und viele von uns genießen sie des Öfteren:

- An erster Stelle ist hier das Curcumin zu nennen. Curcumin ist ein Inhaltsstoff der Gelbwurz und kommt in unserem ganz normalen Currypulver vor.
- Ganz wichtig ist auch das Quercetin, das in Zwiebeln, Äpfeln, Broccoli und Zitrusfrüchten, aber auch in der Schale von Weintrauben besonders reichlich enthalten ist.
- Resveratrol aus der Weintraube, das auch im Wein (und dort vermehrt) üppig vorkommt.

Aber die Anregung der gesunden Zellatmung durch diese Pflanzenstoffe ist nicht der einzige Weg. Mit der Chinesischen Medizin haben wir Methoden in der Hand, mit denen wir in das Krebsgeschehen tief und nachhaltig eingreifen können. Bevor diese zum Einsatz kommen, muss jedoch geklärt sein, ob der Tumor operabel ist, das heißt, ob man davon ausgehen kann, dass eine Operation den Tumor beseitigen kann. Wenn das so ist, muss operiert werden! Wenn – vor allem, weil Metastasen geortet werden konnten – eine Chemotherapie für den Patienten ein Gewinn wäre, weil sie die Wahrscheinlichkeit zu überleben erhöhen würde – dann muss selbstverständlich mit Chemotherapeutika gearbeitet werden! Wie schon im Fallbeispiel Seite 175 f. erwähnt: Von Krebsoperationen und Chemotherapien rate ich also keineswegs generell ab.

Damit sind allerdings, wenn man einmal von der Bestrahlung absieht, die Mittel der Schulmedizin dann auch erschöpft. Der eigentliche Mechanismus, durch den es überhaupt erst zur Entstehung der Tumorzelle kommen konnte, bleibt davon vollkommen unberührt. Er besteht weiter und damit die Gefahr, über kurz oder lang wieder an Krebs zu erkranken. Die freien Radikale und die Strahlenbelastung, mit denen der Organismus nicht fertig wird, gibt es ja weiterhin. Hier muss man tiefer gehen, man muss dem Problem auf den Grund gehen, um es endgültig beseitigen zu können.

Und ein weiteres Problem, das haben wir unzählige Male in unserer Praxis gesehen: Das Immunsystem ist geschwächt. Es ist nicht mehr in der Lage, die aus der Reihe tanzenden Zellen zu eliminieren. Und hier setzen naturheilkundlich auch alle Maßnahmen an, wie sie in der Vorsorge aufgeführt sind: Erbtoxine ausgleichen, Belastungen durch Schwermetalle ausleiten und Gifte, alte Infekte und Pilzerkrankungen ausheilen, Strahlenquellen eliminieren.

Fünf Elemente gegen Krebs

Was Krebspatienten begleitend bei einer Krebstherapie tun sollten, hilft genauso gut auch als *Vorbeugung* gegen Krebs. Im Grunde geht es darum, die einzelnen Elemente gezielt zu fördern und zueinander ins Gleichgewicht zu bringen. So kommen Sie wieder in Balance:

Element Metall: Bewegungs-, Sauerstoff- und Ozon-Therapien fördern die Sauerstoffaufnahme. Alle Maßnahmen, die das Immunsystem stärken, insbesondere hochdosierte Infusionen mit Vitamin C, Zink und Selen, Thymus- und Misteltherapien. Immuntherapeutika aus der Natur: Betaglucan, Biobran (Hefe), Kolostrum (Vormilch), Noni (Südseefrucht), Indol-3-Carbimazol (Kohl), Reishi und Shiitake (Pilze) u.a.

Element Feuer: Regelmäßiges Herz-Kreislauf-Training. Überprüfung des Schlafplatzes, um eventuelle geopathische und elektromagnetische Belastungen auszuschließen und abzustellen.

Element Erde: Vitale Ernährung. Zusätzlich Vitamine, Mineralstoffe und Spurenelemente in hohen Dosen, um freie Radikale zu bekämpfen. Darmsanierung und Aufbau einer gesunden Immunflora.

Element Holz: Die Gabe von natürlichen (ausdrücklich: nicht künstlichen) Hormonen zur Hormonregulierung des Organismus. Während die Schulmedizin »Finger weg von Hormonen!« ruft, haben wir festgestellt, dass vor allem der Melatoninspiegel von Krebspatienten zu niedrig ist. Das deckt sich mit Studien, die zeigen, dass mit hochdosiertem Melatonin eine effektive Krebsprophylaxe und -therapie betrieben werden kann. Des Weiteren: Entfernung von Amalgam in den Zähnen und Elimination der Schwermetalle aus dem Körper. Ausleitung der Strahlen- und der geopathischen Belastung. (Hierfür sind bioenergetische Steine ein wahrer Segen! Mit ihrer Hilfe gelingt es, innerhalb weniger Wochen die Strahlenbelastung zu minimieren.)

Element Wasser: Umfassende homöopathische Konstitutionstherapie, um ererbte Belastungen einzelner Organsysteme auszuschalten.

Von der Schulmedizin schon aufgegeben

Dieser Patientin, das sieht auch ein Laie schon auf den ersten Blick, geht es wirklich nicht gut! Als sie in meine Praxis kommt, ist sie 65 Jahre alt und hat, mindestens was ihre Gesundheit angeht, einige sehr traurige Erfahrungen hinter sich: Erst war nach den Wechseljahren plötzlich eine vaginale Blutung aufgetreten. Die anschließende Ausschabung hatte den Verdacht bestätigt: Gebärmutterkrebs. Dieser war auch therapiert worden – mit dem vollen Programm der Schulmedizin: Operation, Bestrahlung, Chemotherapie. Der »Erfolg« war allerdings nur von kurzer Dauer gewesen, denn um die Ursachen für den Krebs hatte sich niemand gekümmert: Zwei Jahre später war ein Rezidiv aufgetreten, aber diesmal wurde die Operation noch im OP-Saal abgebrochen: Der Krebs hatte Metastasen in den ganzen Bauchraum gestreut und war inoperabel. Die Patientin war daraufhin nach Hause geschickt und ihrem Schicksal überlassen worden.

In entsprechender Verfassung kommt nun diese Frau in meine Praxis. Als Erstes nehme ich eine ganzheitliche Diagnostik unter Einbeziehung der Fünf Elemente vor:

Element Holz: Massivste geopathische und Elektrosmog-Belastung aller gynäkologischen Meridiane (wobei die Patientin zuletzt an einem störungsfreien Platz gelegen hatte!) Massiv auch der Nachweis des Epstein-Barr-Virus. Chronische Lymphentzündung in dem Bereich, in dem sich ehemals der linke Eierstock befunden hatte.

Element Feuer: Relativer Östrogenüberschuss, Progesteron-Mangel, Mangel an DHEA und besonders Melatonin.

Element Erde: Leichtes Übergewicht, schwere Übersäuerung des Organismus, deutliche Mängel vor allem an Vitamin D und C, Selen, Zink, Magnesium, Kalzium, Fettsäuren, Coenzym Q 10, schwerer Eisenmangel und damit Blutarmut. So erlebe ich viele Patienten, wenn sie von der schulmedizinischen Krebstherapie kommen ...

Element Metall: Ausgesprochen schlechter Immunstatus, schwerer oxidativer Stress, viel zu wenig Killerzellen. Grund dafür: Schwermetalle, Schimmel- und Candidapilze und – wie immer – chronische Infektion mit dem Epstein-Barr-Virus.

Element Wasser: Der schwere DHEA-Mangel, hinter dem eine alte Stirnhöhlenentzündung stand, an der die Frau als 17-Jährige litt, hatte zu einer Störung des Yang der Niere geführt. Auch das Yin der Niere war durch Lösungsmittel, Schwermetalle und Grippeviren in Mitleidenschaft gezogen, die das Yin regelrecht »aufgefressen« hatten.

Im Zentrum unserer biologischen Krebstherapie stand auch diesmal der vollständige Ausgleich aller fünf Elemente. Darauf haben wir unser Augenmerk gerichtet, denn sonst hat man bei einem solch schweren Krankheitsbild – die Schulmedizin hatte die Patientin ja bereits aufgegeben! – keine Chance.

Therapie:

Die Strahlenbelastung im Element Holz gingen wir mit einer Vitalfeld-Therapie und dem Einsatz von bioenergetischen Steinen an. Die Ergebnisse mit diesen Steinen (AMTCM®) sind mittlerweile so überzeugend, dass sie einen unverzichtbaren Platz in unserer Tumor-Therapie eingenommen haben.

Das Element Metall, das neben dem Holz in der biologischen Krebstherapie am wichtigsten ist, wurde so in sein Gleichgewicht gebracht, dass das Immunsystem samt Killerzellen wieder voll funktionstüchtig war. Die Mittel der Wahl für diesen Zweck waren:

- Hochdosierte Gabe von Vitamin C, Selen, Zink und NAC (Acetylcystein, auch als »ACC« bekannt) als Infusion.
- Immuntherapie mit Thymuspräparaten, Enzymen, Heilpilzen und pflanzlichen Immunmodulatoren.
- Angeregt durch die Thesen von Herrn Dr. med. Kremer zur Krebsentstehung (siehe Seite 177) wurden Curcumin, Resveratrol und Quercetin eingesetzt, damit die Tumorzellen den Weg zurück zur gesunden, normal atmenden Zelle wiederfinden.

Einen Ausgleich im Element Feuer schaffte die Gabe von DHEA und hochdosiertem Melatonin. Gegen den relativen Östrogenüberschuss wurden Resveratrol (Rotweinextrakt) und Indol-3-Carbimazol (aus Kohl) eingesetzt. Damit sich das Element Erde wieder erholen konnte, stieg die Patientin um auf eine vitale Kost mit dem Schwerpunkt, das Säure-Basen-Gleichgewicht wiederherzustellen. Unterstützt wurde beides durch die regelmäßige Einnahme eines Basenmittels und durch den Verzehr von Yoghurtprodukten aus rechtsdrehender Milchsäure. Der Mangel an Vitalstoffen konnte durch hochdosierte Einnahme von Antioxidantien, Kalzium, Magnesium, Vitamin D, Vitaminen des B-Komplexes und Omega-3-Fettsäuren wieder ins Lot gebracht werden. Das Gleichgewicht im Element Wasser wurde im Rahmen einer Konstitutionstherapie – bei dieser Patientin mit Sepia – wiedergewonnen, ergänzt wurde mit Schüßler-Salzen zur Stabilisierung des Yin und Cinnamom (Zimt) sowie Ingwer zur Wärmung des Nierenfunktionskreises.

Erfolg: Nach fünf Therapie-Monaten waren sämtliche Metastasen verschwunden. Die Patientin hatte zwar zwischendurch einige starke grippale Infekte und Stirnhöhlenentzündungen – das war aber lediglich ein Zeichen für die geglückte Ausleitung alter Infekte und ihrer Gifte. Sämtliche Blut- und Vitalstoffwerte hatten sich normalisiert, ebenso wie alle Immunparameter. Dass die Patientin tatsächlich ausgeheilt war, konnten auch Computer- und Kernspintomographie beweisen: Keine Metastasen mehr!

Und was meinten die Ärzte, die die Patientin schon aufgegeben hatten, dazu? »Herzlichen Glückwunsch zur *Spontan*heilung!« Dass eine Therapie dahintergestanden hatte, haben sie nicht wissen wollen, einfach verdrängt ... Mittlerweile liegt das fünf Jahre zurück. Die Patientin kommt weiterhin halbjährlich zur Kontrolle und zur Fortführung der Konstitutionstherapie.

> Auf eines ist es mir sehr wichtig hinzuweisen: Sie sehen, wie komplex die ganzheitliche Krebstherapie ist. Versuchen Sie niemals, wirklich niemals, hier auf eigene Faust loszulegen! Jede ganzheitliche Therapie ist ganz speziell an dem Patienten und an seiner Diagnose ausgerichtet und kann nicht auf andere übertragen werden, selbst wenn sie an der gleichen Erkrankung leiden. Nur ein in der ganzheitlichen Medizin wirklich erfahrener Spezialist kann eine Therapie vornehmen!

HORMONHAUSHALT IN BALANCE

☹ Myome und Eierstockzysten

Myome sind gutartige Geschwulste der Gebärmutter und außerordentlich häufig. Meist finden sie sich bei Frauen, die die Mitte der 30 überschritten haben und dann bis zu den Wechseljahren. Sie bilden sich aus Binde- und Muskelgewebe und sitzen oft außen auf dem Gebärmuttermuskel – dann nennt man sie *subseröse Myome* – oder sie wachsen ins Innere der Gebärmutter (*submuköse Myome*). Auch direkt im Muskel (*intramural*) entstehende Myome sind nicht selten. Submuköse und intramurale Myome machen den Frauen oft einige Beschwerden. Diese reichen von starken Regelblutungen, die nicht nur zu lange dauern, sondern auch sehr schmerzhaft sein können, bis hin zu regelrechten Blutstürzen.

Weil befruchtete Eizellen sich wegen eines Myoms gelegentlich auch nicht einnisten können, kann es zur Unfruchtbarkeit kommen – aber auch dazu, dass das Kind im Mutterleib nicht den Platz findet, den es für ein ungestörtes Wachstum braucht. Hier sind engmaschige ärztliche Kontrollen unbedingt notwendig, auch wenn manche Myome, was ja Gott sei Dank auch öfters vorkommt, keinerlei echte Komplikationen in der Schwangerschaft auslösen.

Üblicherweise schlägt die Schulmedizin bei Myomen, die Beschwerden bereiten, zwei Behandlungsstrategien vor: Wenn die Frau sich noch Kinder wünscht, werden isolierte Myome operativ ausgeschält. Bei Frauen, die die Gebärphase hinter sich haben oder deren Myome zu groß sind, um noch ausgeschält zu werden, wird oft zur Hysterektomie, also der operativen Entfernung der Gebärmutter geraten. Es gibt auch Ansätze einer Hormontherapie, die darauf abzielt, durch das vorübergehende hormonelle Ausschalten des Östrogens die Myome »auszuhungern«, sodass sie kleiner werden. Die Frauen machen aber meist keine ermutigenden Erfahrungen damit. Zu den typischen Wechseljahresbeschwerden klagen sie nun auch noch über Gleichgewichtsstörungen, Haarausfall und depressive Verstimmungen. Gesund macht diese Hormontherapie also nicht.

Gefesselte Wünsche

Der Versuch, diese gutartigen Wucherungen »energetisch« als Zusammenballungen oder Kumulationen von Energie zu beschreiben, führt schnell auch zu seelischen Themen, die hinter ihrer Entstehung stehen können. Da wird etwas festgehalten, für das man keinen Ausdruck findet oder das man nicht ausleben kann; oder etwas, das im »wirklichen« Leben noch keinen Platz gefunden hat, bläht sich auf, um sich so Aufmerksamkeit zu verschaffen.

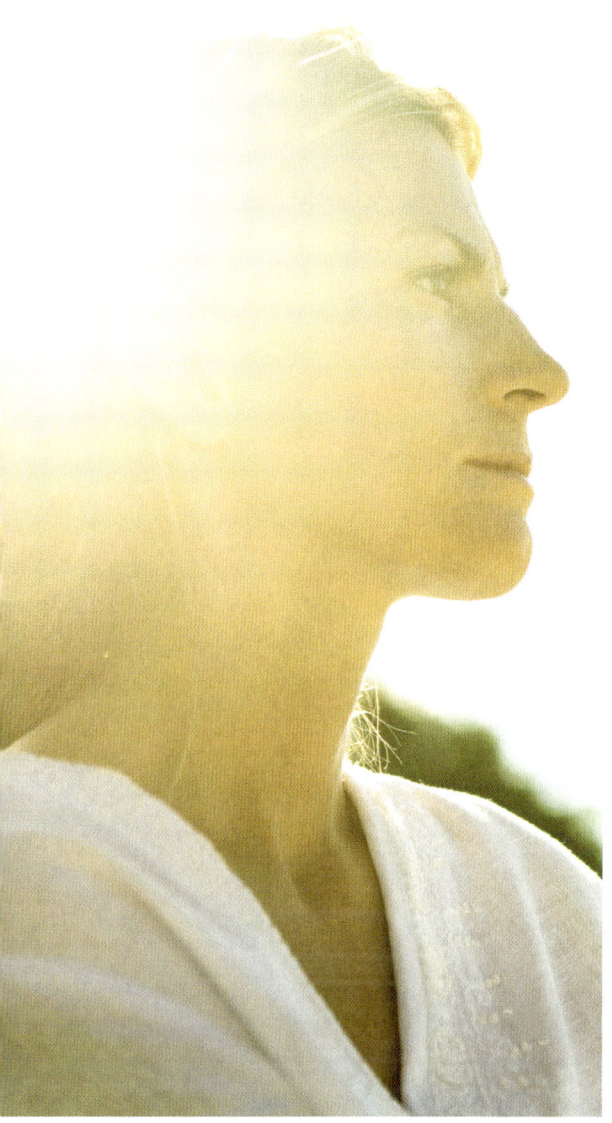

Entsprechend erfahre ich im Gespräch mit Myompatientinnen auch immer wieder drei Problemlagen: Die eine ist die nicht gelebte oder nicht lustvoll erlebte Sexualität. Diese Frauen sehnen sich nach pulsierendem, warmem Rhythmus, mit dem gestaute Energie wieder frei fließen kann – auch und vor allem im Becken! Der (noch) unerfüllte Kinderwunsch passt in diesen Themenkreis. – Etwas weiter gefasst ist die zweite Problemlage, die diffuse Ahnung, seinen Lebensinhalt noch nicht gefunden zu haben, an seinem Leben vorbeizuleben oder für seine eigentlichen Talente und Begabungen gar keine Bühne zu haben. Solche Frauen tappen oft mut- und antriebslos durch ihr Leben, schleppen sich durch den Alltag, und wie als Symbol für den gefesselten Tatendrang ballt sich ganz unnatürlich Muskelgewebe zu festen Klumpen in ihrer Gebärmutter zusammen. – Die meist lebenslange Angewohnheit, die eigenen Bedürfnisse hinter die der anderen oder hinter scheinbare »Sachzwänge« zu stellen, treffe ich oft bei der dritten Gruppe von Myompatientinnen an. Auch hier fehlt die Bestätigung, die Lust und die Lebensfreude.

Aus diesen Gründen ermutige ich Frauen, die wegen ihrer Myome in meine Praxis kommen, immer wieder, sich der Dinge zu erinnern, die ihnen wirklich Freude machen, und alles daranzusetzen, (wieder) Lust, Schwung und Erfüllung in ihr Leben zu bringen. Das heißt: Auch mal Klartext reden, sich nicht alles gefallen lassen und nicht alles und jedem gefallen wollen! Und einmal ganz egoistisch auf Genuss aus sein. Eine Myomtherapie, die nicht auch ein Auge für die seelische Gestimmtheit der Patientin hat, ist immer nur Stückwerk, wie die Behandlung jeder anderen Erkrankung ohne Berücksichtigung des emotionalen Hintergrundes auch.

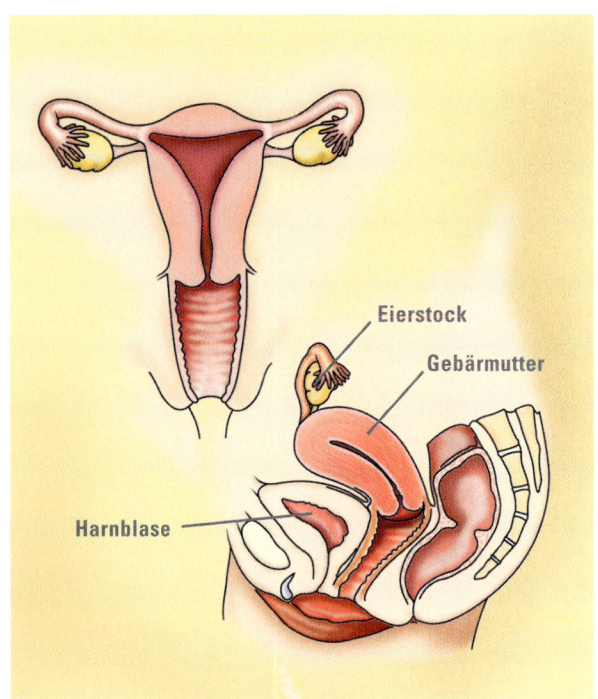

Oben: Gebärmutter und Eierstöcke
Unten: Die Anatomie des weiblichen Beckens

Myome ganzheitlich gesehen

Die chinesische Sicht beschreibt die Ursachen und das Zustandekommen von Myomen mit Bildern, die der energetischen bzw. seelischen Sicht darauf recht nahekommen: Danach ist der Fluss des *xue* (im Lebermeridian) mächtig gestört, sodass es zu regelrechten Zusammenballungen kommt. Sie erinnern sich? Da sind Yang, die aktive Energie, die uns die Kraft zum Leben gibt, und *xue*, die Säfte, das Yin – Blut, Lymphe usw. Wenn nun *xue* im Lebermeridian ins Stocken gerät und die Säfte regelrecht stehen, weil die Meridiansteuerung blockiert ist, dann können Myome entstehen.

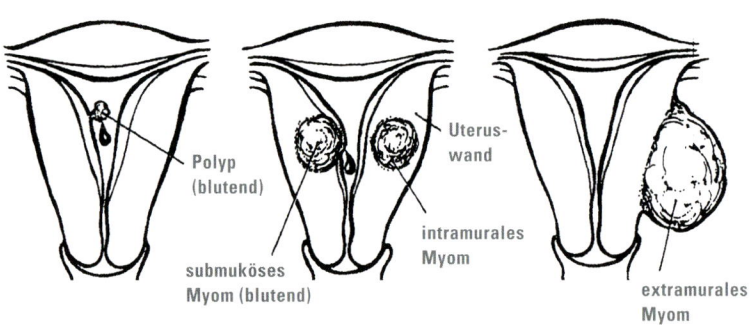

Anatomische Probleme am Uterus

Was aber ist die häufigste Ursache für das Stagnieren des Meridianflusses? Am häufigsten chronische Mandelentzündungen. So einfach ist das! Tatsächlich habe ich noch niemals eine Frau mit Myomen behandelt, die nicht daran gelitten hätte. Stellen wir uns das so vor: Die Rachenmandeln, durch die unser Lebermeridian zieht, sind der erste Filter, durch den Krankheitserreger hindurchmüssen, um in den Organismus zu gelangen. Ist dieser erste Filter zu schwach, haben sie freie Fahrt; wenn man ihn aber herausschneidet, weil die Mandeln entzündet sind, dann erst recht, weil nichts mehr da ist, was sie am Einlass hindert. So kommt es zu Schleimblockaden, hinter denen, wie so oft bei alten Entzündungen, der Epstein-Barr-Virus steckt.

Weitere Orte im Durchzugsgebiet des Lebermeridians, an denen sich heißer Schleim festsetzen kann, sind die Neben- und Kieferhöhlen sowie die Leber selbst. Der heiße Schleim kann auch hier einstauen und die Hormonregulierung irritieren. Schulmedizinisch liegt hier dann ein Ungleichgewicht von Östrogenen (Östriol/Estradiol) und Progesteron vor – während das Progesteron relativ zu niedrig ist, sind die Östrogenspiegel relativ zu hoch. Für die Entstehung des Myoms nun ganz wichtig ist hierbei der Abfall des Hormons Östriol.

Dieses Hormon, ein »kleines« Östrogen, hat eigentlich eine Bremswirkung auf das starke wachstumsfördernde Hauptöstrogen Östradiol und fällt immer dann ab, wenn Menschen Probleme mit der Haut und/oder den Schleimhäuten haben. Deswegen bezeichne ich Östriol immer gern als das Haut- und Schleimhäute-Hormon (siehe auch Element Wasser, Seite 249 f.). Es kommt dann zur Stimulation des Zellwachstums, ein Myom beginnt zu wachsen.

Sehr schnell geht das, wenn durch den Meridianstau gleichzeitig auch die Steuerung des Prolaktins (Hormon für die Gebärmutter und für das Stillen) durcheinandergerät. In der Schulmedizin lassen sich diese hormonellen Turbulenzen meist nicht nachweisen!

Ganzheitliche Behandlungsstrategien:

(Virus-)Infektionen – Meridianblockaden durch heißen Schleim – Östriolabfall, Progesteronabfall, Östradiolübergewicht – Myombildung: Entsprechend dieser Ursache/Wirkungskette wird auch die ganzheitliche Behandlung ausgerichtet:

- Ausleitung der alten Infektionsherde in den Mandeln und den Nebenhöhlen und den Lymphbahnen.
- Entgiftung der Leber (siehe Element Erde, Seite 110 ff.). Der Lebermeridian, der den Fluss der Säfte, *xue,* reguliert, ist oftmals auch durch Schwermetalle aus Amalgamfüllungen, die sich in das Mandel-/Lymphsystem gefressen haben, zusätzlich irritiert.
- Akupunktur und Pflanzentherapie zur Regulation des gesamten Elements Holz.
- Konstitutionstherapie des Elements Holz.
- Einsatz von natürlichen Hormonen (Östriol und Progesteron) aus der Yamswurzel.

Was Sie bei Myomen selbst tun können:
Myome der Gebärmutter sind mittels symptomatischer Maßnahmen nicht gut

beeinflussbar, deshalb sollte immer eine konstitutionell-homöopathische Behandlung oder mittels TCM angestrebt werden. Dabei können fast immer die Beschwerden gebessert oder zum Verschwinden gebracht werden: Blutungsstörungen (starke und verlängerte Blutung, Schmierblutungen, Zwischenblutungen) oder schmerzhafte Regelblutungen (Dysmenorrhoe). Darüber hinaus kann das Weiterwachsen des/der Myome wesentlich gebremst werden.

Wenn die Myome jedoch eine bestimmte Größe erreicht haben, sind sie auch mittels einer Konstitutionsbehandlung meist sehr schwer zum Verkleinern oder zum Verschwinden zu bringen.

Wenn bei Ihnen kleine Myome festgestellt wurden, die noch zu keinen oder leichten Beschwerden geführt haben, so sollten Sie, um ein weiteres Wachstum zu bremsen, Folgendes unternehmen:

Verbesserte Zirkulation im Becken: Sitzbäder, Beckenyoga (Luna-Yoga).

Pflanzentherapie: Zum Beispiel mittels Urtinktur – zur Anregung der Gestagene: Urtinktur Frauenmantel, Urtinktur Mönchspfeffer, Urtinktur Schwarze Johannisbeere, Urtinktur Steinsamen, Urtinktur Schafgarbe, Urtinktur Wildes Stiefmütterchen, Urtinktur Mammutbaum (Sequoia gigantea).
Als Urtinktur: alle Pflanzen 10 g in einer Alkohol-Lösung von Thymian auf 120 ml; 1 TL am Morgen.

Oder als Heilkräutertee (siehe Gestagenpflanzen, Seite 144, Zyklusstörungen).
Dazu: Schützen des Östriols mit Kupfer, Mangan, Zink u.a. (Sanu-Est-protect).
Dazu: **Enzyme:** Wobenzym®N 2 x 2 tgl.
Dazu: **Schüßler-Salze** zur Regulation des *xue* und Stützung des Yin des Holz: Nr. 3, 6, 7, 11, 15, 17, 21, 24. Kurmäßig in der bekannten Weise. Therapiedauer: mindestens 6 Monate bis über ein Jahr!
Bei starken Blutungen: Frauenmantelkraut, Himbeerblätter, Hirtentäschel, Besenginster, Schafgarbe, je 30 g: 1 TL/Tasse, 7 Min. ziehen lassen. 4 bis 8 Wochen lang tgl. 2 bis 3 Tassen, ab 3 Tage vor der erwarteten Menstruation bis zum 3. Tag der Blutung tgl. 4 Tassen trinken. Nach der Teekur nur noch zur Menstruation trinken (siehe auch oben Zyklusstörungen, Seite 146).

Ein Myom sollte regelmäßig von Ihrem Frauenarzt per Ultraschall kontrolliert werden. Wächst ein Myom nicht oder nur sehr langsam, muss es nicht entfernt werden, und Sie haben Zeit für eine sanfte Behandlung.

Eierstockzysten: oft zufällig entdeckt

Eierstockzysten sind an sich nicht bedrohlich – wenn klar ist, dass es Zysten sind! Und das genau ist die Crux! Alle müssen abgeklärt werden, aber nicht alle sind eindeutig abzuklären. Deswegen sollten alle Zysten, die sich nach zwei bis drei Menstruationszyklen immer noch nicht zurückgebildet haben, immer histologisch, das heißt mittels mikroskopischer Untersuchung des Gewebes, abgeklärt werden. Sicher ist sicher. Eierstockzysten bereiten manchen Patientinnen Beschwerden, anderen nicht. Oft werden diese Gebilde überhaupt nur zufällig bei Routineuntersuchungen entdeckt. Am häufigsten sind einfache Zysten, und nicht selten verschwinden Zysten auch ohne Behandlung von selbst. Diese mit Flüssigkeit gefüllten Gebilde entstehen meist durch ein hormonelles Ungleichgewicht. Die Schulmedizin reagiert, wenn die Zyste sich nicht spontan zurückbildet, mit der Gabe von Hormonen (gestagenbetonte Pille/reines Gestagen) oder mit einer Operation, wenn die Zysten sehr groß sind und benachbarte Organe zu erdrücken beginnen oder wenn sie im Ultraschall den Verdacht auf Bösartigkeit erregen.

Die Gründe für das hormonelle Ungleichgewicht sind:

- Zyklusstörungen bei jungen Frauen. Hier sind sogenannte Follikelzysten häufig, hinter denen auch oft Umweltbelastungen stecken.
- Die Wechseljahre und das mit ihnen einhergehende Nachlassen der Hormonproduktion (siehe auch Element Wasser, Seite 241 ff.).
- Eine Endometriose, bei der es zu »Schokoladenzysten« – blutgefüllten Zysten – kommen kann (siehe Seite 149 ff.).
- Wenn zu viele männliche Hormone produziert werden. Meist findet man dann mehrere zystische Gebilde in den Eierstöcken (polyzystische Ovarien) und eine vermehrte männliche Behaarung.

Insbesondere bei jungen Mädchen, bei denen Eierstockzysten entdeckt wurden, wartet die Schulmedizin meist ab, denn einerseits bilden sich diese Veränderungen nicht selten spontan zurück. Andererseits steht die »offizielle« Gynäkologie auch relativ ratlos vor funktionellen Störungen, und eine Operation birgt immer das Risiko, dass Eierstockgewebe zerstört würde – bei jungen Frauen, die sich noch Kinder wünschen, also kaum eine Option!

Die ganzheitlichen Ursachen für Eierstockzysten sind dieselben wie bei Myomen (siehe oben). Und der Therapie liegt erneut das Stufenschema zugrunde.

Eierstockzysten – Stufenplan

Stufe I

Allgemeinmaßnahmen:
- Bestimmte Sportarten und Tätigkeit vermeiden, die eine Gefahr für den Bauch darstellen können. Auch auf geregelten Stuhlgang achten. Bei Hinweisen auf eine schlechte Darmflora (Blähungen, Verstopfung, Heißhunger-Attacken): Darmsanierung (siehe die Kapitel Metall, Seite 66 ff.).
- Unbedingt Schwermetalle ausleiten (Element Erde, Seite 110 ff.).

Orthomolekulare Therapie:
Basisrezeptur plus Antioxidation plus:
- Vit. C (1 g), Selen 200 µg und Zink (50 mg).
- Essentielle Fettsäuren (Omega 3 und 6): Leinöl: tgl. 2 EL und Nachtkerzenöl: 2 x 500 mg tgl., vor allem in der zweiten Zyklushälfte.

Phytotherapie:
Siehe auch Therapie der Zyklusbeschwerden auf Seite 143 ff. (nach der Basaltemperaturkurve richten!) oder klimakterische Beschwerden (hier vor allem die Traubensilberkerze Cimicifuga).

Tee:
Frauenmantel, Birkenblätter, Ackerschachtelhalm, Goldrute, Brennnessel, Löwenzahnwurzel

Eventuell ergänzt durch lymphanregende Pflanzen: Steinkleekraut, Labkraut, Ringelblume, Gundelrebe.

TCM-Pflanzen:
Zur Regulation von *qi* und *xue* im Holz: »Xiao Yao San«- (Bupleurum & Tang Kuei-) Rezeptur: 2 x 2 Tbl. in der zweiten Zyklushälfte über ein halbes Jahr hinweg. Einnahmepause während der Blutung.

Schüßler-Salze:
Regulation von *qi* und *xue*, der Leber: Nr. 3, 6, 11, 7, 17, 19, 21, über mehrere Zyklen hinweg während der zweiten Zyklushälfte.

Enzyme:
Bromelain-Pos®, 2 x 2 Tbl. über 3 bis 5 Menstruationszyklen-Monate.

Stufe II

Komplexhomöopathie:
Nach der Lokalisation der Zysten nimmt frau:
- Dextro-Gastreu® NR 38 Tr. bei rechtsseitigen Befunden.
- Sinistro-Gastreu® R 39 für die andere Seite.

Symptomatische homöopathische Einzelmittel:
Bei *rechtsseitigen* Zysten:
Apis C30: Hauptmittel für rechtsseitige Ovarialcysten, auch bei Endometriose. Oft starke Regelschmerzen. Ausgeprägte Verschlimmerung durch Hitze. Geschäftigkeit, intensive Ausstrahlung, Vitalität und Stärke.
Lycopodium C30: Rechtsseitige Tumoren und Zysten. Kopfschmerzen. Verlangen nach Süßigkeiten. Lautes Rumoren und Blähungen im Bauch. Sodbrennen, saures Aufstoßen.
Bei *linksseitigen* Zysten:
Lachesis C30: Schmerzen und Zysten/Tumore der Eierstöcke, schlimme Periodenschmerzen. Verträgt keine Hitze. Eifersucht. Redseligkeit. Angst vor Schlangen.
Phosphor C30: Ovarialzysten vor allem links. Oft starke Blutungen, verfroren, aber Eis und kalte Getränke verlangend; ängstlich, aber auch offen, mitfühlend.
Thuja C30: Ovarialzysten, vor allem linksseitig, Warzen und Tumore, Herpes und Feigwarzen, viel grünlicher Ausfluss.

Stufe III

Zyklustherapie mit natürlichen Hormonen:
Regulierung des gesamten Zyklus mit natürlichen Östrogenen und Progesteron durch einen hormonkundigen Arzt.

Traditionelle Chinesische Medizin:
Ovarialzysten lassen sich mit Hilfe der TCM hervorragend behandeln. Empfohlene Maßnahmen der Stufe I ergänzen!

Klassische Homöopathie:
Mit den Maßnahmen der Stufe I der Königsweg, da Erbgifte ausgemerzt werden können.
Häufigste Konstitutionstypen, die zu Zysten neigen: Lachesis, Sepia, Phosphor, Lycopodium.

ANGEMESSENE REAKTIONEN

☹ Allergien

Neben den typischen Frauenkrankheiten sind es die Allergien, die immer dann auftreten können, wenn das Element Holz aus dem Tritt kommt und überschießend (Yang!) reagiert – Heuschnupfen, Lebensmittelallergien und Neurodermitis sind die häufigsten. Am Anfang meiner Laufbahn als naturheilkundlicher Arzt waren mir die Zusammenhänge, die eine Allergie auslösen, noch nicht ganz klar. Heute, nachdem ich Hunderte von Patientinnen und Patienten erfolgreich behandelt habe, weiß ich, dass es ein Muster aus ganz unterschiedlichen Stressoren gibt, die in ihrer Summe bewirken können, dass ein Mensch zum Allergiker wird. Und dieses Muster ist meiner Erfahrung nach immer dasselbe:

- Schwermetalle stören die Signalübertragung in den Meridianen. Damit erhalten die Zielorte der Botschaften, die die Meridiane durch unseren Organismus leiten, so unvollständige Nachrichten, dass sich daraus kein klarer Sinn für sie ergibt: Reagieren? Nicht reagieren? Vorsichtshalber auf Angriff gehen und überschießend reagieren? Einer der aggressivsten Störer unter den Schwermetallen ist das Quecksilber, das sich langsam, aber stetig aus unseren Amalgamfüllungen löst, sich in die Schleimhäute und Lymphbahnen frisst und als ein wunderbarer Vorbereiter für eine chronische Pilzbelastung fungiert.
- Elektrosmog und/oder eine geopathische Belastung, weil das Bett am falschen Ort steht oder der Arbeitsplatz verstrahlt ist.
- Mangel an Vitaminen, Mineralstoffen und Spurenelementen.
- Eine durch Pilze, allen voran Candida und Schimmelpilze, aus dem Gleichgewicht geratene Darmflora.
- Phosphate, Pflanzenschutzmittel und andere Schadstoffe in der Nahrung, die sich im Organismus eingelagert haben und die er ohne Hilfe nicht mehr loswerden kann.
- Umwelt- und Wohnungsgifte.
- Ein unregelmäßiges Leben voller Hektik und Stress.
- Druck auf die Seele, woher auch immer – Leistungsdruck, Beziehungskrisen, andere Sorgen.

Allergien sind übertrieben geführte Kämpfe, die der Organismus an der Haut und/oder an den Schleimhäuten austrägt. Juckreiz, Schorf, Entzündungen, Blasen – fast nichts, was es nicht gibt. Aber immer sind Oberflächen, eben Haut und/oder Schleimhäute betroffen. Entsprechend »oberflächlich« rückt auch die Schulmedizin diesen Symptomen zu Leibe: mit Cortison nämlich, meist in Salbenform, das dann auf die Haut aufgetragen wird. Oftmals wird die Salbenbehandlung noch ergänzt durch hochdosierte Cortisontabletten. Und tatsächlich führt so viel Chemie innerhalb kurzer Zeit zu einer spürbaren Verbesserung. Allerdings hat diese Therapieform zwei ganz entscheidende Schönheitsfehler:

- Cortison kann nichts ausrichten gegen die Stressoren, die eigentlichen Ursachen der Allergie. Wird die Behandlung beendet, treten die gleichen Symptome leider wieder auf.
- Cortison selbst darf nur kurze Zeit angewendet werden, weil es sonst zu massiven Gesundheitsschäden kommt. Dieses wunderbare Medikament ist also selber ein Stressor erster Ordnung! Man muss sich das auf der Zunge zergehen lassen: Ein Heilmittel, das krank macht ...

Gern wird sich alternativ oder zusätzlich mit sogenannten Antihistaminika beholfen, also Tabletten, die den quälenden Juckreiz unterdrücken sollen und dies auch mit einigem Erfolg tun – vor allem, weil mit dem Juckreiz auch das Kratzen unterdrückt wird, das die Haut noch zusätzlich schädigt und verletzbar macht.

So viel Chemie belastet den Körper, macht ihn müde (Antihistaminika!). Und statt die Haut wieder gesund zu machen (bzw. den ganzen Menschen!), richtet sie Schäden an allen fünf Elementen an – allen voran im Metall. Die Folge sind Infektionen, meist durch Viren ausgelöst, die dann – und jetzt wird es endgültig abstrus – schulmedizinisch oftmals mit Antibiotika behandelt werden! Antibiotika können eine sinnvolle Ergänzung in der Therapie gegen Infekte sein, wenn sie von *Bakterien* ausgelöst sind! – und nicht von *Viren*, wie das bei schätzungsweise 95 Prozent aller Infektionen der Fall ist.

Wie üblicherweise mit Allergien umgegangen wird (und mit den Menschen, die an ihnen erkrankt sind), ist mir deshalb ein ständiger Dorn im Auge: Erst Cortison, das nicht heilt, sondern nur vorübergehend Symptome unterdrückt und – zu lange genommen – der Gesundheit nachhaltig schadet und Infektionen begünstigt. Dann Antibiotika gegen die Infektionen, die aber gegen Viren gar nichts ausrichten können. Und schließlich, als der Weisheit letzter Schluss (oder als das Eingeständnis kompletter Hilflosigkeit), die Desensibili-

> Eine Allergie ist zunächst nichts anderes als die überschießende, übertriebene Reaktion eines starken Immunsystems auf einen Stoff, der ihm nicht »passt«. Durch viel Chemie und künstliche Allergen-Exposition (in der Desensibilisierung) wird das Immunsystem dermaßen geschwächt, dass es nicht mehr voll leistungsfähig ist. Diese Art von Therapie nenne ich einen Angriff auf die Gesundheit und nicht auf die Krankheit!

sierung. Mit dieser ultima ratio wird der Organismus so lange mit dem Allergen traktiert, bis er nicht mehr darauf antwortet. Bis er ganz einfach zu schwach ist, um zu reagieren.

> ### Aufgekratzt
>
> Die hübsche 21-jährige Studentin, die vor meinem Schreibtisch sitzt, ist im Gesicht völlig entstellt. Auch an den Armen und Beinen ist sie völlig wund. Sie hat Neurodermitis seit dem zweiten Lebensjahr. Im Laufe der Jahre lernte sie etliche Dermatologen kennen, schulmedizinische Kliniken, naturheilkundliche Kliniken. Die Diagnose stand fest: Unheilbar!
>
> Dies war einer der schwersten Fälle von Neurodermitis, die ich in den letzten 15 Jahren in meiner Praxis hatte. Aber der Heilungsweg zeichnete sich mit Hilfe der TCM schnell ab: Das Element Holz war stark irritiert, und zwar durch Belastungen mit Amalgam und Pilzinfektionen. Alles was ich tun musste, war das Beseitigen der Gifte im Körper der jungen Frau. Dabei musste ich alle Register der Naturheilkunde ziehen. Große Fortschritte erzielten wir mit Schüßler-Salzen, Hochdosis-Vitamin-Infusionen, Koriander-Lösung und einer Darmflorasanierung.
>
> Der Durchbruch kam mit dem homöopathischen Konstitutionsmittel (Pulsatilla).
>
> *Aus meiner Praxis*

Ruhig und gelassen: Wie Sie dem Element Holz Gutes tun

Ein überschießendes oder verrückt spielendes Element Holz können Sie vergleichsweise einfach und relativ schnell wieder in gesunde Bahnen lenken. Der Zaubertrick ist: Reduzieren Sie Ihren Stress, und zwar auf allen Ebenen. Dazu gehört:

- Leistungsdruck, Termindruck, fehlende Pausen – die Verantwortung für Ihren Terminkalender und Ihre Tagesplanung liegt ganz bei Ihnen selbst.

- Schadstoffbelastungen in den Wohnräumen aufspüren, meistens Lösungsmittel – nachträglich schwierig zu beseitigen: Achten Sie deshalb besonders bei Neu- und Umbauten auf gesunde Baustoffe.

- Schadstoffe in der Nahrung vermeiden, vor allem Phosphate und Pflanzenschutzmittel – das Problem entsteht beim Einkauf.

- Pilzbefall im Darm, insbesondere Candida-Überwucherung der Darmflora. Das übt enormen Stress auf das Immunsystem aus – eine Darmsanierung bei einem spezialisierten Arzt ist angesagt.
- Mineralstoffmängel – da hilft nur Nahrungsergänzung.
- Elektromagnetische Strahlung: Handy, elektrische Geräte in der Nähe des Schlafplatzes, Halogenbeleuchtung – einfach alles aus dem Schlafzimmer entfernen.
- Schwermetalle, vor allem aus Amalgamfüllungen – Amalgamsanierung bei einem guten Zahnarzt vornehmen lassen und Ausleitung der Vergiftung bei einem Naturheilkundler.

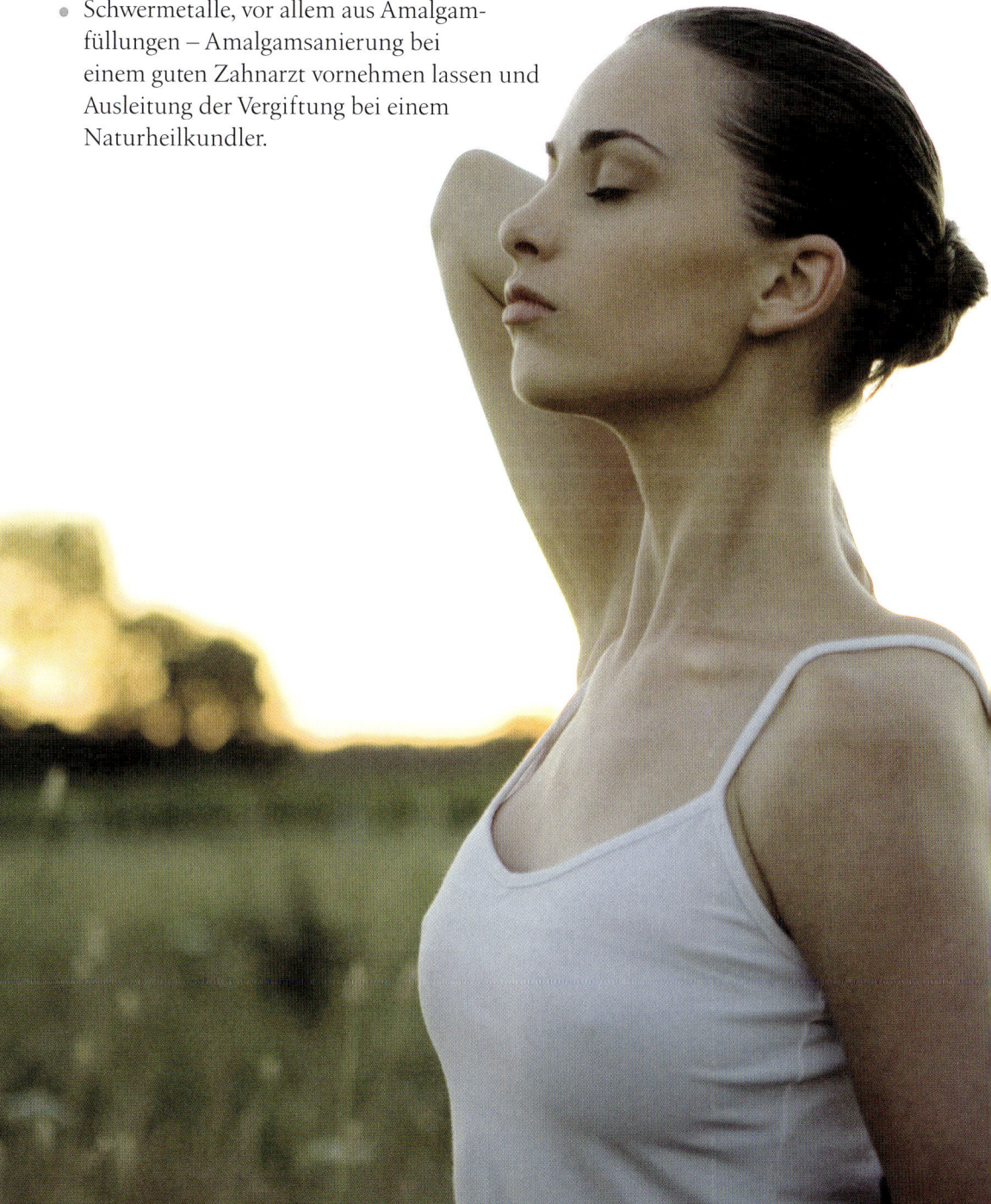

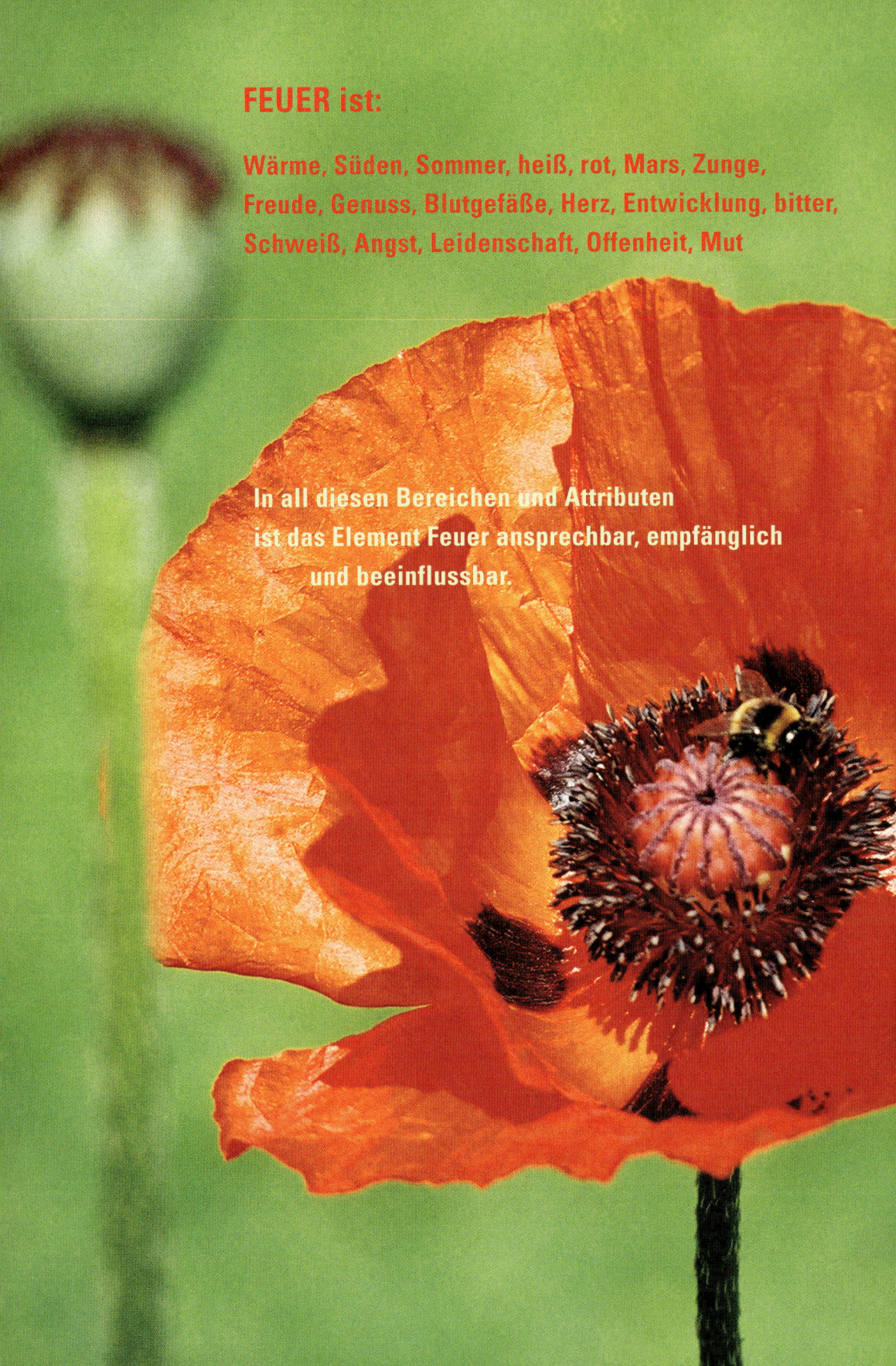

FEUER ist:

Wärme, Süden, Sommer, heiß, rot, Mars, Zunge, Freude, Genuss, Blutgefäße, Herz, Entwicklung, bitter, Schweiß, Angst, Leidenschaft, Offenheit, Mut

In all diesen Bereichen und Attributen ist das Element Feuer ansprechbar, empfänglich und beeinflussbar.

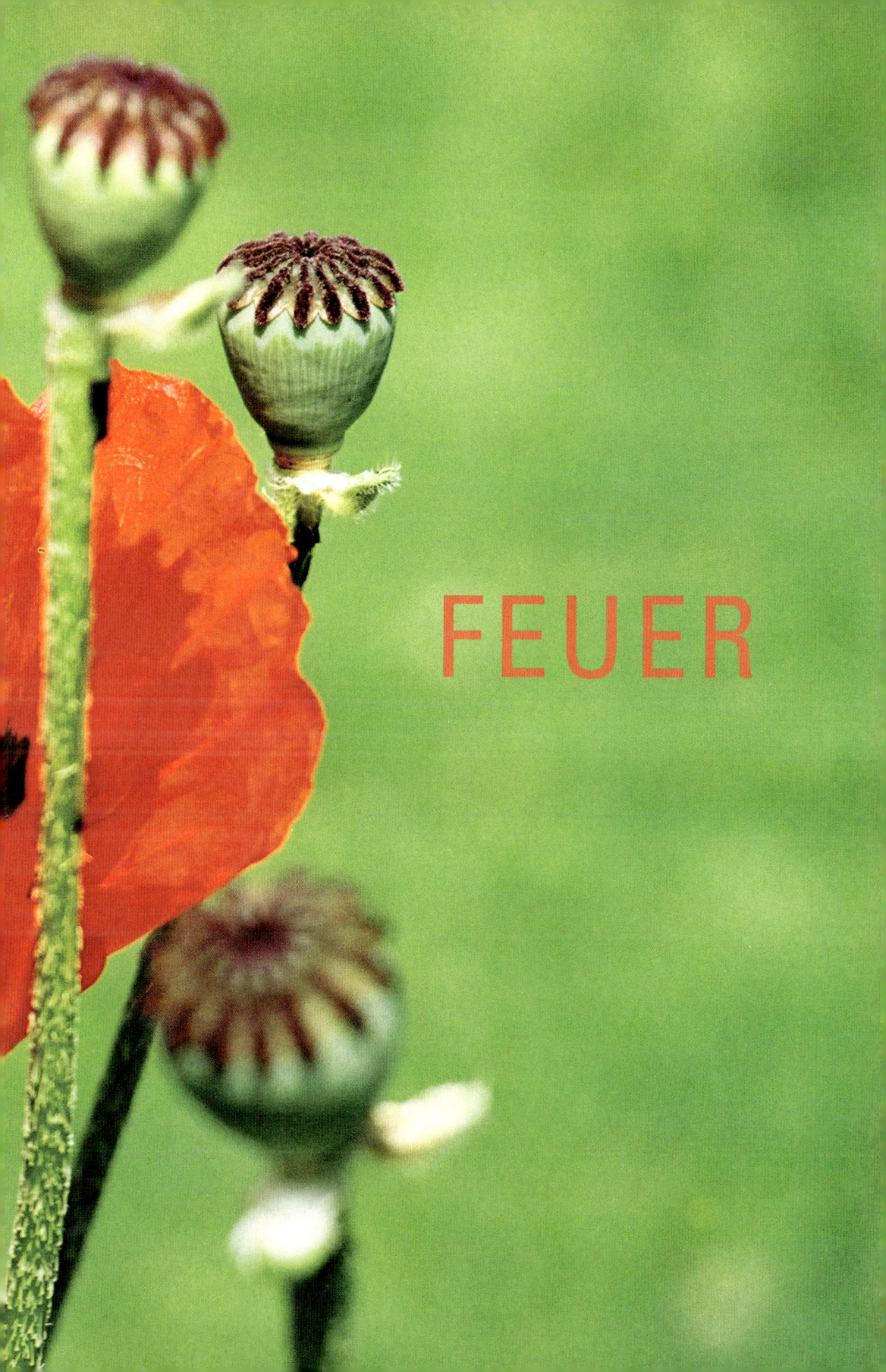

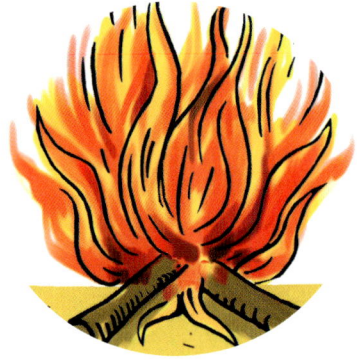

DER ERSTE EINDRUCK

An einem Bankschalter wird eine ältere Dame recht unwirsch angefahren – sofort eilt eine Frau, die noch in der Schlange gewartet hat, nach vorne, bringt die respektlose Bankangestellte mit kurzen, knappen Worten zur Raison, tröstet die alte Dame und bringt sie fürsorglich zu einer Sitzgelegenheit. Eine energische Person mit dem Herz auf dem rechten Fleck! Aus ihren Augen sprühten Funken der Empörung, als sie das Unrecht sah, und ein warmer Glanz von Anteilnahme, als sie der alten Frau beistand. Innerhalb von wenigen Minuten hat sie die Sympathie aller Umstehenden auf ihrer Seite, und die gemaßregelte Bankangestellte kann nicht anders, als von so viel Feuer beeindruckt sich herzlich zu entschuldigen! Eine ganz alltägliche Situation, von der jeder von uns seine eigene Variante kennt. Wir alle kennen Menschen, die sich voller Leidenschaft für das Bessere einsetzen – Menschen mit Feuer.

SINN UND ZIEL SIND EINS:
Element Feuer

Ein mitreißender Redner, ein temperamentvolles Gegenüber, eine Person, die weiß, was sie will und sich leidenschaftlich dafür einsetzt – zumeist für etwas Gutes! Von solchen Menschen sagen wir: »Der hat Feuer.« Wir sprechen vom Feuer der Leidenschaft, von einem feurigen Temperament, von einem, der für seine Sache brennt. Solche Menschen wissen offenbar, was sie tun, wofür sie auf der Welt sind. Sie machen nicht den Eindruck, als müssten sie den Sinn und Zweck ihres Daseins erst noch finden. Sie finden Erfüllung in ihrem Beruf, in Partnerschaft und Familie. Sie machen etwas aus ihren Talenten und entwickeln ihre Persönlichkeit unter einem übergeordneten Ziel.

Aber wir kennen auch ihre »Glut« der Sehnsucht, das verzehrende Feuer einer unerfüllten Leidenschaft, und auch brennende Eifersucht. Ein Glimmen im Auge eines Gesprächspartners verrät uns, dass hinter dem, was er sagt, mehr steckt, als er vielleicht preisgeben will – wenn wir jetzt »Öl ins Feuer« gießen, würde die betreffende Person vielleicht die Beherrschung verlieren, ein Konflikt könnte eskalieren. Solch ein Spiel mit dem Feuer ist eine gefährliche Angelegenheit. Denn das Glimmen in den Augen sagt uns: Hier ist jemand mit Feuereifer bei der Sache, sein Herz ist mit von der Partie, auch wenn er es vielleicht nicht zeigen will. Meist machen solche Menschen jedoch keine Mördergrube aus ihrem Herzen – sie lassen andere an ihren Ideen und Vorhaben teilhaben, entfachen auch in ihnen das Feuer der Begeisterung.

Dem Element Feuer ist das Herz zugeordnet. Es nimmt bei uns den zentralen Platz ein und steht sowohl für das Körperliche als auch für das Seelische. Uns geht etwas »ans Herz« und »an die Nieren«, wenn es uns wirklich in unserem Inneren betrifft. Dabei steht das Herz für das Element Feuer und die Nieren für das Element Wasser – das feurige, heiße Yang braucht, um sich nicht selbst zu verbrennen, die Kühle des Yin. Beides muss stark sein, damit ein Mensch ausgeglichen und harmonisch ist. Gewinnt das Feuer die Überhand, haben wir es mit einem Hitzkopf zu tun, einem Menschen, der sich nicht mehr unter Kontrolle hat und mit seinen Taten und Ideen auch immer wieder Schaden anrichtet. Was ein Hitzkopf nur allzu oft zurücklässt, ist verbrannte Erde.

Und wir kennen auch das Gegenteil: Jemand, der wie erloschen wirkt. Die Augen trüb, die Stimme monoton, die Bewegungen verlangsamt, und das Glas immer schon halb leer. Menschen, deren Lebenslichtlein fast erloschen scheint, die sich mühsam und ziellos durch die Tage schleppen, und die kein Sonnenstrahl im Herzen treffen kann. Menschen, auf die die ausgelassene Stimmung eines fröhlichen Festes nicht überspringt wie der berühmte Funken, die nichts von der Schönheit des Lebens zu berühren scheint. Das Feuer glimmt nur noch vor sich hin, die kosmische Energie *qi*, die dem Element Feuer zugeordnet ist, tröpfelt nur noch, statt in starkem Fluss den Körper und den Geist zu durchströmen. Der Betroffene ist matt, antriebslos und möchte nicht selten am liebsten sterben!

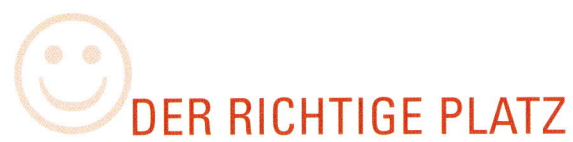

DER RICHTIGE PLATZ

☹ Schlafstörungen

Im Schlaf, der mit seinem Bezug zur Nacht am deutlichsten sichtbar dem Yin zugeordnet ist, regeneriert sich auch das Feuer. Und bezeichnenderweise zeigen Störungen des Schlafs und der Schlaftiefe am deutlichsten an, dass etwas mit dem Element Feuer nicht stimmt – in beide Richtungen: Das Feuer lodert so himmelhoch, dass der Betreffende auch nachts keine Ruhe finden kann. Oder es glimmt so zaghaft vor sich hin, dass schon ein Hauch genügen könnte, es zu löschen. Dann gewinnt die Nacht der Seele die Überhand, und der Betroffene wälzt sich grübelnd und schlaflos durchs Dunkel, geplagt von Selbstvorwürfen und Ängsten.

Die Polarität der Elemente Feuer und Wasser zeigt sich kaum so deutlich wie im Phänomen Schlaf: Wie das Feuer dem Tag und der Sonne zugehörig ist, so ist das Wasser auch das Element der Nacht, der Kühle und der Dunkelheit. Im Schlaf – sofern er ungestört, erholsam und tief ist – gelangen Yin und Yang zur vollkommenen Harmonie! Geist und Körper sind gleichermaßen ausgeruht und wach. Im Schlaf, so könnte man sagen, »vermählen« sich Yin und Yang jede Nacht aufs Neue.

Leider kommen jedes Jahr mehr Menschen zu mir in die Praxis, die nicht mehr gut schlafen können. Und oft genug glauben sie, dass das normal sei – Frauen ergeben sich der Schlafstörung als »typischem Wechsel-Problem«, und Männer machen ihre Blase dafür verantwortlich.

Schlafkiller Nummer 1 in deutschen Schlafzimmern jedoch ist: *Stress*. Zum einen können die Frauen nach einem angespannten Arbeitstag – immer hin und her gerissen zwischen Familie, Beruf und Haushalt – nicht abschalten. Zum anderen stressen die vielen Strahlungsquellen um uns herum. Und was viele nicht wissen: Schon ein Umstellen des Schlafplatzes könnte die Beschwerden lindern und Schlafmittel überflüssig machen!

Schlafen Sie sich gesund!

Schlaf ist unsere größte Kraftreserve. Hier regeneriert sich die Kraft, die unser Feuer am nächsten Tag wieder lodern lässt. Dauerhafte Störungen des Nachtschlafs können gravierende körperliche und seelische Folgen haben, wie auch umgekehrt seelische und körperliche Krankheiten den Schlaf ganz erheblich

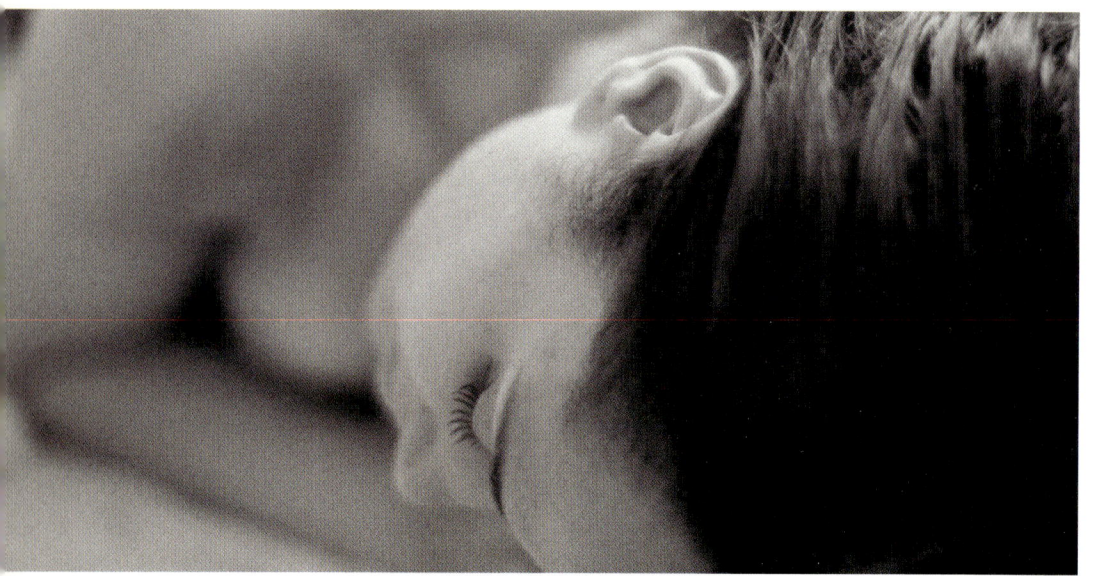

beeinträchtigen können. Ohne Schlaf sind wir bald am Ende unserer Kräfte, werden dünnhäutig und verletzbar und verlieren unsere Leistungsfähigkeit. Wir können drei Tage und noch viel länger auf Nahrungsmittel verzichten – auf Schlaf jedoch nicht! Ist der Schlaf tief, fest und ausreichend, haben Krankheiten kaum eine Chance. Deswegen sind Schlafhygiene und der richtige Schlafplatz auch so wichtig:

- Gehen Sie auf Nummer sicher, wenn es um eine mögliche Strahlenbelastung Ihres Schlafplatzes geht. Dabei kann es sich um eine geopathische Strahlung handeln, die mit Unterstützung eines Rutengängers und naturheilkundlichen Therapeuten ausgemacht werden kann. Niemals auf geopathischen Zonen schlafen! Höchste Krebsgefahr! Siehe hierzu Element Holz, Seite 171.
- Es kann aber auch schon das Handy sein, das Sie als Wecker-Ersatz auf dem Nachttischchen (und damit gefährlich nahe an Ihrem Kopf!) liegen haben. Oder Ihr Radiowecker, der Sie nicht nur mit Musik sanft weckt, sondern auch mit elektromagnetischen Wellen sanft bestrahlt. Und zwar die ganze Nacht! Deshalb unterbrechen Sie spannungsführende Leitungen über Nacht, verbannen Sie Fernsehgerät, Stereoanlage und Computer aus Ihrem Schlafzimmer – und schlafen Sie gut!
- Empfehlenswert ist es, mit dem Kopf nach Osten zu schlafen – das entspricht auch der Polarität des Sonnenlaufs: im Osten der Sonnenaufgang, im Westen der Untergang. Abweichungen von der richtigen Lage stören den Schlaf: Bei Untersuchungen im Schlaflabor wurde herausgefunden, dass sie die Tiefschlafphasen beeinträchtigen und zu einem Schlafmuster führen, wie es oft

bei Depressionen beobachtet wird. Aber es sei nochmals betont: Viel wichtiger als diese Körperausrichtung ist die Abwesenheit von geopathischer und elektromagnetischer Strahlung!
- Elektrische Heizdecken wärmen zwar Ihr Bett wohlig warm an, stehen einer erholsamen Nachtruhe allerdings im Weg: Denn stromführende Kabel umgibt immer ein Strahlungsfeld, das Ihren Organismus stresst. Genauso wirksam – und nebenwirkungsfrei – ist die gute alte Wärmflasche!
- Diejenigen von uns, die ein Wasserbett lieben, können die Wohltat wirklich nur genießen, wenn sie es nachts nicht »unter Strom« haben. Wärmen Sie es also tagsüber auf, und ziehen Sie den Stecker vom Netz, bevor Sie sich schlafen legen.
- Verbannen Sie Metall aus Ihrer nächsten Umgebung – das gilt auch für Metall im Bett, zum Beispiel eine Matratze mit Sprungfedern. Nachweislich führt Metall zu Verzerrungen des Erdmagnetfeldes – eine Wirkung, die so stark ist, dass sie zu Desorientierung des Zellmilieus im Organismus führen kann. Also: metallfreie Matratze, metallfreier Lattenrost, metallfreies Bettgestell!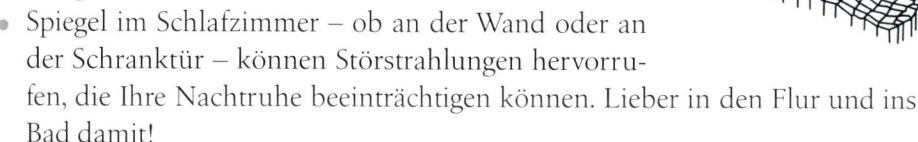
- Spiegel im Schlafzimmer – ob an der Wand oder an der Schranktür – können Störstrahlungen hervorrufen, die Ihre Nachtruhe beeinträchtigen können. Lieber in den Flur und ins Bad damit!
- Ersparen Sie sich und Ihren Nerven unnötigen Stress und Negatives kurz vor dem Zubettgehen: Lassen Sie den Fernseher ausgeschaltet! Oder erteilen Sie zumindest dem blutrünstigen Krimi, der noch vor Mitternacht mit Schreckensbildern über den Bildschirm flackert, eine Absage ...
- Bringen Sie Rhythmus in Ihr Leben (siehe auch Element Metall, Seite 73), das heißt: möglichst immer zur selben Zeit schlafen gehen und zur selben Zeit aufstehen. Sieben bis acht Stunden Schlaf sind eine Wohltat für den Körper! Wer meint, vier Stunden Nachtruhe seien genug, sollte sich die Studien anschauen: Die höchste Lebenserwartung haben nachweislich Menschen, die regelmäßig sieben bis acht Stunden pro Nacht schlafen.
- Wer täglich mehr als acht bis neun und mehr Stunden Schlaf braucht, sollte sich dringendst um sein Element Wasser kümmern, denn das ist ein untrügliches Zeichen für eine geschwächte Niere. Versuchen Sie den Schlaf nicht durch Alkohol »herbeizuzwingen«. Nach einer ersten betäubenden Wirkung ist der Schlaf danach nämlich dünn und wenig erholsam, oftmals liegt man dann erst recht schlaflos im Bett.
- Werfen Sie Ihre Schlaftabletten in den Müll und suchen Sie sich einen erfahrenen Naturheilkundler.

Überhitzung: Wenn die Flammen hochschlagen

Wenn Yang im Element Feuer hochschlägt, weil Yin mit seinen kühlenden und beruhigenden Eigenschaften zu schwach ist, kann das für die Betroffenen wie auch für ihre Mitmenschen zu einer argen Strapaze werden. Und es kann den Schlaf stören. Menschen, die immer auf Hochtouren laufen, die nicht abschalten können, bekommen kurz oder mittelfristig die Quittung: Sie sind für ihre

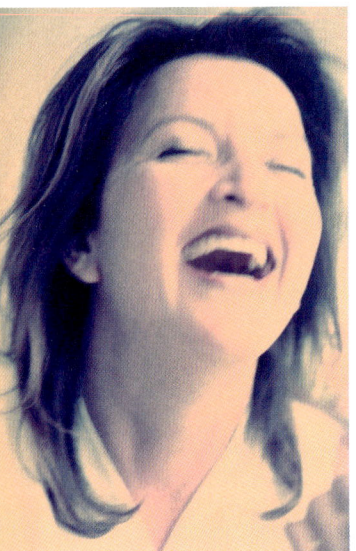

Zeitgenossen anstrengend bis unerträglich, und sie schaden sich selbst. Sie vergeuden sich selbst, ihr Enthusiasmus verpufft irgendwann, und wann sie leer und ausgebrannt sind, ist nur eine Frage der Zeit. Männer sind von diesem Phänomen übrigens häufiger betroffen als Frauen – wir kennen sie als »typische« Börsianer aus dem Fernsehen. Bei Frauen steht häufiger ein anderer Stress dahinter, nämlich der, dass sie es allen recht machen wollen und dabei sich selbst vergessen. Mehr dazu habe ich im Element Erde geschrieben. Aber auch sie leiden unter Einschlafstörungen und unruhigem Schlaf, morgens kommen sie nicht aus den Federn, und erst, wenn sie dann zwischen Tür und Angel ihren Kaffee hinunterstürzen, kommen sie in Gang – und zwar übergangslos in den fünften. Mit dieser permanenten Überdrehtheit fördern sie natürlich erneut ihr Schlafproblem, und der Teufelskreis ist perfekt.

Beim Thema Stress können Sie wunderbar sehen, wie das Element Feuer vom Element Holz abhängt. Eine ruhige, stetige Flamme bekommen Sie nur dann, wenn das Holz von guter Qualität ist. Ein Mangel im Element Holz lässt die Flamme erlöschen, ein überschießendes Element Holz lässt die Flammen außer Kontrolle geraten. Eine Behandlung von Schlafstörungen setzt also meistens zuerst im Element Holz an.

Schlafstörungen – Stufenplan

Stufe I

Allgemeinmaßnahmen:
- Schlafplatz checken lassen! Niemals über geopathischen Zonen schlafen! Elektrosmog reduzieren.
- Abends »Dinner Cancelling« (siehe Kapitel Erde, Seite 89) oder keine späten und üppigen Mahlzeiten mehr.
- Auf Regelmäßigkeit und Rhythmus achten. Abendliche Spaziergänge!

Orthomolekulare Therapie:
- Basisrezeptur und Antioxidation (siehe Anhang, Seite 274) plus:
- GABA 1 x 500 mg.
- L-Thryptophan: 500 bis 1000 mg (bei schweren Schlafstörungen bis 2 g) oder:
- 5-HTP (5 Hydroxy-Tryptophan) 100 bis 300 mg.
- Vit.-B-Komplex: 1 x 1.

Bitte alle Orthomolekularia 45 Minuten vor dem Schlafengehen nehmen.

Phytotherapie:
Baldrianwurzel, Hopfenzapfen, Passionsblumenkraut, Melissenblätter, Lavendelblüten: (z.B. Sedonium® Drg. Euvegal® Entspannungs- und Einschlaf-Drg., Ivel®-Schlaf-Drg. oder Ardeysedon® N Drg. als bewährte Mono- und Kombinationspräparate).

Heilpflanzen zur Teebereitung:
Schlaf- und Beruhigungstee (siehe Anhang, Seite 274).

Traditionelle Chinesische Medizin:
Blood Palace Rezeptur (Xue Fu Zhu Yu Tang): bei ruhelosem Schlaf, Bluthochdruck, bohrenden Kopfschmerzen, Reizbarkeit und Brustschmerzen.
Peaceful Spirit Rezeptur (Yang Xin Ning Shen Wan): Ängstlichkeit, Depressionen, Erschöpfung, Schlaflosigkeit.
Rehmannia & Scrophularia Rezeptur: Schlafstörungen, Burnout, Erschöpfung einhergehend mit Hitzegefühlen, Nachtschweiß, roter Zungenkörper, auch in den Wechseljahren.
Alle als Dekokt (= Absud des abgekochten Pflanzenmaterials) oder in Tablettenform (CHINA PUR MED) erhältlich.

Schüßler-Salze:
Besänftigung der Leber (Stress, Angespanntsein): Nr. 3, 6, 7, 17, 19, 21.
Nährung des Yin (Nachtschweiß, Hitzegefühl, roter Zungenkörper): Nr. 1, 3, 6, 7, 8, 11, 16, 17, 19, 21, 22, 24 kurmäßig angewendet.

STUFE II

Komplexhomöopathie:
Nemased®, Neurexan® oder Passiflora Oligoplex® sowie Dysto-loges® und Nervoregin® bei Schlafstörungen mit Nervosität und Erschöpfung.

STUFE III

Therapie mit natürlichen Hormonen in den Wechseljahren und Einsatz von Melatonin. Dafür bitte einen Hormonarzt aufsuchen.

Traditionelle Chinesische Medizin und **Klassische Homöopathie:**
Gemeinsam mit den genannten Maßnahmen die tiefgreifendsten Therapieverfahren.

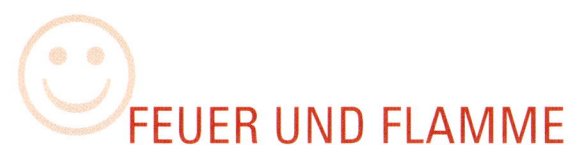

FEUER UND FLAMME

☹ Depressionen

Depressionen und andere Erkrankungen der Seele gehören in der Chinesischen Medizin eigentlich zum Element Metall. Aber solche Störungen haben auch viel mit dem Element Feuer zu tun. Nicht selten erlöscht dabei nämlich der ehemalige Glanz einer Persönlichkeit vollkommen …

Depressionen sind zu einer regelrechten Volkskrankheit geworden. Und, wie die Medien gern berichten, sind davor auch unsere Fernseh- und Fußballstars nicht gefeit. Die Weltgesundheitsorganisation (WHO) schätzt, dass der volkswirtschaftliche Schaden, den diese Erkrankung weltweit anrichtet, höher ist als der jeder anderen Erkrankung. In Deutschland beispielsweise gerät etwa die Hälfte aller Menschen mindestens einmal in ihrem Leben in eine Depression, die wenige Wochen dauern kann, sich aber auch über Monate und Jahre hinziehen und immer wieder aufflackern kann. Der Übergang von einer depressiven Verstimmtheit zu einer manifesten Depression ist dabei so fließend, dass es meist Jahre dauert, bis eine Depression überhaupt diagnostiziert wird.

Neben den vielfältigen Faktoren, die zum komplexen Krankheitsbild der Depression führen oder eine depressive Gestimmtheit hervorrufen können, wird meines Erachtens immer noch viel zu wenig beachtet, dass auch ein gestörter Schlafrhythmus und mangelnde Schlaftiefe ganz entscheidend dazu beitragen können. Ein tiefer und erfrischender Schlaf ist jedoch für die Gesundheit jedes Menschen unerlässlich!

Das A und O dafür ist ein Schlafplatz, der frei von schädlichen Strahlen ist (siehe auch Seite 199 ff.). Manchmal genügt es, das Bett einfach an eine andere Stelle zu rücken, bisweilen kann es auch erforderlich sein, das Schlafzimmer in einen anderen Raum zu verlegen. Mit bioenergetischen Tests, zum Beispiel den ganz einfachen Muskeltests der Kinesiologie, kann ein kundiger Arzt oder Heilpraktiker wunderbar austesten, ob ein Schlafplatz geopathisch belastet ist oder nicht. Ein Mensch, der in einem Bett liegt, das am falschen Platz steht, reagiert schwach auf den kinesiologischen Test. Sie können dann einfach so lange verschiedene Plätze ausprobieren, bis der Muskel im Test stark reagiert. Damit haben Sie dann en passant auch noch wirksame Krebsvorsorge betrieben (siehe auch Element Holz, Seite 170 ff.).

Daneben fällt bei Depressionen das Serotonin (Glückshormon) schnell ab, was leicht im Spezialabor mittels Blut oder Speichel zu bestimmen ist. Zwar werden in der Schulmedizin fleißig chemische sogenannte Serotonin-Wieder-

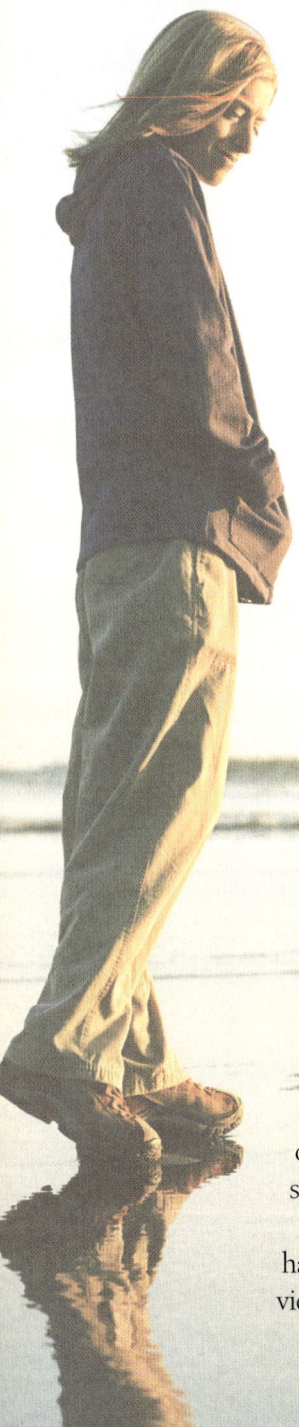

aufnahme-Hemmer mit all ihren Nebenwirkungen verschrieben, doch es wird dabei kaum beachtet, dass die *Produktion* des Glückshormons auch mit natürlichen Mitteln unterstützt werden kann.

In der Naturheilkunde sowie generell in den USA gibt es schon lange ein bekanntes »Wundermittel«, das die Anregung des Glückshormons wieder ankurbelt: 5-HTP (5-Hydroxy-Tryphtophan), eine Aminosäure, aus der das Serotonin und das Schlafhormon Melatonin gebildet werden. Es kommt beispielsweise auch in Schokolade vor. Die Naschkatzen unter Ihnen kennen diesen wohltuenden Effekt ja schon lange!

> **Differentialdiagnose von Depressionen**
>
> Hängen die Stimmungsschwankungen damit zusammen, dass die aktive Kraft fehlt, die Sie in Schwung bringt? Dann kann das daran liegen, dass Sie schlecht schlafen und sich während der Nacht nicht regenerieren können. In dem Fall ist der Aufbau des Yin im Element Feuer nötig.
>
> Aber auch eine geschwächte Mitte kann der Grund sein, dass Ihnen die Kraft und der Saft fehlen. Was hier zu tun ist, können Sie im Kapitel Erde unter Burnout nachlesen.
>
> Und wenn der Antrieb regelrecht abgewürgt ist, geht es um die Befriedung des Elements Holz. Was Sie gegen Hormonabfälle und damit einhergehende Stimmungsschwankungen unternehmen können, lesen Sie im Element Holz.

Zu leichten und flüchtigen Depressionen kann es aber auch im Zusammenhang mit Zyklusbeschwerden kommen. Dann nämlich, wenn in Phasen, in denen die Hormone besonders aktiv sind bzw. aktiv sein sollten, Vorschäden (durch Erbgifte oder erworben) den Fluss des *xue* unterbinden, also den Fluss der »Säfte«, der für den Ei-Reifungszyklus und die Vorbereitung der Gebärmutter auf die Ei-Einnistung zuständig ist. In dieser hormonellen Mangelsituation kann es dann zu einem spürbaren Absinken der Stimmung kommen. Dies erklärt auch, warum Depressionen fast immer gemeinsam mit Hormonmangelzuständen auftreten: Kurz vor der Periode (denn dann sinken die Östrogene und das Progesteron ab) oder mit den Wechseljahren (denn dann beginnen die Eierstöcke ihre Produktion einzustellen) oder nach einer Schwangerschaft (Stichwort: Wochenbett-Depression).

In der Schulmedizin werden Depressionen fast immer gleich behandelt: Mit Antidepressiva. Die ganzheitliche Betrachtungsweise geht viel differenzierter vor, wichtig ist hier die genaue *Differentialdiagnose*.

Keine Lust zu gar nichts

Sie sei es ja schon gewohnt, die ewige Niedergeschlagenheit, seit bald 15 Jahren gehe das so. Aber in den letzten beiden Jahren, da habe sie nun ein Stimmungstief wie nie zuvor. »Und ständig friere ich, bin bleiern müde und habe keine Lust zu gar nichts!« Und dabei hat die 55-Jährige wahrlich genug um die Ohren, was gemacht und getan werden will! Die drei Kinder und der Haushalt – »das alles wächst mir über den Kopf! Ich kann einfach nicht mehr ...«, sagt sie resigniert.

Auffallend ist, wie alt die Frau aussieht: Die Mundwinkel hängen, die Augenlider sind auf Halbmast, und die Haut wirkt leblos und ist schon faltig. »Das kommt, weil ich nachts nicht schlafe«, klagt sie. »Die halbe Nacht liege ich wach, bis in den frühen Morgen hinein und hänge trüben Gedanken nach. Aber aufstehen, etwas tun, Wäsche bügeln oder Zeitung lesen? Dazu bin ich viel zu matt. Wenn morgens der Wecker klingelt, komme ich kaum aus dem Bett.« Angefangen habe das alles nach dem schweren Unfall ihrer Tochter vor zehn Jahren. Und dann sei mit 52 die Periode weggeblieben, »und von da an ging's endgültig bergab!« Ihr Mann sei lieb und nett zu ihr, auch sehr verständnisvoll, fühle sich aber ständig zurückgewiesen durch ihre Unlust im Bett.

Aufgrund der deutlich depressiven Symptomatik hatte sie Antidepressiva erhalten, die sie aber nur noch müder gemacht haben und sie außerdem mit einem »ekligen Belag« auf der Zunge quälten. Ihre Frauenärztin habe ihr dann eine Hormonersatztherapie mittels Hormonpflaster verordnet ... ebenfalls ohne durchschlagenden Erfolg. Nur die Hitzewallungen, die seien erträglicher geworden.

Die Diagnostik nach den Fünf Elementen brachte eine ausgeprägte Mittenschwäche, also eine Schwäche des Elements Erde zusammen mit einer beginnenden Erschöpfung des Elements Wasser zutage. Hinter dem schlechten Allgemeinzustand der Patientin verbarg sich eine deutliche Schleimbelastung durch Pilze, Lösungsmittel und Pestizide. Ebenfalls deutliche Blockaden hatte die Narbe der Schilddrüsenoperation hinterlassen. Der Hormonzustand zeigte deutliche Defizite: Dem mittelgradig ausgeprägten Östrogenmangel stand ein gravierender Progesteronmangel gegenüber, es fehlte am Hormon DHEA, und auch das Testosteron war zu niedrig. Darüber hinaus bestand ein schwerer Serotonin- und Melatoninmangel. Aber auch der Vitalstoffstatus der Patientin war, wie übrigens bei den meisten Patienten in meiner Praxis, katastrophal: Es fehlte an Vitamin D, Magnesium, Zink, Jod und – besonders ausgeprägt – an Vitaminen des B-Komplexes.

Aus Kostengründen habe ich auf eine tiefgreifende Behandlung verzichtet und mit der Patientin eine Stufen-Therapie vereinbart, die ihr die Möglichkeit gab, jeweils selbst über den nächsten Schritt zu bestimmen.

- *1. Schritt: Stützung des Elements Erde.*

Umfassende Ernährungsumstellung nach den Fünf Elementen, Entlastungs- und Reistage, basenfördernde Kost. Außerdem gezielte Gaben von Nahrungsergänzungsmitteln. Heilpflanzen, um Schadstoffe aus Leber, Nieren und Lymphe auszuleiten. Die klassische TCM-Rezeptur zur Stützung der Mitte (Poria five), Akupunktur und Moxibustion.

- **2. Schritt: Stützung der Konstitution (Element Wasser).**

Gabe eines klassisch homöopathischen Konstitutionsmittels, hier Natrium muriaticum. Schüßler-Salze Nr. 3, 5, 7, 11, 15, 16, 17, 21, um das Yin aufzubauen und das Yang anzuheben. Zufuhr der natürlichen Aminosäure 5-HTP zur Anregung der Serotonin-Produktion. Vitamine des B-Komplexes, insbesondere B6 und B12.

Schon diese ersten beiden Schritte brachten – auch dank der Konsequenz der Patientin – eine deutliche Verbesserung des Allgemeinbefindens. Davon war die Frau so begeistert, dass sie unbedingt das gesamte Repertoire unserer tiefgreifenden Ganzheitstherapie ausschöpfen wollte.

Meine Vorbedingung war: Absetzen der synthetischen Hormonersatztherapie und Einsatz von natürlichen Hormonen aus der Yamswurzel! Melatonin, Triest, Progesteron, DHEA und die gelegentliche Gabe von Testosteron führten nicht nur zu einem Verschwinden sämtlicher Wechseljahresbeschwerden, sondern zu einem regelrechten »Aufblühen« der Patientin, die Lebensfreude und ihren Schwung wiederfand. Ihr Mann war davon so begeistert, dass er sich seinerseits nun auch in eine »Verjüngungskur« begeben hat ...

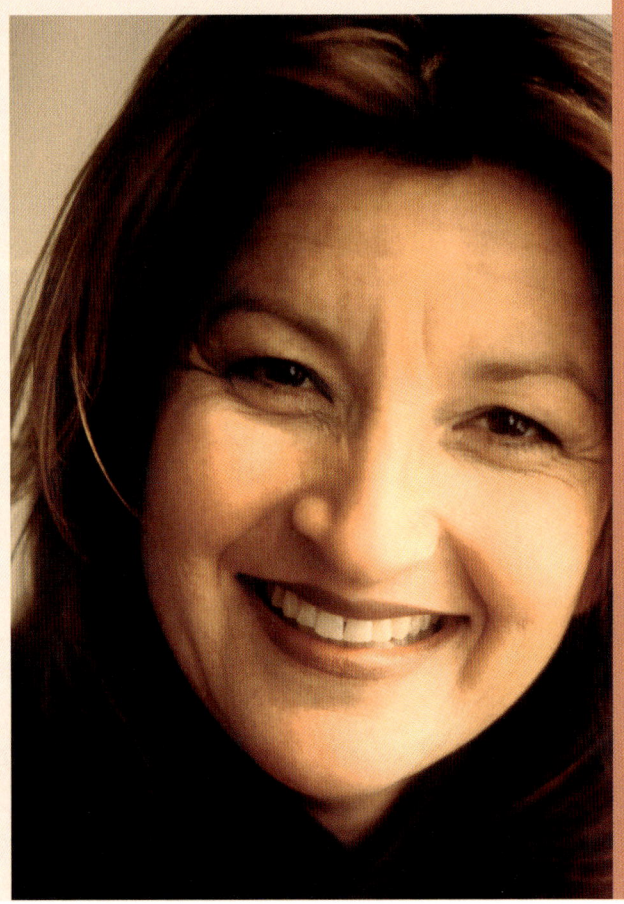

DAS LEBEN FÜHREN

☹ Herz-Kreislauferkrankungen

In der Chinesischen Medizin wird unser Organismus häufig wie ein kleiner Hofstaat beschrieben, in dessen Zentrum und mit aller Macht ausgestattet das Herz thront. Das Herz ist der Herrscher über alle Organe, von denen jedes einzelne den ihm zugeteilten Aufgaben nachkommt, während der Herrscher mit Begeisterung, Lebensfreude und Charisma regiert. Wenn er ein guter Herrscher ist!

Wie gravierend eine Störung im Element Feuer ist, lässt sich leicht an den Auswirkungen erkennen: Sie betreffen das Herz. In der Depression als elementare Traurigkeit, die Herz und Seele erfasst (auch in unserer Tradition ist das Herz der Sitz der Seele!), oder überfallartig bei einer Herzattacke, bei der sogar das Leben auf dem Spiel stehen kann. Bis vor nicht allzu langer Zeit schienen es vorwiegend die Männer zu sein, die Probleme mit dem Herz hatten. Herzinfarkt wurde als »Managerkrankheit« dargestellt, von der Frauen weitgehend verschont seien, was inzwischen widerlegt ist.

Wie Rauchen dem Frauenherz schadet

Merkwürdig genug, dass Herz-Kreislauferkrankungen viel zu lange als Männerproblem betrachtet wurden: Immerhin zählt hierzulande der Herzinfarkt zu den Haupttodesursachen bei Frauen. Jedes Jahr sind es mehr als 130.000 Frauen, die einen Herzinfarkt erleiden, und viel zu viele, nämlich mehr als die Hälfte, überleben den ersten Infarkt nicht! Trotzdem sind Frauen mehrheitlich felsenfest davon überzeugt, dass Probleme mit Herz und Kreislauf sie nicht oder nur kaum betreffen. Und das, obwohl immer mehr Frauen eine Lebensgewohnheit angenommen haben, die Herz-Kreislauferkrankungen geradezu provoziert:

> **Lassen Sie sich von Vitaminen helfen**
>
> Patienten mit Herz-Kreislaufproblemen leiden immer auch unter einem Mangel an verschiedenen Vitaminen, Mineralien und Spurenelementen. Deswegen rate ich immer zum Einsatz der orthomolekularen Therapie, das heißt zur Zufuhr hochdosierter Vitamine. Sehr gute Erfolge habe ich mit folgenden Substanzen und Dosierungen:
>
> • Basisrezeptur plus Antioxidation (siehe Anhang)
> • Omega-Fettsäuren (Fischöl): täglich 1 x 500 mg
> • Coenzym Q10: täglich 1 x 30 mg
> • L-Carnitin: täglich 1 x 500 mg
> • Vitamin-B-Komplex: täglich 1 x 1
> • Lecithin: täglich 1 x 1200 mg
>
> Wenn Ihre Gefäße schon angegriffen sind, zusätzlich: Arterio-San (mit Resveratrol, Vit E., Alphaliponsäure, OPCs u.a.).

Sie rauchen. Und insbesondere, wenn sie früh damit begonnen haben, die Pille zu nehmen, wird Rauchen zum Hauptrisikofaktor für den Infarkt. Jede Zigarette treibt das Risiko weiter in die Höhe. Für Frauen besonders fatal, weil Rauchen ein Frontalangriff auf ihren wichtigsten Herzschutz ist: das Östrogen. Rauchen sorgt nicht nur dafür, dass der Östrogenspiegel im Blut sinkt, Untersuchungen haben sogar gezeigt, dass Raucherinnen drei bis vier Jahre früher in die Wechseljahre kommen. Außerdem fördert Rauchen die Arteriosklerose, indem es das schützende HDL-Cholesterin im Blut reduziert und die Gefäßwände schädigt!

Weitere Risikofaktoren:
- Stress. Sowohl das Gefühl, ständig unter Druck zu stehen, als auch die Art, wie viele Frauen (und Männer) damit umgehen – mehr rauchen, mehr essen, Alkohol –, macht Stress gefährlich für das Herz.
- Übergewicht. Denn Übergewicht geht meist mit einer Erhöhung der Blutfette einher.
- Bluthochdruck und Diabetes. Wenn es dann noch – wie meist – an körperlicher Bewegung fehlt, sind Frauen besonders von den gefährlichen »stummen« Infarkten bedroht.

Auch junge Frauen können einen Infarkt erleiden. In meiner Praxis ist die jüngste Herzinfarktpatientin 35 Jahre alt. Bei Vorliegen einer oder sogar mehrerer Risikofaktoren beginnt aber ab den Wechseljahren eine besonders gefährliche Zeit für die Herzen der Frauen. Denn die Wechseljahre selbst leiten einen Prozess ein, der den natürlichen Herzschutz der Frauen versiegen lässt – das Östrogen. Und damit kommt das Element Holz ins Spiel, das die Hormone reguliert, ebenso wie das Element Erde – Stichwort Übergewicht –, und auch das Element Metall bedarf dringend der Stärkung, denn die bei jedem Infarkt anzutreffende Mitbeteiligung von Bakterien (Chlamydien) verweist auf Schwächen bei den Grenzwächtern des Körpers.

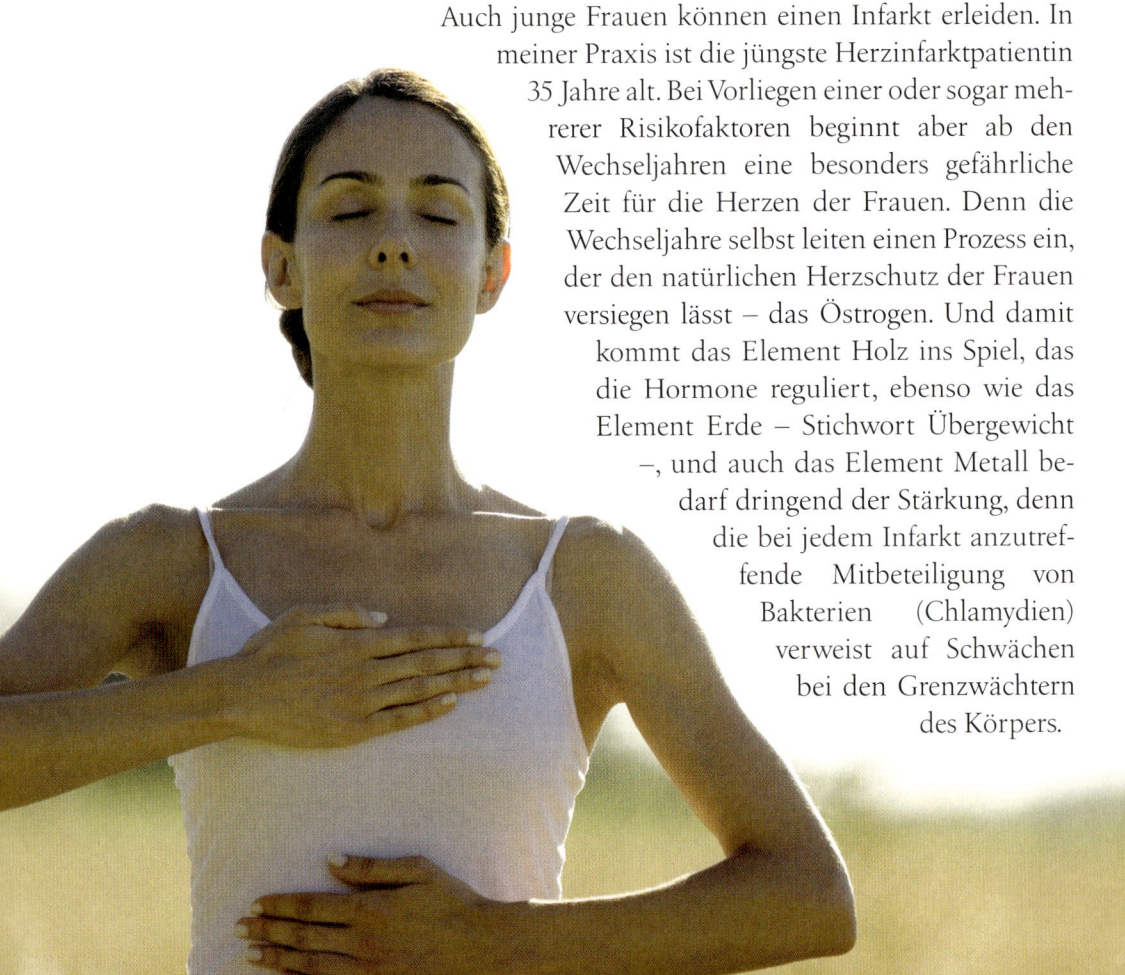

Um einem Herzinfarkt nach den Wechseljahren vorzubeugen, muss man zuerst verhindern, dass die Hormone zu stark abfallen – es gilt also, das Element Holz zu pflegen und das Element Wasser zu stärken.

Was die Halsschlagadern sagen

Bei Frauen (und auch Männern), die die Mitte 50 überschritten haben, nehmen wir in unserer Praxis routinemäßig eine Ultraschall-Untersuchung der Halsschlagadern vor. Warum? Weil sich dort ganz früh Ablagerungen zeigen, wie sie später auch beim Entstehen eines Herzinfarkts eine Rolle spielen können. Normalerweise sind die Halsschlagadern frei durchgängig, und auch im Alter nehmen die Gefäßwände nur leicht an Dicke zu. Ein Warnsignal für einen Herzinfarkt ist es immer, wenn die Normwerte für die Saumdicke der Halsschlagadern überschritten werden. Schon wenn die normalen Ablagerungen an den Gefäßwänden um mehr als 0,1 Millimeter überschritten werden, heißt das: Die Gefäße altern vorzeitig – Gefahr in Verzug!

Übrigens: Mit diesem Verfahren lässt sich das biologische Alter eines Menschen ziemlich genau bestimmen: Die Dicke der Gefäßwände gibt nicht nur Auskunft darüber, ob wir körperlich jünger sind als unser Pass aussagt, sondern auch, ob der körperliche Zustand eine (vielleicht von außen gar nicht sichtbare) vorzeitige Alterung preisgibt. Wenn Letzteres zutrifft, kann man dagegen angehen! Mit einer Gefäßkur aus Rotweinextrakten bringt man selbst dicke Plaques zum Schmelzen und fördert damit ganz erheblich seine Herzgesundheit!

Unter Druck

Aus meiner Praxis

Die 62-jährige ehemalige Raucherin wirkte drahtig, sah aber älter aus, als sie war. Sie litt an Bluthochdruck und hatte beim Gehen Schmerzen in den Beinen: Bereits nach ein paar hundert Metern musste sie immer stehen bleiben, weil sie dann krampfhafte Schmerzen im Vorfuß und in der Wade bekam. Ihr Hausarzt bezeichnete die Krankheit als »Schaufensterkrankheit«. Sie sagte, dass ein leichter Verschluss an den Beingefäßen festgestellt worden sei, eine Aufdehnung der Gefäße (Ballondilatation) habe jedoch keinen anhaltenden Effekt gebracht. Einziger schulmedizinischer Rat: Sie solle lediglich viel spazierengehen.
Früher hatte sie über 15 Jahre die Pille genommen, später bekam sie starke Wechselbeschwerden, weshalb sie künstliche Hormone eingenommen hatte. Das Cholesterin war hoch, deshalb nahm sie Cholesterinsenker. Und dazu kamen in letzter Zeit blutdrucksenkende Medikamente.
Die Ultraschall-Untersuchung der Halsgefäße zeigte das gesamte Ausmaß des typischen und oft in der Praxis beobachteten Dilemmas:

Aus meiner Praxis

Trotz ausgezeichneter schulmedizinischer Laborparameter (Cholesterin war immer »gut« eingestellt, der Blutdruck ausreichend behandelt) fanden wir eindeutige markante Plaques an den Aufzweigungen der Halsschlagadern und eine deutliche Verbreiterung der Intima media (innere Gefäßschicht). Ihr biologisches Alter nach dem Gefäßzustand: älter als 80 Jahre! Das jahrelange Rauchen, die Einnahme der Pille und der künstlichen Hormone, das Cholesterin (wenn auch labormäßig gut eingestellt) und zuletzt der Bluthochdruck hatten massivste Spuren am Gefäßsystem hinterlassen. Ein Verschluss der Beinarterien, ein Herzinfarkt oder ein Schlaganfall stand kurz bevor!

Der Hormon-Check ergab: deutlicher Progesteron-, Östrogen-, Östriol- und DHEA-Mangel. Dazu die üblichen Mängel: Vitamin D, C, B6, B12, Zink, Jod und Selen. Im Labor stellte man außerdem Anzeichen für die Zufuhr falscher Fette fest, und es gab Hinweise für eine chronisch schwelende Entzündung (erhöhtes CRP).

Als Ursache für den Bluthochdruck fanden wir eine Blockade der Meridiane des Elements Holz (erhöhte Spannung), und zwar durch alte Infektionen der Mandeln (Lebermeridian) sowie durch eine eingestaute Pilz- und Bakterien-Blockade des Galle-Meridians.

Ganzheitliche Therapie:

Es ging Schritt für Schritt voran: Ernährungsumstellung, Ausdauersport (Walking), Leberreinigung, Ausheilung der alten Infekte, homöopathische Konstitutionstherapie (Hauptmittel hier: Sulfur), Einstellung eines guten Hormonstatus mit natürlichen Hormonen, biologische Gefäßkur mit Basisrezeptur, Antioxidation (siehe Anhang, Seite 274), Rotweinextrakt (Resveratrol), Omega-3-Fettsäuren, Arterio-San, eine Knoblauchkur und Buchweizen-Tabletten (Fagorutin®).

Innerhalb eines Jahres waren die Beinschmerzen beim Gehen völlig verschwunden. Nach zwei Jahren zeigte sich der Blutdruck völlig normal (die Blutdrucktabletten konnten abgesetzt werden). Obwohl die Cholesterinwerte (noch) nicht optimal waren, setzten wir auch die Cholesterinsenker ab, denn entscheidend ist nicht die Höhe des Cholesterins, sondern die Entzündlichkeit am Gefäßsystem.

Die Halsschlagadern zeigen nun (nach zwei Jahren) ein biologisches Alter von 55 Jahren! Aber auch so fühlte sich die Patientin wie mit 50 …

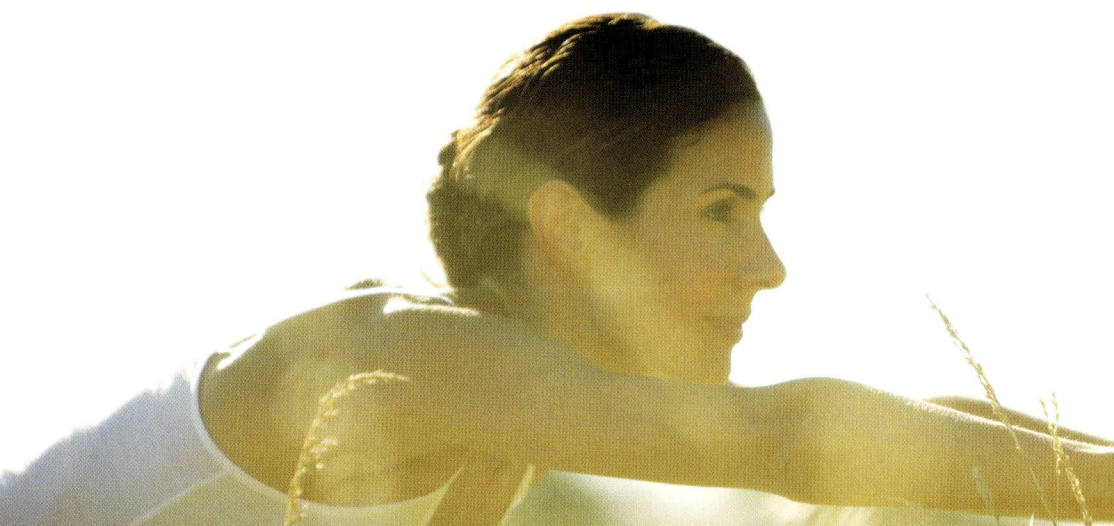

Auf dem richtigen Weg:
Wie Sie dem Element Feuer Gutes tun

Wenn Herz und Kreislauf in Gefahr sind, stehen die Pflege und Stabilisierung des Elements Feuer im Mittelpunkt. Und das funktioniert am besten indirekt, indem Sie die anderen Elemente pflegen und in Balance bringen:

- Element Erde: Übergewicht stellt nicht nur eine besondere Belastung des Herzens dar, sondern ist fast immer mit einer Fehlernährung verbunden, die das Gefäßsystem schädigt: Nehmen Sie ab! Im Kapitel über das Element Erde (siehe Seite 94 ff.) erfahren Sie ausführlich, mit welchen Strategien Sie wirklich Erfolg haben!
- Nochmal Element Erde: Unterstützen Sie die Entgiftungsfunktionen Ihres Körpers. Gifte, Abfallstoffe, Überflüssiges müssen abtransportiert werden. Gehen Sie zum Beispiel regelmäßig in die Sauna, machen Sie eine Wassertherapie nach Kneipp und reinigen Sie Ihre Leber von Gallensteinen (siehe Seite 110 ff.).
- Element Metall: Bewegen Sie sich und schnappen Sie frische Luft! Das führt Ihrem Organismus Sauerstoff zu, pure Lebensenergie. Schon ein halbstündiger zügiger Spaziergang täglich kurbelt Ihren Stoffwechsel an, baut Muskulatur auf und ist durch die Frischluft-Zufuhr eine Wohltat für das Element Feuer!
- Nochmal Element Metall: Achten Sie auf eine paraffinfreie Hautpflege, damit Sie richtig schwitzen und Giftstoffe ausscheiden können, und damit Ihre Körpergrenze intakt und wehrhaft bleibt.
- Element Holz: Reduzieren Sie Stress, Termindruck, Leistungsdruck – auch und gerade den selbst gemachten Stress. Beschäftigen Sie sich mit Entspannungstechniken und bauen Sie Ruhepausen in Ihren Alltag ein. Reduzieren Sie außerdem den körperlichen Stress durch die permanente Strahlungsbelastung: Handy, Bildschirme, Stromkabel unterm Bett, geopathische Belastung am Schlafplatz.
- Element Wasser: Trinken Sie reines vitalisiertes Wasser, regelmäßig und so viel wie möglich.
- Bauen Sie Ihr Yin des Feuers mit folgenden Schüßler-Salzen auf, vor allem wenn Sie unter Hitzegefühlen, Nachtschweiß und Schlafstörungen leiden und Ihnen eine rote Zunge ohne Belag auffällt: Nr: 1, 3, 6, 7, 8, 11, 16, 17, 19, 21, 22, 24.
- **Stärken Sie Ihr Herz** mit unseren »Herztropfen« (Rezeptur siehe Anhang, Seite 274).

WASSER ist:

Winter, Norden, Nacht, Furcht, kalt, Hingabe, Knochen, Wille, Sexualität, salzig, Angst, hören, Offenheit, Niere, Blase, schwarz, Weisheit, Geist

In all diesen Bereichen und Attributen ist das Element Wasser ansprechbar, empfänglich und beeinflussbar.

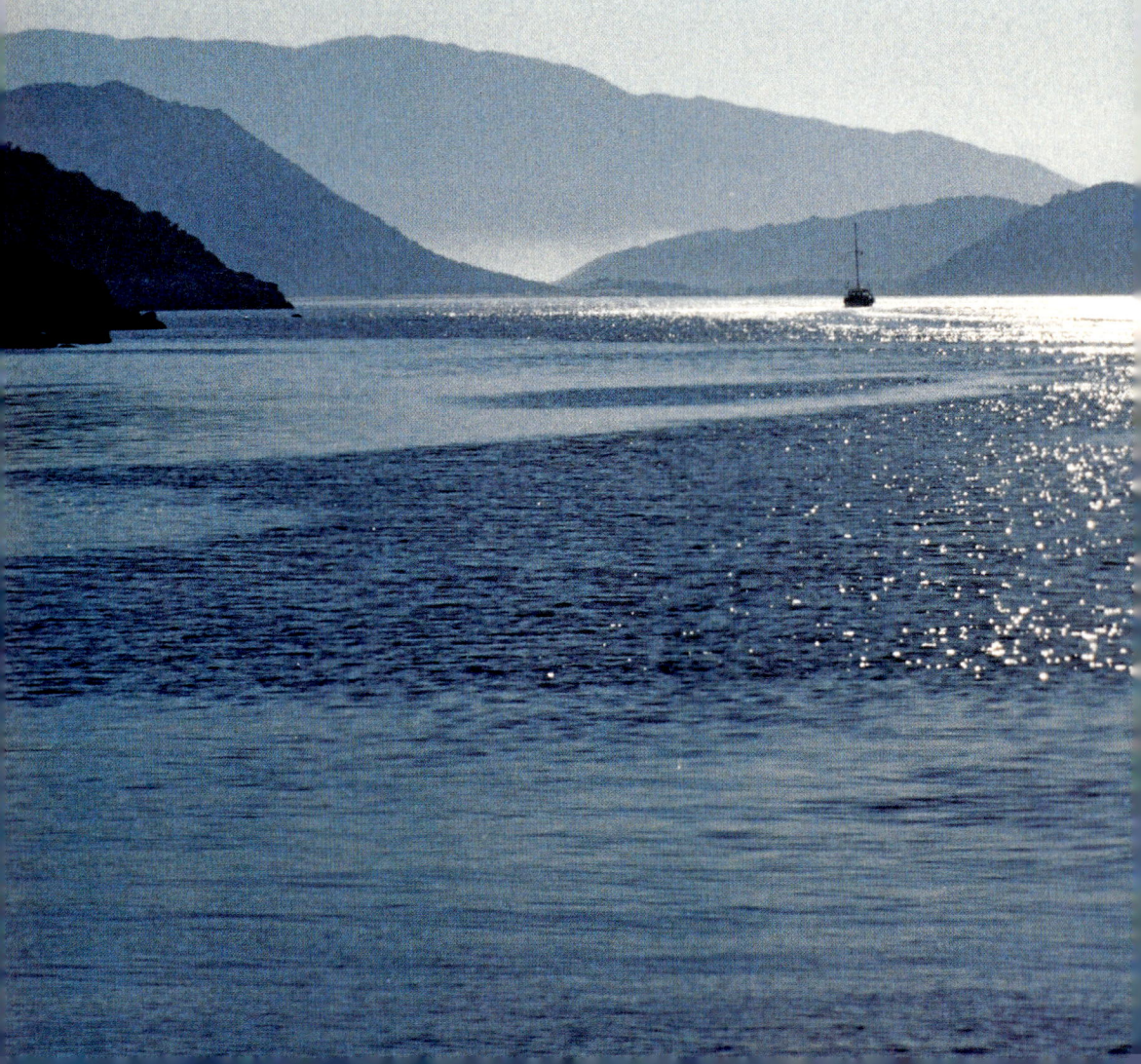

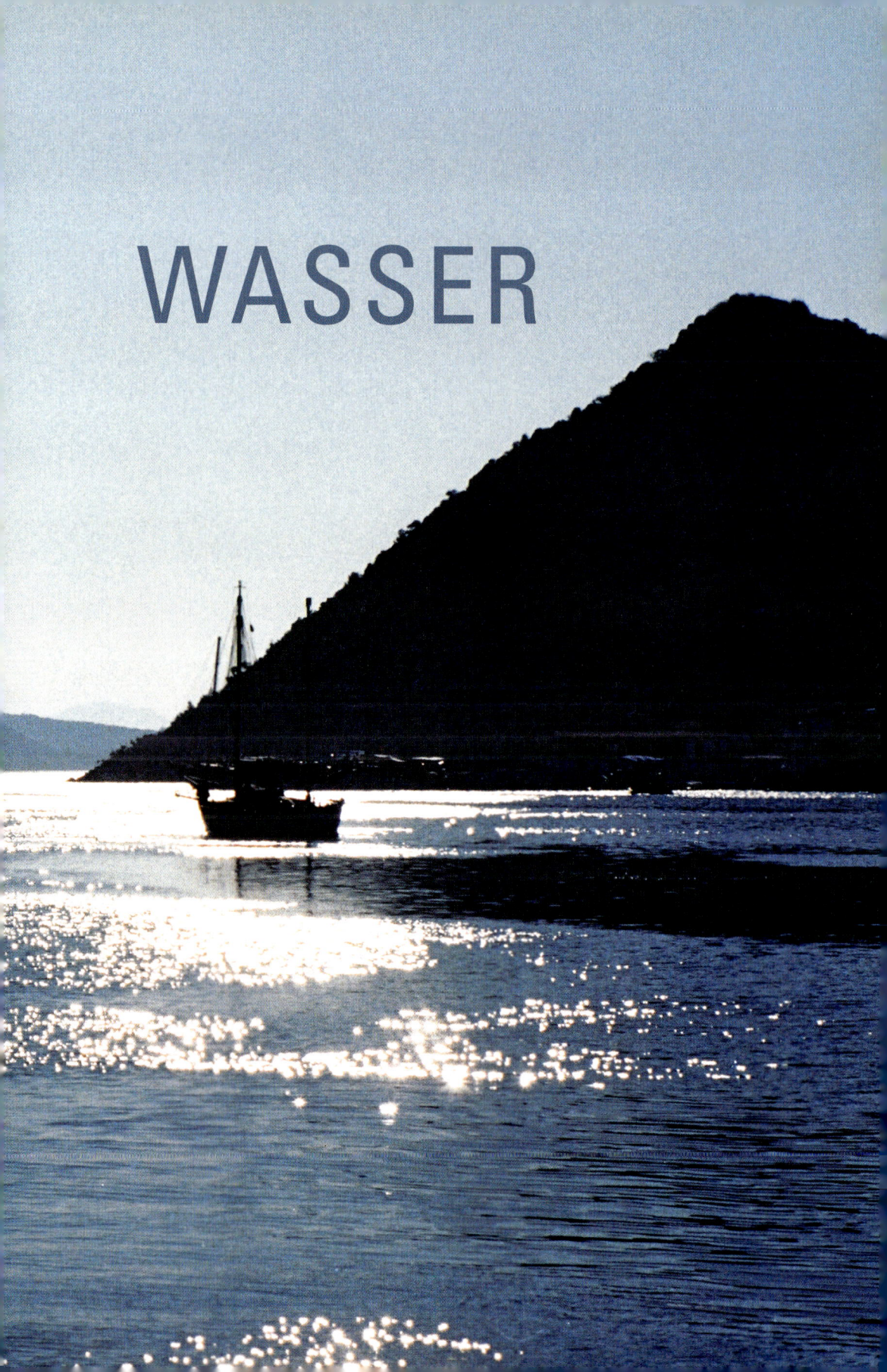

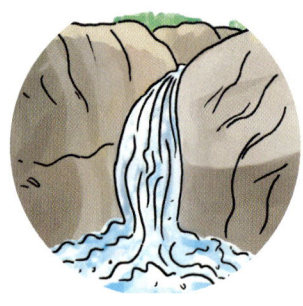

DER ERSTE EINDRUCK

Den Raum betritt eine Dame, die sich auf die schönste Sache der Welt kapriziert zu haben scheint: die Verführung! Mit einem koketten Lächeln wird das Terrain sondiert, immer auf der Suche nach einem Flirt, immer auf der Suche danach, sich selbst ganz als Frau fühlen zu können. Dabei blitzt eine gewisse Schärfe in ihrem Lächeln auf – da mag es schon die eine oder andere Situation geben, in der mit ihr nicht ganz so gut Kirschen essen ist … Und ihr reger Verstand verrät auch, dass sie einem Gegner außerordentlich flexibel Paroli bieten kann. Es ist jedenfalls keine Frau, die man zum alten Eisen zählt, nur weil sie vielleicht gerade mal die 60 überschritten hat. Sportlich-schlank, immer noch attraktiv, beinahe jugendlich. Eine Frau mit einem starken Element Wasser.

FRAU UND MUTTER SEIN:
Element Wasser

Wasser ist beides: Unwandelbarkeit und Veränderung. Nehmen Sie einen Tautropfen: Stofflich, nass und kühl ist er dem Yin zugehörig. Bei Wärme verwandelt er sich, steigt auf in den Himmel der Sonne zu, ganz Yang, und kann sich doch wieder verwandeln in einen Regentropfen. In welcher Gestalt auch immer: Wasser bleibt Wasser.

Wasser ist das grundlegendste aller Elemente: In ihm ist der Tod zu Hause wie auch das Leben. Das Alte und das Neue. Es ist das Element der ererbten Konstitution. Es symbolisiert die Grundlagen, die Sie in die Wiege gelegt bekommen haben. Ihre genetische Ausstattung, Ihre Talente und Potenziale, die Sie im Laufe Ihres Lebens entfalten oder aber brachliegen lassen.

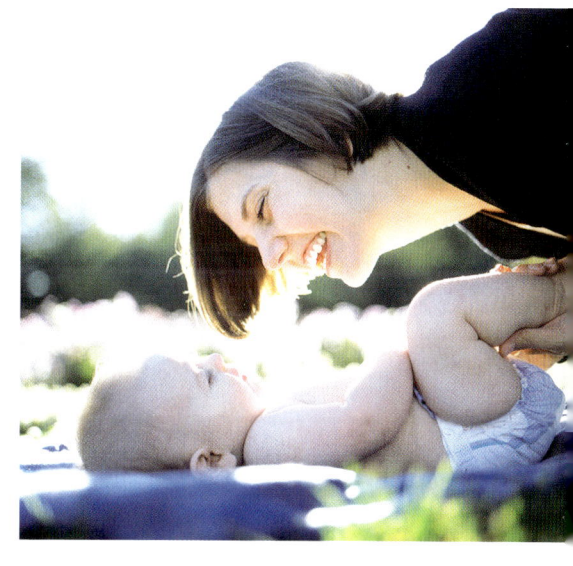

Die geerbte Konstitution ist so wie sie ist. Sie können nichts daran ändern. Aber Sie können Flecken und Schatten entfernen und Schwachstellen ausgleichen und aus Ihren Stärken etwas machen. Sie können sich eine starke Konstitution erwerben (siehe auch Element Erde, Seite 77 und 115 ff.). Wenn ein Kind geboren wird, ist es bereits mehr als nur reine geerbte Konstitution: Wie gesund die Mutter war, wie ausgeglichen während der Schwangerschaft, ob sie sich mit jeder Zelle auf ihr Kind gefreut hat, ob sie Amalgam in den Zähnen hat, geraucht hat, jeden Abend Fernsehen schaut oder ob sie sich Abend für Abend einem liebevollen Partner in die Arme schmiegen konnte – all das legt sich auf die geerbte Konstitution des noch ungeborenen Kindes – als Silberglanz, als zartes, schützendes Fellchen, oder eben auch als Schmutz und Schleim, den das Kind als Veranlagung zu Krankheiten und Gebrechen mit auf die Welt bringt.

In der Konstitution des Kindes verbinden sich vom ersten Tag seiner Entstehung an die Botschaften seiner Eltern und der ihnen eigenen Konstitution. Sie bildet den Boden, auf dem alle Einflüsse von außen als Botschaften einwirken. »Vor Freude weinen«, »vor Angst schwitzen« oder »in die Hose machen«, voller »Wissensdurst« sein oder »nah am Wasser gebaut haben«, im »Fluss sein« oder »ein stilles Wasser, das tief ist« – immer werden unsere Wasserqualitäten angesprochen und wie sie auf Äußeres reagieren. Was uns am tiefsten trifft, »schmerzt« auch das Element Wasser – wir sagen dann, es sei uns etwas »an die Nieren« gegangen. Die alten Chinesen haben von der Bedeutung des Wassers gewusst, und auch wir finden sie in unseren alltäglichen Redewendungen wieder.

Wenn das Element Wasser geschwächt ist, sind wir in dem Großartigsten beeinträchtigt, was die Natur uns geschenkt hat: in unserer Fähigkeit, Leben zu zeugen. Dies kann sich in Problemen mit der Fruchtbarkeit zeigen oder in sexuellen Störungen, die mancher Frau das Gefühl geben, nicht Frau zu sein, ihre Weiblichkeit nicht leben zu können. (Und natürlich kann dies umgekehrt auch Männer betreffen: Impotent zu sein und/oder keine Kinder zeugen zu können, erleben Männer als Frontalangriff auf ihre Männlichkeit schlechthin!)

Sorgen bereiten Blockaden im Element Wasser jedoch auch Frauen, die sexuelle Erfüllung erlebt und Kinder geboren haben. Dann nämlich, wenn eine vorzeitige Alterung sie zu schnell »verblühen« lässt. Das sichtbarste Zeichen sind zu viele und vor allem zu frühe Falten, die nicht verbergen können, was fehlt: Wasser nämlich! Ist das Element Wasser nicht im Fluss, stocken auch die Hormone oder sie versiegen sogar – mit allen Beschwerden, die daraus erwachsen können, und die Frauen keineswegs hinnehmen müssen (auch wenn sie das oft glauben). Aber mehr dazu später!

Schwächen und Probleme mit dem Element Holz und mit dem Element Erde lassen sich meistens schnell und relativ einfach ausgleichen und beheben. Mit dem Wasser ist das anders. Wirksame Veränderungen in diesem Element bedürfen vor allem jahrelanger Geduld und Hartnäckigkeit. Es ist das unveränderlichste, langfristigste der fünf Elemente. Wenn Sie einmal 60 sind, ist es schwer, damit zu beginnen, Ihre Anlagen und Talente zu entfalten und das biologische Alter Ihres Körpers noch einmal zurückzudrehen, und es ist dann schon unmöglich, noch Kinder zu bekommen. Beim Element Wasser gilt: Aufgeschoben ist verloren.

STÖRUNGSFREIE FUNKTIONEN

☹ Sterilität und unerfüllter Kinderwunsch

Vor noch gar nicht langer Zeit zeigten alle Finger auf die Frau, wenn eine Ehe kinderlos blieb. Inzwischen hat es sich in weiten Kreisen herumgesprochen, dass ungewollte Kinderlosigkeit die verschiedensten Ursachen haben kann. Und Studien, die ich im Rahmen meiner Doktorarbeit und später dann als praktizierender Arzt betrieben habe, zeigen, dass es nur in ganz wenigen Fällen an der Frau allein liegt: Es kann am Mann liegen oder an der Frau, und häufig liegt es an beiden zusammen.

Die drei Formen der Sterilität

Primäre Sterilität	Obwohl ein Kinderwunsch besteht und das Paar auch regelmäßigen Geschlechtsverkehr hat, kommt es binnen eines Jahres nicht zur Schwangerschaft.
Sekundäre Sterilität	Nach einer oder mehreren Schwangerschaften kommt es bei erneutem Kinderwunsch und regelmäßigem Geschlechtsverkehr über eine längere Zeit nicht mehr zur Schwangerschaft.
Infertilität	Es findet zwar eine Empfängnis statt, die Frucht kann aber nicht ausgetragen werden.

Dass zum Beispiel ein totaler Verschluss eines Eileiters – eine gravierende Ursache für Kinderlosigkeit – vorliegt, ist eher selten. Viel öfter sind es wenige und mitunter ganz leichte Funktionsstörungen bei Mann und Frau.

Den besten Zeitpunkt bestimmen

Die allereinfachste Hürde, die sich bei der Erfüllung des Kinderwunsches in den Weg stellen kann, ist der falsche Zeitpunkt. Deswegen möchte ich zu Anfang auf die Bestimmung der fruchtbaren Tage eingehen, denn nicht selten habe ich erlebt, dass Frauen dann ruckzuck schwanger wurden!

Ein stabiler Zyklus dauert meistens ziemlich genau 28 (minus/plus ein bis zwei) Tage. Er beginnt nicht *nach* der Blutung, sondern *mit* der Blutung! Man zählt also ab dem ersten Tag der Blutung bis zum Tag vor dem Einsetzen der nächsten Blutung. In der fruchtbaren Zeit einer Frau ist der Zyklus geprägt von hormonellen Schwankungen (siehe Grafik, Seite 142): Die erste Zyklushälfte steht ganz unter dem Zeichen des Hypophysenhormons FSH. Unter seiner Regie reift ein Follikel heran und werden Östrogene gebildet. Durch diesen Östrogenanstieg wird nun über einen Rückkopplungsmechanismus die Hypophyse stimuliert, das Hormon LH auszuschütten, das am 14. Zyklustag für den Eisprung sorgt. Dieses Ei ist auf seinem Weg durch den Eileiter in die Gebärmutter befruchtungsfähig – aber nur für etwa sechs bis zwölf Stunden! Innerhalb dieser kurzen Spanne muss ein Spermium die Eihaut durchstoßen haben, damit ein Kind gezeugt werden kann.

Nun hat sich die Natur einen wunderbaren Trick ausgedacht, damit es auch dann zur Befruchtung kommen kann, wenn in diesen wenigen Stunden kein Geschlechtsverkehr stattfindet: Sie hat den Spermien ein relativ langes Leben geschenkt, nämlich drei bis vier Tage, die sie im weiblichen Körper überleben können. Schlafen nun zwei oder drei Tage vor dem Eisprung Mann und Frau miteinander, ist die Chance, dass Spermium und Eizelle miteinander verschmelzen und ein Kind gezeugt wird, sehr groß!

In der zweiten Zyklushälfte wird vom Eibläschen, das sich in den Gelbkörper verwandelt, Progesteron produziert. Dieses Hormon bereitet die Gebärmutter auf die Einnistung des befruchteten Eis vor: Die Gebärmutterschleimhaut wird entsprechend umgewandelt. Eine ganz wichtige Phase im Zusammenhang mit ungewollter Kinderlosigkeit: Wenn nämlich eine Gelbkörperschwäche vorliegt und nicht genügend Hormon produziert wird, kann sich das befruchtete Ei nicht in die Gebärmutterschleimhaut einnisten.

Der beste Zeitraum zur Erfüllung des Kinderwunsches liegt zwischen dem 11. und dem 14. Zyklustag!

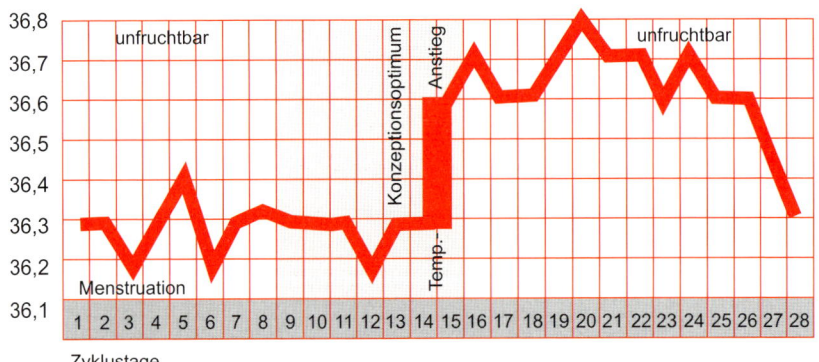

Die Messung der Basaltemperatur

Um zu bestimmen, ob es überhaupt zum Eisprung kommt und auch die Ausschüttung von Progesteron in der zweiten Zyklushälfte ausreicht, damit sich ein befruchtetes Ei in der Gebärmutterschleimhaut einnisten kann, gibt es eine ganz einfache und sehr zuverlässige Methode: *Die Messung der Basaltemperatur.* In der ersten Zyklushälfte liegen nämlich die gemessenen Temperaturen niedriger als in der zweiten Zyklushälfte – und oft zwischen 36,2 und 36,7 Grad Celsius. Die Ausschüttung des Progesterons nach dem Eisprung ist dann mit einem leichten Temperaturanstieg von etwa einem halben Grad Celsius (0,3 bis 0,6 Grad Celsius) verbunden. Der Eisprung selbst ist auf einer Temperaturkurve oft der niedrigste Punkt.

Diese zyklusbedingten Schwankungen der Körpertemperatur lassen sich sehr genau erfassen, wenn jeden Morgen gleich nach dem Aufwachen und vor dem ersten Aufstehen gemessen wird. Wichtig dabei: Auch immer am gleichen Ort messen – entweder in der Scheide, im Mund oder im After. Und immer Besonderheiten wie Erkältungen, Fieber oder eine durchwachte Nacht eintragen.

Tragen Sie die ermittelte Temperatur in eine Tabelle ein (die jede Apotheke bereithält) – sie zeigt dann sehr schön den monatlichen Zyklus als stets etwa gleiche Temperaturkurve (wenn nicht, wie erwähnt, z.B. Erkältungen dazwischenfunken). Die Tabelle gibt nicht nur Auskunft darüber, ob überhaupt ein Eisprung stattgefunden hat und es auch zum Anstieg des Progesterons in der zweiten Zyklushälfte gekommen ist – sie unterstützt Frauen auch darin, ihr Körpergefühl noch genauer auszubilden und sich einfach besser mit sich selbst auszukennen. Auch Probleme mit dem Menstruationszyklus (siehe Element Holz, Seite 132 ff.) – etwa Zwischen- oder Schmierblutungen – sollten in dieser Tabelle vermerkt werden.

Familienplanung ganz natürlich

So, wie die Basaltemperaturkurve die fruchtbaren Tage anzeigt, so gehen aus ihr natürlich auch die Zeiten hervor, in denen selbst bei regem Liebesleben sicher keine Empfängnis stattfinden kann: vom dritten Tag nach dem Temperaturanstieg bis zur nächsten Menstruation. Etwas weniger zuverlässig unfruchtbar ist die Zeit vom ersten Zyklustag bis sechs Tage vor dem Eisprung, kann aber nach einem längeren Beobachtungszeitraum ebenfalls zuverlässig bestimmt werden. Damit ist die Messung der Basaltemperatur *die* Methode der Wahl zur natürlichen Empfängnisverhütung. Am aussagekräftigsten sind die Messungen, wenn Sie ein relativ regelmäßiges Leben führen: immer etwa zur gleichen Zeit schlafen gehen und morgens zur gleichen Zeit aufstehen, möglichst sechs bis acht Stunden Nachtruhe haben und keine, beispielsweise berufsbedingten, Schwankungen wie etwa Nachtdienste. Aber selbst dies ist nicht so wichtig, wenn die

> **Fast so sicher wie die Pille**
>
> Beschränkt man sich nach Auswertung der Basaltemperaturkurve und der Beurteilung des Zervikalschleims mit dem Geschlechtsverkehr auf die sicher unfruchtbaren Tage, hat man mit nahezu gleicher Sicherheit eine Empfängnis verhütet wie mit der Pille. Und für die übrigen Tage gibt es ja Kondome ...

Basaltemperaturkurve mit der Beobachtung des Zervikalschleims kombiniert und abgesichert wird: Um die Zeit des Eisprungs nämlich verändert dieser sich: Er wird flüssig, glasig, durchsichtig (»wie rohes Eiweiß«), dehnbar, fadenziehend (mehrere Zentimeter, bevor er reißt). Beim Gang auf die Toilette können Sie den verflüssigten Zervikalschleim am Scheideneingang fühlen und sehen. Dabei ist es nicht einmal notwendig, in die Scheide zu fassen (siehe auch Seite 226).

Ist Ihr Zyklus aber ziemlich unregelmäßig, besagt die Basaltemperaturmethode zwar sehr viel über den jeweiligen Zyklus und hilft Ihnen bei der Selbstbehandlung (siehe Holz), ist aber als sichere Bestimmung der fruchtbaren (oder unfruchtbaren) Tage nicht geeignet. Dasselbe gilt auch, wenn Sie stillen.

Grüner wird es nicht mehr!

Das Konzeptionsoptimum, also der Zeitpunkt, in dem eine Empfängnis am wahrscheinlichsten ist, ist ein bis zwei Tage vor dem erwarteten Temperaturanstieg, der bei einem regelmäßigen Zyklus meist am selben Tag stattfindet. Noch sicherer kann man den Eisprung bestimmen, wenn man in diesen Tagen einen Eisprungtest durchführt – ein Urintest, der den Anstieg des Hormons LH misst (z.B. Ovu-LH®-Test). Auch ein kleiner Fruchtbarkeitscomputer kann Hilfestellung geben.

Ein Blick auf die zweite Hälfte der Basaltemperaturkurve, also die Zeit nach dem Eisprung, gibt wie erwähnt Auskunft darüber, ob die Gebärmutterschleimhaut ausreichend aufgebaut wird, weil der Gelbkörper ausreichend lange Progesteron ausgeschüttet hat. Dann nämlich hält sich die Temperatur mindestens zehn Tage auf gleich hohem Niveau.

Was Sie tun können, wenn sich, meist wegen einer Störung der Östrogenphase, kein Eisprung zeigt oder die Temperatur danach nicht konstant mindestens 10 Tage leicht erhöht ist, erfahren Sie auf Seite 227ff.

> **Ganz »normal«**
>
> Ihre Temperaturkurve weicht von der dargestellten ab? Wahrscheinlich ist das ganz normal. Denn bei keiner Frau ist ein Zyklus exakt wie der andere, und schon gar nicht haben zwei Frauen einen identischen Zyklus. Zyklen können etwas länger als 28 Tage sein, nicht immer findet ein Eisprung statt, und nicht immer zeigt die Basaltemperaturkurve an, dass in der zweiten Zyklushälfte wirklich ein ausreichend hoher Anstieg von Progesteron vorliegt. Erst die Summe mehrerer Zyklus-Kurven ergibt ein klares Bild.

Wenn das Wunschkind ausbleibt

Zu allen Zeiten galten Kinder als die Krönung des Liebesglücks, als Vollendung und Ausdruck der Verschmelzung eines Paares. Und ausgerechnet heute, wo alles machbar scheint, wo die große Mehrheit der Menschen in der westlichen Welt in nie da gewesenem Wohlstand lebt, da fehlt es vor allem an einem: an Kindern. Es fehlt an stabilen Partnerschaften, aus denen Kinder hervorgehen könnten, während andererseits immer mehr Paare ungewollt kinderlos bleiben. Zugleich haben auch Frauen heute berufliche Möglichkeiten, die noch vor wenigen Jahrzehnten völlig unvorstellbar waren, und die in manch einer Frau zu einer oft unbewussten Ablehnung gegen die Mutterschaft mit beitragen.

Neben diesen psychischen Ursachen, die eine Rolle spielen können, wenn eine Frau nicht schwanger wird, gibt es eine ganze Reihe von Faktoren, die eine Empfängnis verhindern – sowohl bei Männern als auch bei Frauen. Deshalb sollte vor jedweder empfängnisfördernder Maßnahme geklärt sein, dass die Ursachen für das Ausbleiben einer Empfängnis auch wirklich bei der Frau liegen. Weil Sterilitätsprobleme beim Mann in aller Regel einfacher und schneller abzuklären sind, lege ich Wert darauf, dass stets ein Spermiogramm vorliegt, bevor weitere Schritte unternommen werden. Sehr gute Sperma-Analysen bieten die andrologischen Abteilungen der dermatologischen Unikliniken.

Geben die körperliche Untersuchung des Mannes, die Häufigkeit des Lieseslebens und Qualität des Spermas keinen Anlass, hier Empfängnis-Barrieren zu vermuten, und liegen auch bei der Frau keine offensichtlichen Ursachen vor, rate ich zunächst immer zur Bestimmung des besten Zeitpunkts für die Empfängnis mit der genannten Basaltemperaturkurve. Wenn dies bereits praktiziert wurde, sich aber trotzdem kein Kind ankündigt, kommen als mögliche Ursachen in Frage:

- Anatomische/mechanische/entzündliche Ursachen
- Hormonstörungen
- Zervixfaktor
- Tubenfaktor

Über eine genaue gynäkologische Untersuchung, Abstriche und Ultraschall müssen also Fehlbildungen und Gewächse wie Polypen, Myome, Endometrioseherde und Zysten an Vagina, Gebärmutter und Eierstöcken sowie Entzündungen ausgeschlossen werden, die ein Hindernis sein können. Bei Verdacht auf Eileiterverklebungen sollte unbedingt eine Bauchspiegelung mit Durchblasung der Eileiter (siehe unten) durchgeführt werden.

Hormonstörungen als Ursache des unerfüllten Kinderwunsches

Wenn hinter der Kinderlosigkeit ein Hormonmangel steckt, so ist die Ursache entweder eine Funktionseinschränkung der übergeordneten Hormonzentren Hypothalamus und Hypophyse im Gehirn oder aber eine Schwäche in den Eierstöcken. Warum das so ist, kann von der Schulmedizin zumeist nicht abschließend erklärt werden. Vermutet wird oft, dass vorangegangene Eierstockentzündungen die Ursache dafür sind, eventuell auch ein Tumor im Gehirn, ein sogenanntes Prolaktinom, Schilddrüsenerkrankungen oder PCO, also das Syndrom der polyzystischen Ovarien, das bei Frauen mit sehr vielen männlichen Hormonen anzutreffen ist.

Eine ganzheitliche Untersuchung zeigt jedoch bei den meisten Frauen eine schwere medorrhinische Erbbelastung der Eierstöcke und der Schilddrüse, die mit deutlichen Blockaden der entsprechenden Meridiane einhergeht. Betroffen sind vor allem der Dreifach-Erwärmer und der Lebermeridian (siehe Element Holz, Seite 128 und 130), die auch für den Aufbau der Gebärmutterschleimhaut zuständig sind. In beiden Meridianen liegen Steuerungsblockaden – vor allem durch Pilze und Bakterien – vor, und nicht selten stößt man in der Anamnese auf Unterleibs- und Nebenhöhlenentzündungen, die nicht ausgeheilt wurden. Darüber hinaus liegt immer auch eine deutliche Schwächung des Elements Wasser vor: Das Yin der Niere ist beeinträchtigt, weil der Fluss des Nierenmeridians stagniert.

Hier kann nur eine durchgreifende Konstitutionstherapie mittels TCM (Akupunktur und Kräutertherapie) oder einer klassischen Homöopathie helfen, die ausschließlich darin erfahrene Therapeuten durchführen können.

Wenn darüber hinaus die hormonellen Schaltzentralen durch eine Schwermetallbelastung blockiert sind, kommt man um eine Ausleitung der Gifte nicht herum. Wie das gemacht wird, lesen Sie bitte nach im Kapitel über das Element Erde, Seite 110 ff.

Hormonmangel durch Gelbkörperschwäche

Diese Störung kann man gut schon in der Temperaturkurve erkennen: Produziert der Gelbkörper nicht ausreichend Gestagen, so bleibt die Temperatur nach dem Eisprung nicht konstant oben oder sie steigt stufenartig nach oben: Das Ei findet keine ausreichend aufgebaute Gebärmutterschleimhaut vor, um sich darin einzunisten (siehe auch Seite 226). Auch hier ist die sehr häufige Ursache eine nicht ausgeheilte Infektion – meist eine Erkältung mit dem Epstein-Barr-Virus, der die Steuerung durch die Hormonmeridiane blockiert oder eine alte Unterleibsentzündung selbst. Hier kann man nur eines tun: den schlafenden Infekt ausleiten! Mit TCM und homöopathischen Mitteln kann man den Infekt, der ja im Organismus der Frau schlummert, »aufwecken« und für das Immunsystem erkennbar machen. Entsprechend wird die Frau natürlich als Erstes mit einer Infektion reagieren – schließlich ist der chronische Infekt mit allen dazugehörigen Krankheitszeichen in einen akuten überführt worden (siehe auch Element Metall, Seite 30 ff.).

Selbstdiagnose bei Kinderwunsch und Zyklusstörungen

Wenn Ihre Basaltemperaturkurve über mehrere Zyklen hinweg eine der in den Abbildungen gezeigten Veränderungen aufweist, stellen Sie selbst die Diagnose und steigen, wenn vom Facharzt behandlungsbedürftige Erkrankungen ausgeschlossen wurden, in die Stufentherapie der Zyklusstörungen (siehe Element Holz, Seite 143 ff.) ein:

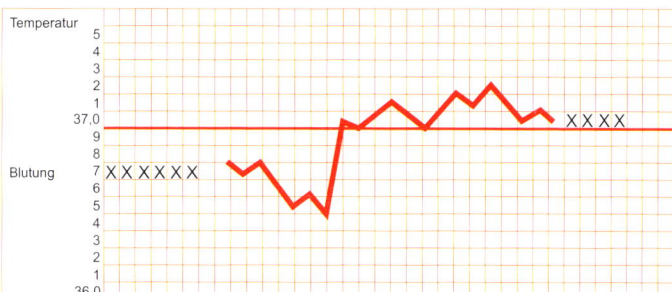

Gesunde physiologische Basaltemperaturkurve bei mittzyklischem Ansteigen der Temperatur um ca. ein halbes Grad, das den Eisprung markiert; danach ausreichend langes Verweilen (12 Tage) der Temperatur auf erhöhtem Niveau: gesunde Östrogen- und ausreichende Progesteronwerte.

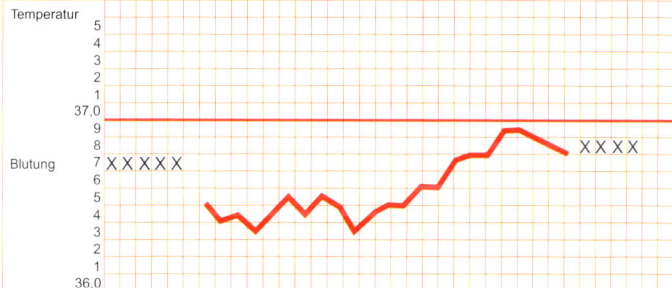

Treppenförmiger Anstieg der Temperatur nach dem Eisprung und/oder zu kurze zweite Zyklushälfte (weniger als 10 Tage): Progesteronmangel, was zu Zyklusstörungen und zu Schwierigkeiten bei der Einnistung des befruchteten Eies führen kann.

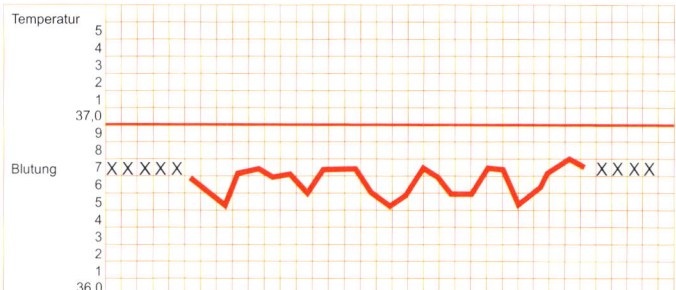

Basaltemperaturkurve ohne Eisprung – man findet keinen Niveauunterschied zwischen erster und zweiter Zyklushälfte: Östrogenmangel, was zu Zyklusstörungen und zu einer mangelhaften Eireifung führen kann!

Zervixfaktor

Wie bereits weiter vorn erwähnt, produziert bei einer gesunden Frau der Muttermund während des Eisprungs einen dünnflüssigen, fadenziehenden Schleim. Die Beschaffenheit dieses Schleims, seine sogenannte Spinnbarkeit, gibt ziemlich genau Auskunft darüber, wann eine Frau ihr Befruchtungsoptimum erreicht hat. Dann nämlich lässt er sich wie ein Faden ziehen: Jetzt steht der Eisprung unmittelbar bevor!

Dieser basische Zervixschleim schützt den Muttermund mit dem natürlicherweise sauren, aber für eine Empfängnis ungünstigen Scheidenmilieu. Außerdem stellt er Energie für die Spermien bereit – ein gesunder Muttermund fungiert als Reservoir für die Spermien, die ja unter Umständen ein paar Tage warten müssen, bis ein befruchtetes Ei in den Eileitern Richtung Gebärmutter befördert wird. Darüber hinaus unterstützt dieser Schleim auch den Transport der Spermien in die Gebärmutter. Normalerweise hilft also der weibliche Organismus den Spermien, ihr Ziel rechtzeitig und unbeschadet zu erreichen. Liegen nun Infektionen vor oder kann aufgrund einer Meridian-Blockade der Zervixschleim diese Aufgabe nicht mehr voll erfüllen oder sind sogar Antikörper gegen das Sperma des Partners nachweisbar, dann können die Spermien das Ei nicht erreichen.

Tubenfaktor

Dieser Begriff bezieht sich sowohl auf die Durchgängigkeit der Eileiter, der Tuben, als auch auf deren Beweglichkeit. Letztere spielt eine Rolle beim Eitransport in die Gebärmutter – ist die Beweglichkeit vermindert, kann das befruchtete Ei zu lange im Eileiter liegen bleiben, sodass es nicht rechtzeitig genug befördert werden kann. Beides, die zu geringe Beweglichkeit der Eileiter und/oder auch ihre eingeschränkte Durchgängigkeit (z.B. nach Entzündungen), machen etwa ein Drittel der Ursachen für weibliche Sterilität aus. Bei Verdacht auf eine Einengung der Tuben wird ein Kontrastmittel in die Eileiter eingebracht und versucht, eventuelle Verklebungen und Verwachsungen zu erkennen und dann zu beseitigen. Meist kann dies in einem Eingriff durch den Bauchnabel, einer sogenannten Laparoskopie geschehen, die die Patientin kaum belastet. In der Regel wird diese Untersuchung mit einer Spiegelung der Gebärmutterhöhle kombiniert, was derzeit den »Goldstandard« in der Sterilitätsdiagnostik darstellt.

Sind danach die Eileiter wieder durchlässig, sollte einer Befruchtung eigentlich nichts mehr im Wege stehen. Ich habe aber oftmals in meiner Praxis erlebt, dass es erst dann spontan zu der ersehnten Schwangerschaft kam, wenn eine Konstitutionstherapie inklusive Basistherapie – also ein Ausgleich der ererbten Schwächen zusammen mit einer Ausheilung alter Infekte – vorgenommen wurde.

Schwanger werden!

Wenn es mit der Empfängnis nicht klappt, kommen sowohl organische als auch funktionelle Störungen dafür in Betracht. Deshalb muss eine genaue Diagnostik alle Instrumente zur Hand haben, um die genaue Ursache zu ermitteln. Die wichtigsten sind:

Basisdiagnostik
- Genaue gynäkologische Untersuchung
- Basaltemperaturkurve
- Sonografie (Ultraschall)
- Hormonanalysen (Labor)
- Analyse des Zervixschleims (siehe Kasten)
- Sperma-Analyse (Spermiogramm)

Gebärmutter- und Eileiterdiagnostik
- Spiegelung der Gebärmutter
- Laparoskopie mit Kontrastmitteluntersuchung
- Durchblasen der Eileiter

Der Sims-Huhner-Test

Unter diesem Namen verbirgt sich ein Test, in dem feststellbar wird, ob die Spermien den Zervixschleim durchdringen können. Dann nämlich kann davon ausgegangen werden, dass die Spermien sich weiter auf den Weg machen können in Richtung des befruchteten Eies.

So wird der Test durchgeführt:
Der Eisprung wird mittels Spinnbarkeit des Zervixschleims – Faden lässt sich mehrere Zentimeter ziehen – sowie durch ein ultraschallgenaues Ausmessen des sprungreifen Eibläschens und eventuell einer LH-Hormon-Messung im morgendlichen Urin bestimmt.

Sechs bis maximal zwölf Stunden nach dem Geschlechtsverkehr wird nun Zervixschleim mitsamt der Samenflüssigkeit entnommen und unter dem Mikroskop untersucht: Reicht die Zahl der Spermien aus? Sind sie beweglich genug? Liegen auch keine Missbildungen vor? Wenn alle drei Fragen mit »Ja« beantwortet werden können, stellt die Beschaffenheit des Zervikalschleims kein Hindernis für eine Befruchtung dar.

Wenn's an »ihm« liegt: Ursachen für Unfruchtbarkeit beim Mann

In gut der Hälfte der Fälle liegt eine Störung (auch) beim Mann vor, wenn der ersehnte Nachwuchs ausbleibt. Meist sind daran Probleme mit den Spermien schuld: Sie sind zu klein, zu wenige, missgebildet oder nicht genügend beweglich. Für alle hat die Medizin einen Namen – der Reihe nach: Azo-, Oligo-, Terato- oder Astheno-Zoospermie. Oder es werden gar keine Spermien gebildet. Andrologen und Urologen sehen als Ursache für eine verminderte Spermienqualität neben angeborenen Störungen, Geschlechtskrankheiten und Operationen zumeist Infektionen der Hoden (z.B. mit Mumps). Beweisen lässt sich das schulmedizinisch aber nicht, und – was für die Betroffenen viel schlimmer ist – schon gar nicht behandeln! Wie so oft, werden dann erst einmal Antibiotika gegeben. Und Mittel, die die Beweglichkeit der Spermien erhöhen, reichen in aller Regel leider auch nicht aus. Und weil andere mögliche Verursacher wie

Umweltgifte und Stress sich nur schwer fassen lassen, werden sie gar nicht erst in Betracht gezogen! So ist die Diagnose keine rechte und die Therapie schon gar nicht!

Naturheilkundliche Strategien

Bei genauerem Hinschauen mit naturheilkundlichen Methoden lässt sich die häufigste Ursache der männlichen Infertilität klar erkennen: Es sind Schwermetallbelastungen aus den Amalgamfüllungen der Männer, die neben dem vielen Unheil, das sie sonst noch anrichten, auch der Grund für die wenig erfreuliche Sperma-Analyse sind. Entsprechend führt dann auch eine entschlossene Ausleitung der Gifte zu einem gesunden Spermiogramm und dazu, dass die Partnerinnen bald schwanger werden!

Apropos Gifte: Zahnärzte, Bauern (nicht die Ökobauern!), Schweißer, Maler, Lackierer und Straßenbauarbeiter gehören zu den häufigsten Berufsgruppen in der Sterilitätsambulanz. Ziehen Sie Ihre eigenen Schlüsse ...

> **Strategien in der Fortpflanzungsmedizin**
>
> Die Schulmedizin setzt vor allem auf eine Verbesserung der Follikelreifung (Eireifung) und eine Verringerung der Störungen des Eisprungs. Die einzelnen Maßnahmen umfassen:
>
> - Unterdrückung erhöhter Prolaktinspiegel
> - Unterdrückung erhöhter männlicher Hormone (Cortison-Gaben)
> - Stärkung der Gegenspieler (Antagonisten) der Hypothalamus-/Hypophysenhormone (ein schwerer Eingriff in das Hormonsystem!)
> - Unterstützung der Eireifung mit Antiöstrogenen (Clomifen)
> - Vor- und Zwischenbehandlung mit künstlichen Östrogenen und/oder Gestagenen
> - Künstliche Auslösung des Eisprungs mit Chemie (HCG)
> - Künstliche Befruchtung und In-Vitro-Fertilisation (Insemination und ICSI)

Übrigens: Nicht selten sehe ich in meiner Praxis Paare, die bereits alle Register der modernen Reproduktionsmedizin bis hin zur künstlichen Befruchtung und der In-Vitro-Fertilisation hinter sich gebracht haben – ohne Erfolg! Mit einer ganzheitlichen Behandlung (meist) beider Partner ist es in unserer Praxis häufig gelungen, den Paaren doch noch zu dem ersehnten Nachwuchs zu verhelfen.

Schritt für Schritt zum Nachwuchs

Manchmal wird eine Frau schon mit der ersten Maßnahme schwanger – dann freuen wir uns am meisten. Wenn nicht, gehen wir einen Schritt weiter, und noch einen Schritt, wenn sich auch hier noch kein Erfolg einstellt. Und das sieht so aus:

- 1. Bestimmung des Konzeptionsoptimums mit der Basaltemperaturkurve (siehe Seite 225).
- 2. An der Kurve können wir im Einzelfall sehen, ob es notwendig ist, die für die Einnistung wichtigen Hormone auf natürliche Weise zu stimulieren: die Östrogenproduktion in der ersten bzw. die Progesteronproduktion in der zweiten Zyklushälfte (siehe Element Holz, Seite 144).
- 3. Konstitutionsbehandlung und Entgiftungstherapie zur Ausleitung von Toxinen, Pilzen und alten Infekten sowie Ausheilung von Erkrankungen wie der Endometriose (siehe Element Holz, Seite 149 ff.).
- 4. Regulierung des Zyklus mit Akupunktur und Heilpflanzen, Therapie des Zervixfaktors. Auch dem psychischen Druck, unter dem viele Paare in dieser Situation stehen, kann homöopathisch gegengesteuert werden.

Was Sie selbst tun können

Bei einer so schwerwiegenden Störung wie der Unfruchtbarkeit sind stets alle fünf Elemente in Mitleidenschaft gezogen. Allen voran das Element Wasser, dessen Stärke sich ja gerade in einer erfüllten Sexualität und der Möglichkeit, auch Kinder zu bekommen, ausdrückt; im Element Holz, das das Hormon-Element schlechthin ist; im Element Metall, das nur bei einem ausgeglichenen Lebensrhythmus seine volle Funktionsfähigkeit erfüllen kann; im Element Feuer, das von zu verbissenen Bemühungen um den Nachwuchs regelrecht ausgelöscht werden kann; und nicht zu vergessen im Element Erde, das – aus dem Gleichgewicht geraten – häufig ins Übergewicht führt. Und Übergewicht ist –

was viele gar nicht wissen – dem Kinderkriegen gar nicht förderlich, weil das Bauchfett Östrogene produziert, sodass es zu einem Ungleichgewicht von zu viel Östrogen und zu wenig Progesteron kommt.

Auf die Ausgeglichenheit der Elemente haben Sie selbst den stärksten Einfluss, und Sie können sich dafür jedes Element einzeln vornehmen:

Das Element Wasser	stärken Sie durch viel Zuwendung und auch Fantasie in der Liebe. Verwöhnen Sie sich gegenseitig und entdecken Sie sich ruhig neu, auch wenn Sie sich schon viele Jahre kennen!
Das Element Holz	wird stärker, wenn Sie Umweltgifte und Strahlenbelastungen reduzieren, wo immer Sie ihrer habhaft werden. Und reduzieren Sie Ihren Stress! Dadurch fördern Sie den freien Fluss Ihrer Hormon-Meridiane.
Das Element Metall	profitiert von regelmäßigen Spaziergängen, am besten zusammen mit Ihrem Partner, und am besten jeden Tag und bei jedem Wetter. Frische Luft und Licht fördern auch die Produktion des Fruchtbarkeitshormons Vitamin D.

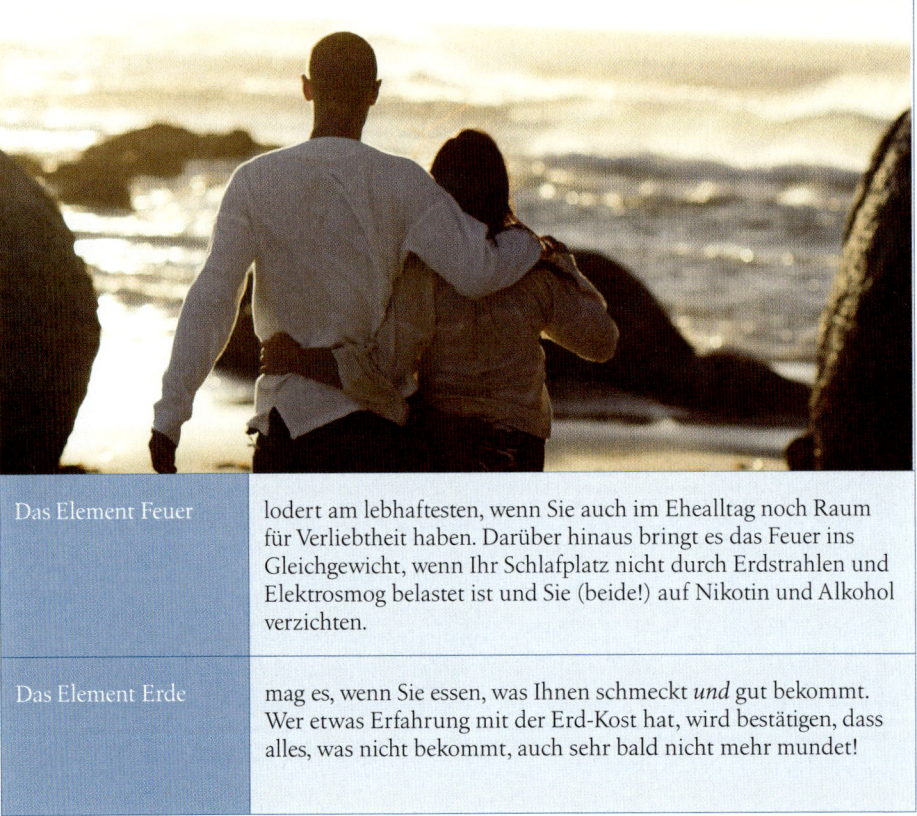

Das Element Feuer	lodert am lebhaftesten, wenn Sie auch im Ehealltag noch Raum für Verliebtheit haben. Darüber hinaus bringt es das Feuer ins Gleichgewicht, wenn Ihr Schlafplatz nicht durch Erdstrahlen und Elektrosmog belastet ist und Sie (beide!) auf Nikotin und Alkohol verzichten.
Das Element Erde	mag es, wenn Sie essen, was Ihnen schmeckt *und* gut bekommt. Wer etwas Erfahrung mit der Erd-Kost hat, wird bestätigen, dass alles, was nicht bekommt, auch sehr bald nicht mehr mundet!

Behandlung/Prävention bei unerfülltem Kinderwunsch – Stufenplan

Stufe I

Allgemeinmaßnahmen
- Element Holz: Strahlungsbelastungen auch am Arbeitsplatz abstellen! Und: Weg mit dem Handy am Gürtel!!!
- Element Wasser: Beim Sexualakt darauf achten, dass der Penis tief eindringt, Sperma läuft dann nicht gleich zurück.
- Kein Leistungsdruck, trotz nötiger Hilfsmaßnahmen auf erfüllenden Sex achten: Der Orgasmus der Frau erhöht die Fruchtbarkeitschancen.
- Männer sollen keine zu engen Hosen tragen (erhöhte Hodentemperatur!)

Orthomolekulare Therapie:
Folsäure für eine bessere Einnistung des Eies und zur Reifung des Fötus: 800 µg tgl.

Beim Mann zur Verbesserung der Spermaqualität: tgl. Zink (2 x 50 mg), Vit. E (2 x 400IE), Selen (2 x 100 µg), L-Carnitin (2 g), Acetyl-L-Carnithin (1 g), Arginin (2 g)

Phytotherapie:
Beide Partner: Fruchtbarkeitspflanzen wie Maca (tgl. 2 g) und Auszüge aus Yohimbe und Ashwagandha (tgl. 2 x 30 Tr.)

Schüßler-Salze:
Stützung des Yang und Yin des Wassers: SS-Nr. 1, 2, 3, 4, 5, 7, 11, 15, 21, 22, kurmäßig über drei bis vier Monate.

Stufe II

Komplexhomöopathie:
Entgiftung, siehe Erde, Seite 110 ff.; sowie Mastodynon® und Phyto L®: erhöhen signifikant die Schwangerschaftsrate.

Stufe III

Traditionelle Chinesische Medizin und Homöopathie:
Vielen Kinderwunschpatienten konnte mit Hilfe der TCM und klassischen Homöopathie zum ersehnten Nachwuchs verholfen werden. Empfohlene Maßnahmen der Stufe I ergänzen!

»Es hat sich mehr als gelohnt!«

Seit fünf Jahren ist die 33-Jährige von Pontius bis Pilatus gelaufen und hat alles, was die Schulmedizin so zu bieten hat, um eine Schwangerschaft möglich zu machen, über sich ergehen lassen – ohne Erfolg. Jetzt sitzt sie vor mir und ist ziemlich frustriert. Die schulmedizinische Diagnostik hatte zwar durchaus Auffälligkeiten nachgewiesen – sie ergaben aber keinen gravierenden Grund für Kinderlosigkeit: relativ unauffälliger Hormonstatus, leicht unregelmäßiger Zyklus, Brustspannen, Periodenschmerzen, ein kleines Myom an der Uterusvorderwand (das ein Einnisten des Eies nicht behindern sollte), vereinzelt verbliebene Endometriosenester auf der Gebärmuttervorderseite und im Bereich des rechten Eierstocks (die übrigen waren per Bauchspiegelung schon entfernt worden).

Die Basaltemperaturmessung zeigte nach einigen Zyklen ganz deutlich einen leichten Progesteronmangel als Folge einer Gelbkörperschwäche. Die genaue Untersuchung des Ehemanns hatte eine schwere Schwermetallbelastung durch Amalgam zu Tage gefördert, die die Ursache für eine reduzierte Beweglichkeit der Spermien war.

Eine genaue Untersuchung der fünf Elemente bei der Patientin zeigte markante Störungen in den für eine Empfängnis wichtigsten Elementen:

Die Meridiane im Element Holz waren durch *algor,* also Kälte, die auf alte grippale Infekte und eine Infektion mit dem Epstein-Barr-Virus zurückging, irritiert – als Jugendliche hatte sie viele Erkältungen und immer wieder Mandelentzündungen, die mit Antibiotika behandelt worden waren. Besonders stark blockiert war der Hormon-Meridian, unter dessen Regie in der zweiten Zyklushälfte Progesteron und Prolactin ausgeschüttet werden. Die Folgen davon waren die Zyklusbeschwerden und die Endometriose.

Es zeigte sich auch eine ganz deutliche Schwäche der Mitte durch *humor* (Feuchtigkeit) und *pituita* (Schleim), die von aggressiven Lösungsmitteln und anderen giftigen Substanzen hervorgerufen worden war – um nur einige zu nennen: Xylol, Toluol, PCP, Pestizide, Lindan und Schwermetalle sowie Candida- und Schimmelpilze. (Ihre Nasenschleimhäute waren »seit ich denken kann« belegt.)

Bei der Austestung des Elements Wasser ergab sich eine Schwäche des Yin der Niere – sichtbar an den vielen schon grauen Haaren und den schlechten Zähnen der noch jungen Patientin.

Es waren also mehrere Elemente gleichzeitig zu therapieren:

- 1. Regulation des Elements Holz: Akupunktur und eine gestagenbetonte Teemischung aus Frauenmantel, Salbei, Rosen- und Lavendelblüten sowie eine Heilpflanzenmischung aus der Chinesischen Medizin

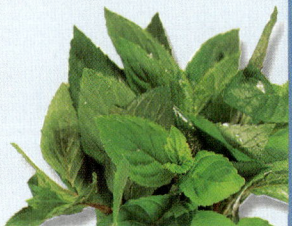

- 2. **Ausleitung des Kälteschadens:** Homöopathie (tuberkulinisches Erbgift!), Moxibustion (Abbrennen von kleinen Heilkräutermengen auf Akupunkturpunkten), Immuntherapie mit hochdosierten Antioxidantien wie Vitamin C, Selen und Zink, dazu wärmende Pflanzen (Ingwer und Cinnamom) sowie Betaglucam und hochdosiert Enzyme, um etwaige Verklebungen der Eileiter auflösen zu können.
- 3. **Stärkung der Gesamtkonstitution:** Homöopathisches Konstitutionsmittel – in diesem Fall Sepia.
- 4. **Stärkung des Yin der Niere:** Akupunktur speziell der »Fruchtbarkeits-Akupunkturpunkte«, dazu auch Laser-Akupunktur. Schüßler-Salze: Nr. 3, 4, 7, 11, 15, 22. Extrakte der Fruchtbarkeitspflanzen Macawurzel und Ashwagandha.

Natürlich kam auch der Ehemann der Patientin nicht um eine Behandlung herum, um die Unmengen an Giften, die die Beweglichkeit der Spermien regelrecht lähmten, aus dem Körper zu schaffen: Ausbohren aller Amalgamfüllungen, aggressive Ausleitungstherapie mit Koriander, Algen und Hochdosis-Vitaminen.

Nach nur eineinhalb Jahren wurde die Patientin auf völlig normale Weise schwanger und brachte neun Monate später eine kräftige und gesunde Tochter zur Welt. Nebenbei: Die Beschwerden rund um den Zyklus sowie das Myom waren verschwunden. Mittlerweile kam noch ein Sohn zur Welt, ebenfalls völlig ohne fortpflanzungsmedizinische Maßnahmen.

ERFÜLLENDE LUST

☹ Sexualstörungen

Es muss nicht *immer* klappen mit dem Sex – wir sind schließlich keine Maschinen, und Männer und Frauen haben auch hier ihre Höhen und Tiefen. Aber oft oder meistens, das wäre schön. Mit viel Spaß und Fantasie, mit Zeit für ein ausgiebiges Vorspiel, mit ekstatischen Orgasmen … Auch dann, wenn die Kinderphase längst vorbei ist, oder auch noch im letzten Lebensdrittel, auch dann noch, wenn man den Partner in- und auswendig kennt – Gelegenheit für Zärtlichkeit und Intimität bereichert uns mehr als vieles oder alles andere, je nachdem, wie wir veranlagt sind.

Was eine »normale« weibliche Sexualität sein soll – ich weiß es nicht! Das lässt sich nicht normieren, nach Punkten bewerten oder im Labor analysieren. Jede Frau ist anders und so auch ihr sexuelles Erleben. Sexualität unterliegt ja unzähligen Faktoren. Und über die meisten sind wir uns sicher nicht im Klaren, schon gar nicht in einer intimen Situation. Da spielen soziokulturelle Faktoren eine Rolle, religiöse, gesellschaftliche, altersbedingte, in welchem Zyklus-Abschnitt sich eine Frau gerade befindet, welche Arbeit sie macht und wie viel, ob sie gute Laune hat oder nicht und natürlich, wie sie sich mit ihrem Partner versteht. Steht die Beziehung unter einem guten Stern? Oder sind Konflikte und Spannungen an der Tagesordnung? Ist das, was das Paar betreibt, eher eine Wirtschaftsgemeinschaft oder sprühen leidenschaftliche Funken zwischen den beiden? Natürlich ist es auch eine Frage der Praktiken, zu denen sich das Paar gemeinsam entscheidet – nicht alles mögen beide immer gleich gern!

Störungen der weiblichen Sexualität

So zahlreich die Einflüsse, die immer »mit dabei« sind, so zahlreich sind auch die Gründe, die dazu führen können, dass eine Frau keine Lust mehr hat. Grundsätzlich kann man jedoch Phasen benennen, in denen die weibliche Sexualität ganz speziellen, »besonderen Bedingungen« unterliegt:

- 1. In der Pubertät und den Jung-Mädchen-Jahren – ein gewichtiger Störfaktor kann hier zum Beispiel die Sexualerziehung durch die Eltern sein und wie sie selbst zur Sexualität stehen.
- 2. In der Schwangerschaft und besonders dann im Wochenbett spielt neben

den wichtigen hormonellen Gründen natürlich auch eine Rolle, wie die (werdende) Mutter sich ihrer neuen Rolle stellt.
- 3. Wenn die Wechseljahre beginnen und schon in den Jahren davor kann es aufgrund des Nachlassens der Hormone zu Libidostörungen und Schmerzen beim Geschlechtsverkehr kommen.

Auch operative Eingriffe können vielerlei Auswirkungen auf die Sexualität haben: Das reicht von körperlichen Beschwerden bis hin zu Störungen des Selbstbildes und der Selbstwahrnehmung – je nachdem, aus welchem Grund der operative Eingriff vorgenommen wurde. Darüber hinaus können bestimmte medizinische Therapieverfahren einen Einfluss auf das sexuelle Empfinden beziehungsweise die Bereitschaft zu Sex haben: Chemo- und Strahlentherapie sind sicherlich für die meisten Frauen ein Grund, Sexualität (vorübergehend) abzulehnen; aber auch eine Vielzahl von Medikamenten, zum Beispiel Antidepressiva, die Pille, Blutdruck-Medikamente sowie Mittel gegen Allergien wirken sich negativ auf die Libido aus. Stoffwechsel-Erkrankungen wie Diabetes und auch Bluthochdruck tragen ebenfalls nicht gerade dazu bei, die sexuelle Lust zu steigern.

Konstitutionelle Ursachen für Libidostörungen

Eine gesunde Libido ist wegen der vielen möglichen Störfaktoren heute – Stress, Angst vor Verlust des Partners oder an sich instabile Partnerschaften – ein Geschenk, das man nicht hoch genug bewerten kann. Fast jede zweite Frau hierzulande ist unzufrieden mit ihrem Liebesleben! Und weil intakte und dauerhafte Partnerschaften immer mehr die Ausnahme als die Regel sind, werden Störungen auch fast schon erwartet.

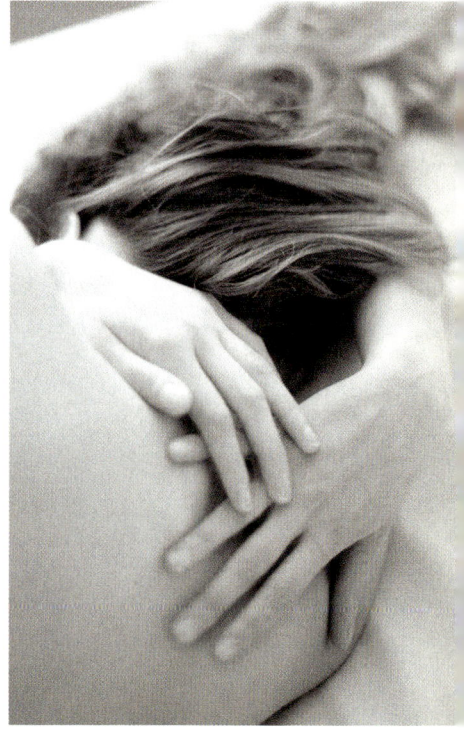

Besonders anfällig dafür sind *Sepia*-Frauen. Die Sepia-Konstitution ist gekennzeichnet durch Verunsicherung, Überforderung und Ablehnungsgefühle, besonders bei Stress. Sepia-Frauen wünschen sich eigentlich sehnlichst einen liebevollen, zugewandten Partner. Durch ihre Reizbarkeit und ihre große Bereitschaft, sich zurückzuziehen und einzuigeln (mit nach außen gerichteten Stacheln!), verhindern sie aber nicht selten genau das, was sie sich am meisten wünschen. Dann wollen sie ihre Tinte versprühen und nur in Ruhe gelassen werden. Besonders die Wechseljahre verstärken dieses Bild bei Sepia-Frauen. Eine Konstitutionstherapie kann dann oftmals helfen, sich und die Welt (und vor allem den Partner!) wieder etwas freundlicher zu sehen.

Auch eine Sexualtherapie kann bereichernd für ein Paar sein. Auskünfte über seriöse und kompetente Therapeuten sind über Sexualberatungsstellen, Pro Familia oder über entsprechende Therapeuten-Verbände (Infos im Internet) zu bekommen.

Ein paar Tipps für mehr Lust an der Lust

- Wer Sex haben will, weil er sich langweilt, wird im Bett leider auch nur Langeweile und nicht Sex haben (sofern man Sex als etwas Prickelndes, Aufregendes und Erfüllendes versteht).
- Lassen Sie die Finger von Pornovideos und allem, was vollkommen übersteigerte Ansprüche – Leistungsansprüche! – stellt. Meist führt das auf geradem Weg in den Lust-Frust!
- Muten Sie Ihrem Partner oder Ihrer Partnerin auch Ihre Problemzonen zu! Sex wird gerade dadurch oft sehr aufregend, weil wir alle nicht vollkommen sind. Perfekte Fassaden, die sich an Schauspielerinnen und Models orientieren, lassen kaum Intimität zu (und wer nur sie sucht, der tut es, um sich selbst darin zu spiegeln …).
- Erlauben Sie sich Fantasie! Und natürlich auch Ihrem Partner. Wagen Sie öfter mal was Neues, bewegen Sie sich immer mal wieder bewusst spielerisch aus Ihrer Komfortzone heraus, natürlich ohne dabei die eigenen persönlichen Grenzen oder die des anderen zu verletzen.
- Gönnen Sie sich kleine Hilfsmittelchen – Gleitmittel und Viagra sind schon lange kein Tabu mehr!

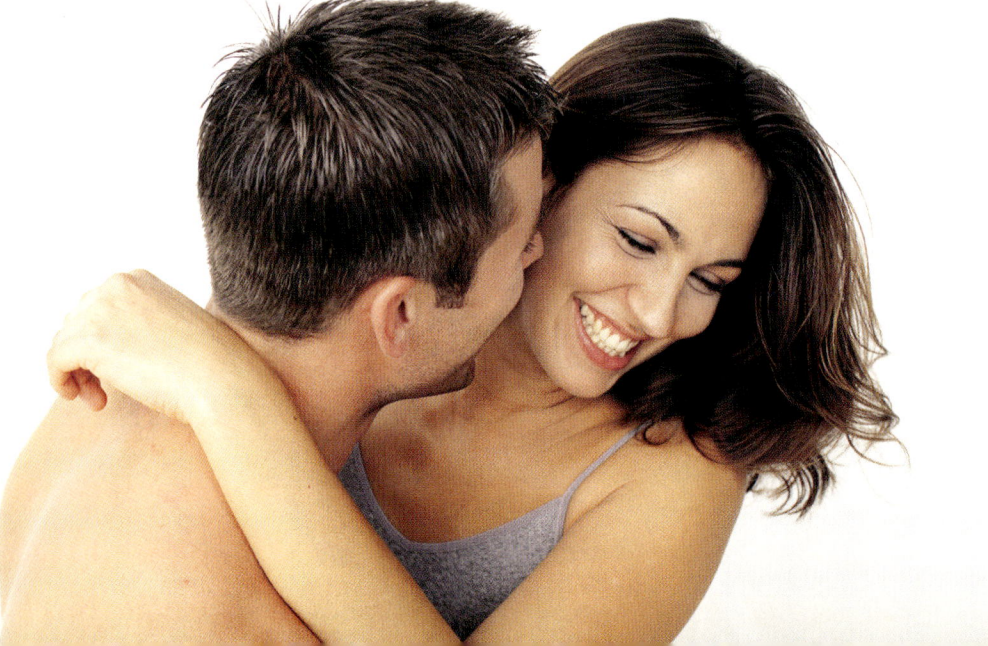

- Gucken Sie sich auch mal im Buchhandel um! Es gibt viele nett geschriebene und hilfreiche Ratgeber für mehr Liebe in der Liebe. Am besten, Sie schmökern darin gemeinsam im Bett ... Empfehlen kann ich u.a. die Bücher von Lou Paget mit ihren Ratschlägen, mit denen sie Männer zu perfekten Liebhabern und Frauen zu perfekten Liebhaberinnen macht.
- Und immer noch gilt: Liebe geht durch den Magen. Selbst Isabel Allende war sich nicht zu fein, mit *Aphrodite. Eine Feier der Sinne* ein überaus amüsantes Buch über leckere Speisen zu schreiben, die direkt ins Bett führen.
- Natürlich sollten Sie regelmäßige Checks beim Gynäkologen bzw. dem Urologen vornehmen lassen, wenn Sie die 40 überschritten haben.
- Und zuletzt: Behalten Sie stets Ihre Hormone im Auge und pflegen Sie sie! Und wenn diese schon ein wenig abgefallen sind: Vielen unserer Patientinnen konnte durch eine kleine Prise an natürlichem Testosteron (zwei- bis dreimal pro Woche als Gel verabreicht) zu lustvollen Stunden verholfen werden. Ihr Hormonarzt berät Sie gerne.

INNERLICH STARK

☹ Gebärmuttersenkung und Harninkontinenz

In früheren Zeiten kamen Gebärmuttersenkungen häufig bei Frauen vor, die viele Kinder zur Welt gebracht haben. Auch heute noch ist das ein möglicher Grund, er wird aber überrundet von einer anderen Ursache: einer Bindegewebsschwäche (Schwäche im Element Erde), meist in Kombination mit Hormonmangel. Aber auch andere Ursachen können in Frage kommen: Übergewicht (Element Erde) und eine chronische Drucksteigerung im Unterleib durch Verstopfung, Asthma, chronische Bronchitis oder schwere körperliche Arbeit.

Frauen, die unter einer Gebärmuttersenkung leiden, klagen über ein Fremdkörpergefühl in der Scheide und ein allgemeines Druckgefühl »nach unten«; über ziehende Schmerzen, vor allem im Rücken; über Ausfluss; Schmerzen beim Geschlechtsverkehr; aber auch Blasenentleerungsstörungen, Harnverhaltung, häufigen Harndrang und Harnwegsinfekte. In der Praxis eines schulmedizinischen Gynäkologen werden meist lokale Östrogene verordnet und/oder der Einsatz eines Pessars empfohlen. Nicht selten wird aber auch gleich die Gebärmutter entfernt.

Harninkontinenz

Sehr unangenehm! Bei körperlicher Belastung – sogar beim Husten oder Niesen, beim Sport – kann unwillkürlich Urin in den Slip gehen. Darüber hinaus haben die Frauen auch einen immerwährenden, lästigen Harndrang, dem selbst mit dem Gang zur Toilette nicht beizukommen ist. Oft bleiben sie auch nachts nicht davon verschont, sodass die Nachtruhe empfindlich gestört ist und sie morgens gerädert aufwachen. Bei Harninkontinenz empfiehlt die Schulmedizin zumeist Beckenbodentraining, eine Pessar-Behandlung, Medikamente, die den Muskeltonus der Blase erhöhen (und nicht frei von Nebenwirkungen sind), (synthetische) Hormone und schlimmstenfalls eine Operation.

Aus Sicht der Naturheilkunde hängen Gebärmuttersenkung und Harninkontinenz oft eng miteinander zusammen. Beides steht unter dem Einfluss des Yang der Niere und des Yang der Mitte. Das heißt: Die aktive Kraft, die das Gewebe zusammenhält, wird nach und nach geschwächt, sodass es zu den beiden Krankheitsbildern meist auch etwa gleichzeitig oder in kurzer Aufeinanderfolge kommt. Die Gebärmutter senkt sich, und schon gerät die »Architektur« des Unterleibs in eine Instabilität, die dann auch direkt die Blase betrifft.

Gebärmuttersenkung und Harninkontinenz – Stufenplan

Stufe I

Beckenbodentraining:
Eine gut trainierte Beckenboden-Muskulatur stärkt den Halt von Gebärmutter und Blase!

Phytotherapie:
Kürbissamen, vor allem bei Inkontinenz: z.B. Granufink-Kürbiskerne, auch in Kombination mit anderen Pflanzen: z.B. Granufink Femina Kps., Inconturina SR Tr., Cystinol Lsg.

Stufe II

Symptomatisch wirkende Homöopathika:
Sepia: Senkung, Gebärmuttervorfall, viele hormonelle Beschwerden, PMS mit Reizbarkeit, zieht sich gern zurück, »Familie nervt«.
Natrium muriat.: Gebärmuttervorfall, Senkung, oft Kopfschmerzen, sonnenempfindlich, im Hintergrund großer Kummer oder enttäuschte Liebe.
Murex: Abwärtsdrängende Empfindung im Becken, große Empfindlichkeit der Genitalien.
Helonias: Gebärmuttervorfall, schlimmer nach Schwangerschaft, »fühlt immer ihre Gebärmutter«.
Lilium Tigrinum: Senkung, Gebärmuttervorfall; Empfinden, als würden alle Unterleibsorgane aus der Scheide herausfallen, schlimmer während der Menses; PMS und große Reizbarkeit.
Pulsatilla: Unwillkürlicher Harnabgang, besonders in der Schwangerschaft; Verlangen nach frischer Luft, sanft, schüchtern, weint leicht, möchte von allen geliebt werden.
Causticum: Harninkontinenz durch Husten, Niesen, häufiger Harndrang, Frösteligkeit, allgemeine Verschlechterung durch Nässe und Zugluft, kann keine Ungerechtigkeit ertragen.

Symptomatische Homöopathika nimmt frau am besten in der C12, 2 x pro Tag 5 Glob.

STUFE III

Behebung von Störfeldern (Operationsnarben!).

Manuelle Therapie und Osteopathie.

Akupunktur:
Kann insbesondere in der Frühphase gut wirksam sein. Bewährt hat sich in unserer Praxis hierbei vor allem die Ohrakupunktur.

Konstitutionstherapie:
Das homöopathische Konstitutionsmittel oder eine tiefgreifende TCM unterstützt immer jegliche Senkungs-/Harninkontinenzprobleme.

Vor allem muss zur Stützung des Elements Wasser vom Naturheilkunde-Arzt die Mitte gestützt werden, damit Bindegewebsschwächen verbessert oder beseitigt werden können.

Gebärmuttersenkung

Aus meiner Praxis

Die 59-jährige Hausfrau und Mutter von drei Kindern (einmal per Kaiserschnitt) litt seit zehn Jahren immer wieder unter Blasenbeschwerden und Entzündungen. Urologen hatten bereits zweimal eine Harnröhren-Schlitzung durchgeführt. Seit drei Jahren kam jetzt eine ausgeprägte Harninkontinenz hinzu. Ihr Gynäkologe sah die Ursache in einer Gebärmuttersenkung. Für die Ursache der Senkung wiederum interessierte er sich nicht, sondern empfahl eine OP, was die Patientin aber ablehnte. Vorher wollte sie die Möglichkeiten der Naturheilkunde ausschöpfen, was sie auch zu mir geführt hatte.

Das war kein kniffliger Fall. Wir gingen folgendermaßen vor: Zunächst stützten wir das Element Erde, damit sich das Yang wieder nach oben entfalten konnte und sich so das Gewebe kräftigte. Das homöopathische Konstitutionsmittel war Sepia, das äußerst gewebsstärkend wirkt. Hinzu kamen: Schüßler-Salze: Nr. 2, 4, 5, 11, 15, 22. Phytotherapie zum Anheben des *qi* der Mitte (klassische Rezeptur). Ohrakupunktur, um die Blase zu stärken. Therapie mit natürlichen Hormonen (Melatonin, Estriol, Progesteron, Pregnenolon).

Ergebnis: Keine Blasenentzündungen mehr. Und die Harninkontinenz hatte sich schnell so weit gebessert, dass keine OP mehr anstand.

HORMONE BIS ZUM ENDE

☹ Wechseljahre und »Verblühen«

Ab 40 wird alles irgendwie anders. Nicht dass frau dann etwa schon mitten in den Wechseljahren wäre – die beginnen (sichtbar) für die meisten erst, wenn sie ihren 50. Geburtstag hinter sich haben. In Europa genau genommen mit durchschnittlich 52 Jahren, dann nämlich, wenn der letzte Menstruationszyklus mit Blutung stattgefunden hat. Nein, es hat andere Ursachen, warum dieser Einschnitt und diese Zahl, die ihn markiert, für Frauen so bedeutsam ist. In diesem Alter hat das Leben zumeist seine Form gefunden: Kinder oder nicht, der Beruf, der ausgeübt wird, der Partner, die Stadt oder das Dorf, in dem sie lebt. Alles hat seinen Weg genommen und zeigt in Umrissen an, wie die Zukunft wahrscheinlich aussehen wird. Vieles ist nicht mehr rückgängig zu machen oder noch einmal umzukehren. Ja, es gibt durchaus Frauen, die noch mit Mitte Vierzig ihr erstes Kind kriegen, die mit 62 ihre dritte Ehe eingehen oder die mit 51 anfangen zu studieren und sich danach beruflich etablieren. Und es gibt Frauen, die mit 63 noch aussehen, als hätten sie die 50 noch lange nicht erreicht.

All diese Frauen sind Ausnahmen, vielleicht gehören Sie dazu? Für die Mehrheit der Frauen beginnt mit dem 40. Lebensjahr jedoch eine Zeit, die von der Erkenntnis geprägt ist, dass die Jugend unwiederbringlich vorbei ist. Auch äußerlich mehren sich die Anzeichen dafür – die ersten Falten sind jetzt nicht mehr wegzudiskutieren, und auch die Haare werden sichtbar grau. Das Gewebe an Bauch, Schenkeln und Oberarmen verliert seine Festigkeit wie auch der Busen. Hat anfangs noch eine gute Augencreme ausgereicht, um Fältchen unter den Augen zu glätten, sind aus den charmanten Lachfältchen inzwischen deutliche Krähenfüße geworden. Und längst ist es kein Tabuthema mehr, dass manch eine Frau (und inzwischen auch mehr und mehr der Mann) sich einen versierten Schönheitschirurgen sucht, der mit dem Skalpell die Uhr zurückdrehen soll.

Wir alle kennen die Ergebnisse aus den Medien und staunen, in den seltensten Fällen allerdings überzeugen sie wirklich. Kein Wunder: Die Erneuerung ist ja nur oberflächlich, das alte Mauerwerk blitzt hie und da durch die Fugen, und wirklich jünger sieht niemand aus, nur anders irgendwie. Ich möchte hier nicht von den Gefahren für Leib (und Leben!) vieler solcher operativer Verjüngungsmaßnahmen sprechen, nicht von den unzähligen Malen, in denen die Betroffenen sich wünschen, sie wären nie auf diese dumme Idee gekommen.

Ich frage mich nur immer, wie sich das wohl anfühlt: der gealterte Körper in einer straff gespannten Haut, die Müdigkeit, die nach 40, 50 und mehr Jahren in jeder Zelle steckt, und die das chirurgische Skalpell nicht herausschneiden kann. Für mich heißt jung zu sein auch, sich jung zu fühlen! Gesund, ausgeschlafen und voller Tatendrang! Hier muss man jedoch neue Wege gehen, und wie so oft sind auch hier die sanfteren einfach die effektiveren …

> Jugendlichkeit erhalten, kann nur heißen, den *ganzen Menschen,* mit allen seinen Organen und Körperfunktionen so zu unterstützen, dass er insgesamt jung bleibt, und nicht nur seine Hülle.

Der Körper verändert sich, die Hormonproduktion versiegt

Natürlich werden wir älter, das kann niemand aufhalten – auch ich nicht. Die Frage ist nur: Müssen wir auch gebrechlicher, schwächer und kränker werden? Schmerzen in den Gliedmaßen haben und eine Haut, in der wir uns am liebsten nicht mehr vor den Spiegel stellen möchten? Ich behaupte: Nein! Alter muss keine Last sein, und zu der Alltagsweisheit, alle wollten *alt werden*, aber niemand *alt sein*, ist das letzte Wort noch nicht gesprochen! Schauen wir mal genauer hin: Was geschieht denn eigentlich, wenn eine Frau »so um die 40« ist?

Die Wechseljahre der Frau beginnen lange bevor sie von ihrer Frauenärztin/vom Frauenarzt hört: »Ihre Eierstöcke arbeiten nicht mehr. Sie sind jetzt in den Wechseljahren!« Sie beginnen schon ganz langsam und kaum merklich eben um diese magische Grenze von 40 Jahren herum, denn dann werden die Zyklen, in denen es noch zum Eisprung kommt, immer seltener. Entsprechend produziert der Gelbkörper auch kein Progesteron – wofür auch? Es ist ja kein Ei da, das sich in der Gebärmutter einnisten wollte. Das signifikante Zeichen, mit dem sich die Wechseljahre ankündigen, lange bevor sie sicht- und fühlbar eintreten, ist also ein Progesteronmangel. Die Gewebespannung lässt nach, und die Haut beginnt sichtbar zu altern. Beschwerden mit den Gelenken und Herzklopfen gesellen sich dazu, und bei etwa der Hälfte aller Frauen verschärft sich der Kampf um die Pfunde – die meisten nehmen einfach jedes Jahr ein bisschen mehr zu. Außerdem entwickeln knapp ein Drittel der Frauen Zysten in den Eierstöcken.

Der genannte Progesteronmangel drückt aber auch auf die Seele: Viele Frauen sind nun angespannt und leicht reizbar, leiden vermehrt unter Ängsten und Schlaflosigkeit bis hin zu Depressionen. Nicht ohne Grund spricht man beim Progesteron auch vom Balsamhormon für die Seele!

Die Östrogene werden ebenfalls nicht mehr in den Mengen ausgeschüttet, die noch wenige Jahre zuvor normal waren. Bei nicht wenigen Frauen beginnt sich schon ab dem 35. Lebensjahr das Östriol zu erschöpfen, eine Untergruppe der Östrogene. Besonders Blondinen mit heller Haut und Frauen mit Hautproblemen, zum Beispiel trockener und gereizter Haut oder Ekzem- oder Psoriasisneigung, sind besonders früh betroffen. Hier wird dieses Yin-Hormon des Elements Metall durch Entzündlichkeiten regelrecht »verbrannt«: Die Haut und Schleimhäute werden trocken, stumpf und faltig, die Gewebespannung lässt nach. Das lässt sich leicht dadurch zeigen, dass eine mit den Fingern gezogene Falte am Handrücken nicht gleich wieder »zurückschnellt«.

Besonders belastend wird es für viele Frauen dann, wenn gegen Ende der 40-er das Östradiol, eines der Hauptöstrogene von 100 auf 0, genauer gesagt, von einer Blutkonzentration von 200 bis 300 pg/ml auf weniger als 30 hinuntersaust. Diesen gravierenden Hormonabfall kann man bereits im Vorfeld am Zustand der weiblichen Brust deutlich sehen: Sie verliert ihre Festigkeit und beginnt, der Schwerkraft nachzugeben.

Anschließend kommt es schlagartig zu vermehrtem Schwitzen und Hitzewallungen, die zunächst vor allem nachts auftreten, dann aber auch tagsüber. Herzklopfen, Müdigkeit und Schlappheit, Verdauungsstörungen, Rückenschmerzen, Probleme beim Wasserlassen und trockene Schleimhäute (vor allem in der Scheide oder in den Augen) können hinzukommen. Die sexuelle Lust, die in dieser Zeit häufig auch zurückgeht, wird natürlich durch solche Bedingungen nicht unbedingt gefördert. Nicht jede Frau leidet unter all den genannten Symptomen, aber die meisten Frauen unter einem oder meist mehreren. Tatsächlich gibt es nur wenige Frauen, die die Wechseljahre gar nicht spüren.

Zu früh altern: Von wegen normal!

Mit dem Versiegen der Hormone »verblühen« viele Frauen regelrecht: Das Haar wird dünner und stumpf, die Haut welk und faltig, die Brüste schlaff, und vor allem um die Körpermitte beginnt sich hartnäckig ein unschöner Speckgürtel festzusetzen.

Bei Anzeichen vorzeitigen Alterns ist immer eine medorrhinische Erbbelastung vorhanden, die es Bakterien und Pilzen ermöglicht, die Funktion der Eierstöcke und Nebennieren so lange regelrecht auszubremsen, bis schließlich der gesamte Energiefluss abgeschnürt wird.

Um es nochmals in aller Deutlichkeit zu sagen: Die Symptome *vorzeitigen Alterns* sind nicht normal! Nur weil fast alle Frauen damit kämpfen, ist das noch lange nicht zwangsläufig so – im Gegenteil: Es ist definitiv nicht gesund! Die Symptome sind immer ein Ausdruck einer Blockade der Hormon-Meridiane aufgrund krankmachender Mechanismen. Wenn man diese Mechanismen ausschaltet oder in ihrer Wirkung abbremst, hält man unweigerlich den vorzeitigen Alterungsprozess auf.

Demgegenüber stehen die wenigen Frauen, an denen die Jahre scheinbar spurlos vorübergehen. Frauen, die bis ins höhere Alter kaum etwas von ihrer Attraktivität, ihrer Spontaneität und sexuellen Lust verlieren. Diese Frauen haben natürlicherweise keine oder eine nur ganz unwesentliche medorrhinische Belastung der Hormonzentren. Vor allem aber arbeiten ihre Nebennieren optimal und können den Hormonsturz ausgleichen oder zumindest mildern.

Frauen (und Männer!) mit gesunden Nebennieren können sich also bis in ein sehr viel höheres Alter einen höheren Hormonspiegel bewahren, sie altern sehr viel langsamer, und eine ganze Reihe von Alterskrankheiten treten bei ihnen gar nicht auf. Und das ist normal!

> **Wussten Sie ...**
>
> ... dass die Nebennieren eine regelrechte Hormonfabrik sind? Sie sitzen halbmondförmig auf den Nieren und erreichen gerade mal ein Gewicht von 15 Gramm! Aber wenn es um die Hormonproduktion geht, sind sie ganz vorn: mit den Stresshormonen Cortison, Adrenalin und Noradrenalin, aber auch mit männlichen und weiblichen Sexualhormonen! Jenseits der 50 erlangen gerade die Letzteren eine immer größere Bedeutung, weil sie das Versiegen der Hormone aus den Eierstöcken bzw. den Hoden kompensieren.

Hormon ist nicht gleich Hormon

Natürlich erkannte die schulmedizinische Frauenheilkunde schon vor langer Zeit, dass die Ursache für die zahlreichen Beschwerden in den Wechseljahren das Versiegen der Hormone ist. Und sie dachte sich: Was liegt näher, als diese Hormone zu ersetzen? Eine ganze Industrie machte sich nun daran, Substanzen zu entwickeln, die eine *hormonartige* Wirkung haben. Kaum ein Pharmaunternehmen, das sich in diesem Bereich nicht engagieren wollte! So kam eine ganze Reihe von – meist – Östrogen-/Gestagenkombinationen auf den Markt, die auch fleißig verschrieben wurden. Und die meisten Gynäkologen haben den Frauen zu diesem künstlichen Hormonersatz geraten (und sie möglicherweise auch überredet?). Der Erfolg schien ihnen ja auch Recht zu geben. Dank Chemie ging es den meisten Frauen deutlich besser. Die Wechseljahresbeschwerden ließen nach, ihre Stimmung verbesserte sich, und sie fühlten sich insgesamt einfach wohler.

Heute allerdings wird zu künstlichem Hormonersatz auch von schulmedizinischer Seite nur noch in Ausnahmefällen und dann nur für maximal fünf Jahre geraten – dann nämlich, wenn die Wechseljahresbeschwerden so ausgeprägt sind, dass es für die Frauen eine stark verminderte Lebensqualität bedeutet. Und warum wird man nun plötzlich vorsichtiger? Ganz einfach: weil die künstlichen Hormone schwerwiegende Nebenwirkungen haben können. Groß angelegte Studien in den letzten Jahren haben nämlich gezeigt, dass die Einnahme dieser Präparate nicht nur die Leber belastet, Bluthochdruck fördert

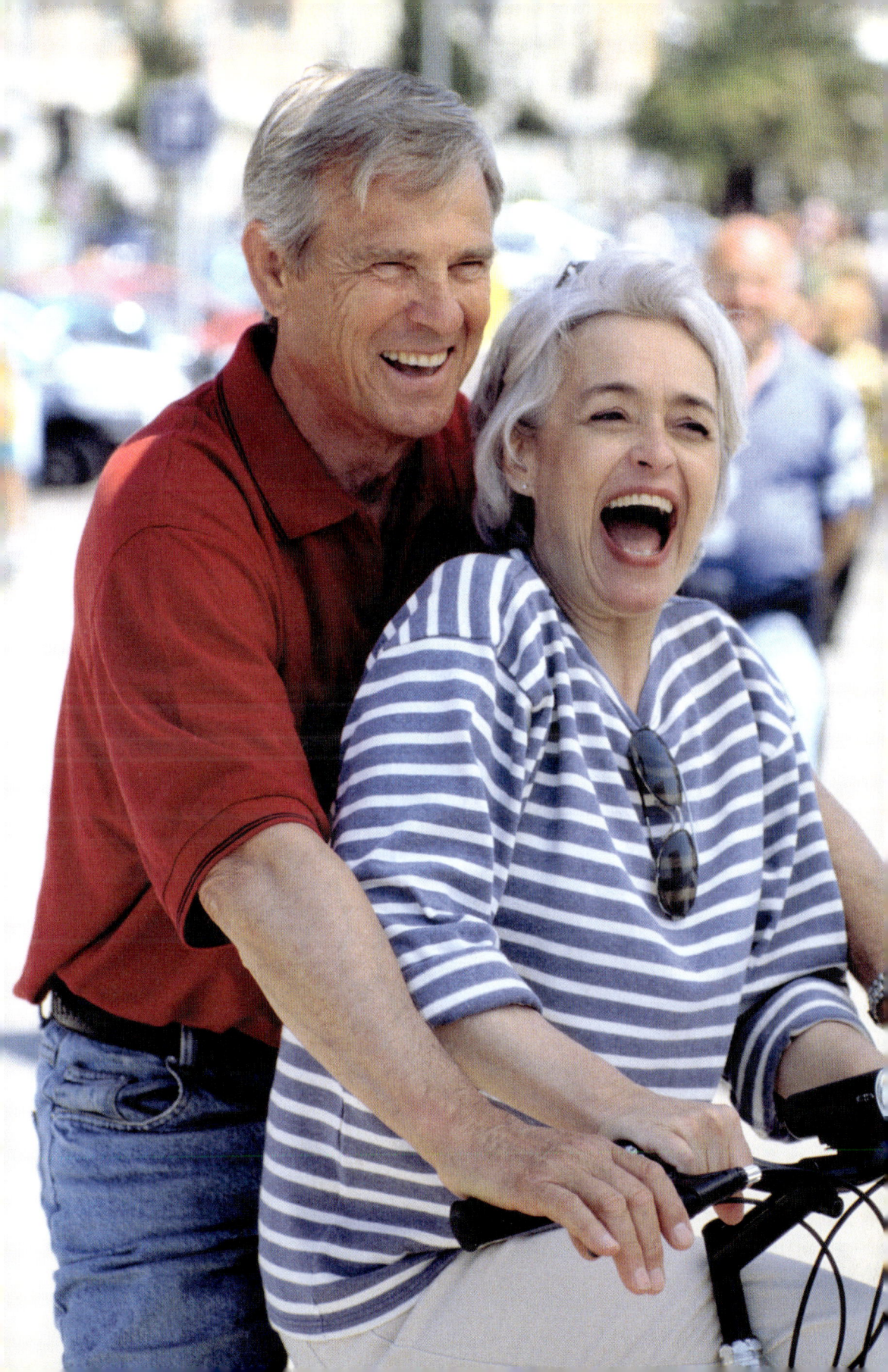

Hormon aus der Yamswurzel

Dass fehlende Hormone durch natürliche Hormone, also solche, die exakt denen entsprechen, wie sie von den Frauen selbst produziert werden, ersetzt werden könnten – diese Erkenntnis ist schon mehr als dreißig Jahre alt. Es fanden sich auch Pflanzen, aus denen solche Hormone gewonnen werden können, allen voran die *Yamswurzel* (Dioscorea villosa). Diese Kletterpflanze ist in Nordamerika zu Hause und bildet die Substanz Diosgenin, die fast identisch mit dem körpereigenen Progesteron ist. Der Schritt, aus dem Diosgenin exakt natürliches Progesteron herzustellen, gelang schnell. Aber die erste Freude darüber war nur von kurzer Dauer. Denn dieses natürliche Hormon, oral verabreicht, wird so schnell in der Leber abgebaut, dass es praktisch keine Wirkung entfalten konnte (im Gegensatz zu synthetischem Gestagen, das 10- bis 100-mal wirksamer ist und ausreichende Wirkspiegel im Blut erreicht). Also musste für das natürliche Progesteron aus der Yamswurzel ein Verfahren gefunden werden, das eine gute Wirksamkeit versprach.

Den entscheidenden Wendepunkt brachte die Erkenntnis, dass es eine Frage der Größe des Hormonpartikels und der Trägersubstanz ist, ob das natürliche Präparat zu schnell oder ausreichend langsam abgebaut wird. Dank moderner Verfahren wurde dann ein hoch »mikronisiertes« Hormon gewonnen, das beispielsweise in Verbindung mit Olivenöl wunderbar über die Schleimhäute oder als Gel über die Haut in den Blutkreislauf gelangt und dort wirksame Hormonspiegel erreicht – und zwar deshalb, weil es so gar nicht erst in die Leber gelangt! Dadurch ist es nun sogar möglich, mit viel niedrigeren Hormondosen zu arbeiten und dennoch die gewünschte Wirkung zu erzielen!

und das Gewicht in die Höhe treibt, sie ist auch schuld an einem erhöhten Brustkrebs- und Thrombose-Risiko. Als besonders gefährlich stellte sich dabei vor allem der Anteil des synthetischen Gestagens heraus.

Leider nehmen viele Frauen noch immer diese künstlichen Hormone ein, und nicht wenige seit zwanzig und mehr Jahren! Aus naturheilkundlicher Sicht kann ich nur dringend davor warnen! Das Risiko für Nebenwirkungen ist einfach zu hoch, und dem vorzeitigen Altern können diese Präparate auch nichts entgegensetzen – oder haben Sie schon einmal eine einzige Frau gesehen, die unter einer solchen Hormonersatztherapie jung geblieben ist?

Natürlich natürlich gegen die Wechseljahre!

Das Problem der synthetischen Hormone ist, dass sie versiegende Hormone nicht ersetzen können, ohne Nebenwirkungen zu erzeugen. Weil sie künstlich sind und – unter dem Elektronenmikroskop sichtbar – nicht exakt den gleichen Aufbau haben wie ihr natürliches Vorbild.

Da fragen Sie nun zu Recht: Warum nimmt die Pharmaindustrie dann nicht einfach die exakt gleichen, also die *natürlichen* Hormone? Hier liegt der Hase im Pfeffer: Natürliche Hormone sind zwar leicht aus der Natur zu gewinnen, sie wären auch vollkommen unbedenklich in der Anwendung, aber sie sind nicht patentierbar. Mit anderen Worten: Sie sind kein gutes Geschäft. Die Pharmaindustrie fühlt sich gezwungen, hormon*ähnliche* Substanzen zu entwickeln, die im Körper eine *ähnliche* Wirkung haben wie die echten Hormone – damit sie die Substanzen exklusiv für die Verwertung sichern können, einem Preiskampf aus dem Weg gehen und im internationalen Verdrängungsmarkt eine Chance haben, die Entwicklungsinvestitionen wieder einzufahren, sprich Gewinne zu erzielen.

Erst mit der Entdeckung einer Ausgangssubstanz in der Yamswurzel (siehe Infokasten) konnte ein Progesteron entwickelt werden, das mit Fug und Recht den Namen »natürlich« verdient und prinzipiell frei von Nebenwirkungen ist. Heute können nahezu die meisten Hormone – weibliche und männliche – durch natürliche ersetzt werden.

Zwar werden zurzeit offenbar immer noch enorme Umsätze mit synthetischen Hormonen gemacht, doch die Schulmedizin geht glücklicherweise einen Schritt weiter: Zuerst wurde von einem deutschen Pharmaunternehmen ein natürliches Progesteron, verabreicht in Nussöl (Utrogest®), auf den Markt gebracht. Und zunehmend häufiger erlebe ich auch den Ersatz von synthetischem Östrogen durch ein (nahezu) naturidentisches Estradiol, das – enthalten in einem Gel – über die Haut den Blutkreislauf erreicht (Gynokardin®). Und siehe da: Neueste Studien zeigen, dass Frauen, die natürliches Progesteron in Kombination mit natürlichem Östrogen erhalten, ein deutlich geringeres Brustkrebsrisiko haben!

Vor diesem Hintergrund rate ich Ihnen (und meinen Patientinnen ohnehin), Ihre Frauenärztin oder Ihren Frauenarzt für die neue Form der natürlichen Hormonersatztherapie (HET) zu gewinnen, und wenn Sie damit keinen Erfolg haben, Ihren Arzt zu wechseln! Und sollten Sie synthetische Hormone, womöglich in Tablettenform, einnehmen, verlieren Sie bitte keine Zeit! Schauen Sie sich nach einem Arzt um, der natürliche Hormone verwendet! (Infos hierzu im Anhang, Seite 275.)

Auch wir haben in unserer Praxis die aus der Yamswurzel gewonnenen natürlichen Hormone mit der AMTCM-Methode (der Testung auf alle fünf Elemente) ausgiebig untersucht, und wir sind begeistert! Der Einsatz dieser natürlichen Hormone lässt sich vergleichen mit der Blume, die dabei ist zu verwelken, den Kopf schon hängen lässt, nun ordentlich gegossen wird und wieder prächtig blüht! Und Nebenwirkungen haben wir keine gefunden. Auch der deutsche Arzt Dr. med. Volker Rimkus (siehe auch Seite 275) sowie die Gruppe von amerikanischen Ärzten um Jonathan Wright, Chefarzt der Tahoma-Klinik, (einsame) Vorreiter der natürlichen Hormonersatztherapie, die schon eine sehr viel längere Erfahrung haben, konnten keine Nebenwirkungen finden (www.tahoma-clinic.com). Medizinisch richtig angewendet, kann es ja auch logischerweise gar keine geben, denn die Natur irrt nicht.

Die natürliche Hormontherapie der Zukunft

Ich und Hormone? Als eingefleischter Naturheilkundearzt konnte ich mir früher nicht einmal vorstellen, jemals mit Hormonen zu therapieren. Das war jedoch zu Zeiten der *synthetischen* Hormonersatztherapie, und von Dr. Jonathan Wright hatte ich noch nichts gehört. In meiner Praxis wurden damals ausschließlich natürliche Mittel verwendet, um Beschwerden in den Wechseljahren zu mildern, und die Ergebnisse waren auch gar nicht schlecht. Pflanzenpräparate, homöopathische Mittel, Sojaprodukte und spezielle orthomolekulare Substanzen verhalfen meinen Patientinnen zu mehr Wohlbefinden und Lebensfreude.

Bis ich dann von einem amerikanischen Heiler von den Möglichkeiten einer natürlichen Hormonersatztherapie erfuhr und sie in unser Praxiskonzept einbaute – ein Quantensprung! Ich sage, es wird nie eine wirksamere Methode geben, um die Beschwerden des Alterns zu lindern. Und noch mehr: Es wird nie eine wirksamere Methode geben, *in Gesundheit* zu altern! Und ich habe die Hoffnung, dass es viele Krankheiten, einschließlich Krebserkrankungen, mit dieser Therapie nicht mehr geben wird.

Nehmen wir den Status quo: Frauen leben im Durchschnitt etwa sechs Jahre länger als Männer. Warum? Weil ihr Östrogen sie schützt. Ein natürliches Hormon sorgt dafür, dass ihre Gefäße langsamer altern und sie dadurch seltener oder später an Bluthochdruck, Herzinfarkt und Schlaganfall erkranken. Sind bei den Frauen darüber hinaus Östrogen und Progesteron in Balance, sinkt das Risiko von Brustkrebs, und gute Werte dieser Sexualhormone vermindern auch die Gefahr von Osteoporose. Ein ausgeglichener Hormonspiegel ist also der beste Garant für langes Leben in Gesundheit!

Wie funktioniert das genau? Wie vor jeder Therapie steht auch hier zu Beginn eine gründliche Diagnose: Mit Hilfe der klinischen Untersuchung und der labortechnischen Diagnostik wird eruiert, ob und welcher Hormonmangel vorliegt. Dabei zeigen sich anfangs gar nicht selten *normale* Hormonwerte bei der labortechnischen Untersuchung. Eventuelle Beschwerden, die die Patientin angibt, lassen gegebenenfalls auf einen (relativen) Hormonmangel schließen – *bewiesen* ist mit den herkömmlichen Methoden zunächst noch nichts. Erst die Diagnose nach den Fünf Elementen kann hier Sicherheit geben.

Frauen Ende 30/Anfang 40 werden mit Östriol, dem »Yin-Hormon des Elements Metall« behandelt. Dadurch gelingt es meist, die ersten Alterszeichen von Haut und Schleimhäuten zu mildern und den Prozess spürbar zu verlangsamen. In leichteren Fällen genügen der Schutz und die Stimulation mit orthomolekularen Substanzen (»Sanu-Est-protect«, Seite 275).

Anfang 40 brauchen die meisten Frauen auch Progesteron. Dieses Hormon bessert die Stimmung und wirkt sich positiv auf die Gewebespannung und die Gelenke aus. Außerdem gelingt es den Frauen damit leichter, ihr Gewicht zu halten. Gegen Ende der 40 muss bei vielen Frauen das potente Östradiol natürlich ersetzt werden – vor allem dann, wenn bei ihnen eine starke erbtoxische Belastung der Eierstöcke und Nebennieren nachgewiesen werden konnte. Hinweise dafür finden sich bereits in der Anamnese der Patientinnen: immer wieder Vaginalinfektionen mit Ausfluss, Blasenentzündungen, Zyklusstörungen und Fruchtbarkeitsprobleme, Schwangerschafts-Komplikationen und hormonell bedingte Migräne.

Hierbei ist es aber wichtig, das natürliche Verhältnis der verschiedenen Östrogene untereinander zu berücksichtigen. So kann sanft und gefahrlos natürlich ersetzt werden. Wir verordnen hierzu das individuell dosierte »Triest«.

Dreimal Östrogen: Östron, Östradiol und Östriol

Ganz vereinfachend wird meist schlicht von Östrogen gesprochen. Dabei verbergen sich unter dem Begriff Östrogen eigentlich drei verschiedene Östrogene:

- Östradiol – dieses Hormon ist das wirksamste und stärkste Östrogen, das »Hauptöstrogen« sozusagen, das den größten Einfluss auf die Ausbildung aller typisch weiblichen Attribute hat. In der Schulmedizin wird nur dieser Typus bei der Hormonersatztherapie eingesetzt.
- Östron ist ein Abbauprodukt und der Vorläufer des Östradiols. Ein Anstieg, häufig bei Übergewicht, Pilleneinnahme und synthetischen Östrogenen zu beobachten, kann für den Körper gefährlich werden. Wichtig ist Östron, um einen Ausgleich der einzelnen Östrogene zu schaffen.
- Östriol ist ein schwaches Östrogen, das aus Estron gebildet wird. Östriol ist das Schwangerschaftshormon und wirkt darüber hinaus auf Vagina, Gebärmutter und Blase. In Europa ist das Östriol nahezu in Vergessenheit geraten, gelegentlich wird es in der Altersmedizin lokal eingesetzt, um gegen Scheidentrockenheit zu wirken.

In unserer Praxis haben bioenergetische Tests und später von uns in Deutschland eingeführte Hormonuntersuchungen mittels Speicheltests gezeigt, dass dieses Östriol noch lange, bevor die Progesteronproduktion um die 40 nachlässt, bereits zurückgeht. Neben den schon genannten Hautproblemen sind aber auch die Schleimhäute, und hier vor allem die Gelenkschleimhäute, betroffen. Wird nun natürliches Östriol wieder zugeführt, werden nicht nur die beschriebenen Alterungsprozesse aufgehalten, das Yang von Vagina und Blase erhält darüber hinaus die Energie, die es für eine kräftige Scheidenmuskulatur braucht. Mit anderen Worten: Der Einsatz von natürlichem Östriol beugt schlaffen Brüsten, Gebärmutter- und Blasensenkung (und damit der unangenehmen Harninkontinenz, siehe Seite 238 ff.) vor.

Östriol hat aber noch eine weitere, sehr erfreuliche Eigenschaft: Es gleicht ein Zuviel an Östrogen aus, baut eine sogenannte Überexpression ab. Denn selbst wenn Östrogen bei manchen Frauen das Frausein ausmacht – es kann mitunter auch gefährlich werden. Bei Brust-, Gebärmutter- und Eierstockkrebspatientinnen spielt nicht selten zu viel Östrogen eine Rolle.

Besonders genaue Auskünfte über den weiteren Hormonhaushalt einer Frau erhalte ich mittels der kinesiologischen Testung auf alle fünf Elemente. Mit dieser Methode lassen sich selbst Mangelzustände aufdecken, die von der Schulmedizin als solche noch gar nicht erkannt oder bezeichnet werden, weil die Laborwerte noch nicht auffällig sind – die relativen Hormonmängel.

Melatonin

Am häufigsten fällt dabei der relative Mangel des Hormons Melatonin auf. Besonders bei Frauen, die über Schlafstörungen klagen, werde ich hellhörig. Denn Melatonin, das von der Zirbeldrüse im Gehirn gebildet wird, ist unser »Gute-Nacht-Hormon«. Es wacht darüber, dass unser Schlaf ruhig, tief und nicht zu kurz ist. Reisenden ist es auch als »Jetlag-Hormon« bekannt – durch Zeitverschiebungen gerät es aus dem Takt, und die Betroffenen haben demzufolge erheblich mit Schlafproblemen und Müdigkeit zu kämpfen. Wissenschaftliche Untersuchungen zeigen, dass Melatonin unsere biologische Uhr steuert und darüber hinaus noch viel mehr Aufgaben hat:

- Es hilft, die Psyche auszugleichen und wirkt damit gegen Angstzustände und Depressionen.
- Es unterstützt unser Gedächtnis – bei Alzheimer-Patienten mangelt es an Melatonin!
- Es stärkt unser Immunsystem, denn es ist ein potenter Radikalenfänger. Studien haben inzwischen einen Effekt bei Brustkrebs nachgewiesen. In unserer Praxis hatten alle Brustkrebspatientinnen einen drastischen Melatonin-Mangel.
- Melatonin ist ein ausgezeichnetes Anti-Aging-Hormon, denn es verlangsamt die Zellteilung und bremst damit den Alterungsprozess.

Nicht nur die Östrogene ersetzen!

Jahrelang wurde sehr leichtfertig die Gebärmutter herausoperiert, wenn Frauen die Kinderphase hinter sich hatten. Dieser Unfug (Frauen verlieren hierbei sehr viele Yin-Säfte »xue« – und nicht wenige von ihnen waren nach solch einer Operation völlig verändert!) hat sich heute Gott sei Dank etwas gelegt, und viele Frauen haben noch ihre Gebärmutter, wenn sie in die Wechseljahre kommen. Wenn dann Östrogene ersetzt werden, muss unbedingt eine zusätzliche Gabe von Progesteron erfolgen! Frauen, die – wie am Beginn der Hormonersatz-Ära passiert – fälschlicherweise nur Östrogene einnehmen, haben ein drei- bis zehnfach höheres Risiko für Gebärmutterkrebs! Aber auch Frauen ohne Gebärmutter brauchen den »Gebärmutterschutz« Progesteron!

Leider ist es oft immer noch gängige Praxis, dass bei Frauen ohne Gebärmutter nur das Östradiol ersetzt wird, um symptomatisch gynäkologische Beschwerden zu therapieren. Auch wird bedauerlicherweise der Progesteronersatz bei Frauen, die die 40 überschritten haben, gar nicht in Erwägung gezogen. Dabei entwickelt dieses »Holz«-Hormon eine weitreichende Wirkung für den gesamten Organismus. Auch die übliche Hormonersatztherapie der Frau in den Fünfzigern mit nur Östrogen/Progesteron ist präventivmedizinisch gesehen eine »Schmalspur«-Therapie!

Auch bei der Gabe von bio-identischem Melatonin (Bezugshinweise siehe Seite 276) muss differenziert vorgegangen werden.

Denn keine Frau ist wie die andere. Trotzdem kann man als Faustregel sagen:

- Ab Mitte 30 sollte Melatonin gelegentlich, vor allem in Stresszeiten, bei wenig Schlaf und Langstreckenflügen gegen die Zeitzonen genommen werden – 0,5 bis 1 mg abends eine Stunde vor dem Zubettgehen genügen.
- Ab Mitte 40 rate ich Melatonin in der zuvor angegebenen Dosierung zweimal die Woche zu verabreichen.
- Nach dem 50. Lebensjahr halte ich – je nach individueller Schlafqualität und persönlichem Rhythmus im Leben – drei- bis fünfmal pro Woche für sinnvoll. Eine solche Dosierung sollte aber stets von regelmäßigen Laboruntersuchungen begleitet sein.

DHEA und Testosteron

Es wird Sie vielleicht überraschen: Manchen Frauen geht es deutlich besser, wenn männliche Hormone zugeführt werden. Die Rede ist von *DHEA* und *Testosteron* und seinen Abkömmlingen. Frauen produzieren auch männliche Hormone – so wie umgekehrt Männer auch weibliche. In meiner Kindheit, als es noch nicht die kosmetischen Möglichkeiten von heute gab, erkannte man Frauen mit einem hohen Testosteronspiegel an ihrem Damenbart und an den stark behaarten Beinen. Während bei diesen Frauen ein Zuviel vorherrscht, leiden andere Frauen an einem Zuwenig. Dies macht sich dann bemerkbar durch geringe Vitalität, Muskelschwäche und eine ausgeprägte Cellulitis. Was ihnen und ihren Partnern meist am ärgsten zusetzt ist: Sie haben keine Lust auf Sex, selbst wenn der Partner noch so liebevoll und attraktiv ist.

Auch seelisch haben diese Frauen zu kämpfen: Sie können Probleme mit dem Gedächtnis haben, neigen zu Depressionen und Angstzuständen, haben oft ein niedriges Selbstbewusstsein. All diese Symptome müssen nicht, können aber auf einen Mangel an Androgenen, also an männlichen Hormonen hinweisen. Hormonersatz muss hier besonders gewissenhaft und in niedrigen Dosen erfolgen.

DHEA ist im Zusammenhang mit Anti-Aging das wohl bekannteste körpereigene Hormon. Es wird mit Hilfe von Cholesterin in den Nebennieren gebildet und ist das Vorläuferhormon für mindestens 18 weitere Hormone! Längst ist unbestritten, dass ausreichend DHEA dafür sorgt, typischen Alterskrankheiten wie Osteoporose oder Arterienverkalkung vorzubeugen.

Und DHEA kann noch mehr:

- Es macht das Immunsystem stark.
- Es vermindert die Neigung zu Depressionen.
- Es verbessert die Zuckerverwertung, reduziert die Fetteinlagerung im Gewebe und beugt damit nicht nur Diabetes vor, sondern hält auch die Figur in Form.
- Genügend DHEA lässt uns rundherum wohlfühlen, weshalb es gern als »Wellness- und Anti-Aging-Hormon« bezeichnet wird.

DHEA verabreichen wir Frauen nur bei einem nachgewiesenem Mangel, und dann sehr niedrig dosiert: 2,5 mg/Tag, 2 bis 3 x pro Woche.

Auch mit Testosteron sind wir natürlich sehr sparsam (labortechnischer Mangelnachweis!), aber die Effekte beim Kampf gegen die Pfunde, bei Cellulitis (siehe Kapitel Erde, Seite 108 ff.) und bei mangelnder Libido sind mit dem männlichen Hormon unschlagbar (ebenfalls ca. 2,5 mg/Tag, ein bis zweimal die Woche, auch als Creme 0,25 prozentig zur Lokaltherapie).

Wachstumshormon

Wenn Frauen auf die 50 zugehen, lässt bei vielen die Produktion des Wachstumshormons nach. Gegenüber einem »normalen« Wert fallen ihre Wachstumshormone bereits deutlich ab. Der Mangel ist anfänglich nur ein relativer und auf einzelne Organsysteme beschränkt. Oft betrifft er zu diesem Zeitpunkt aber bereits alle fünf Elemente! *Somatropin* oder »Human Growth's Hormon« (HGH – siehe Seite 255), wie dieses Hormon auch genannt wird, wird im Hypophysen-Vorderlappen gebildet und erfüllt natürlich vor allem bei Kindern und Jugendlichen eine ganz wichtige Funktion: Es fördert die körperliche Reifung und das Knochen-, Knorpel-, Muskel- und Körperwachstum. Bei Erwachsenen reguliert es vor allem auch die Muskel-, Knochen- und Fettmasse.

Wenn aus den Kindern Jugendliche und aus ihnen Erwachsene geworden sind, beginnt das Wachstumshormon kontinuierlich abzufallen – mit 40 haben wir nur etwa die Hälfte eines 20-Jährigen von diesem Hormon, und im Alter ist es fast gänzlich verschwunden! Übrigens: Fettleibige Menschen produzieren nur etwa die Hälfte der Menge, die gleichaltrige Schlanke haben! Das hat auch Folgen für den Muskelaufbau und das Gewebe, denn Normalgewichtige sind hier eindeutig im Vorteil.

Und dieses wunderbare Wachstumshormon hat noch mehr zu bieten: Es wirkt ausgleichend auf die Psyche, es erhält die Spannkraft der Haut, und es ist wichtig für die Verankerung der Zähne.

Medizinische Berichte haben inzwischen übereinstimmend dargelegt, dass sich die Gabe von Wachstumshormon sehr günstig auf die Gesundheit auswirkt und auch altersbedingte Erkrankungen vermeiden hilft. Zusätzliches Wachstumshormon senkt das Risiko für folgende Erkrankungen und Beschwerden:

- Osteoporose und Arthrose
- Alzheimer
- Vergreisung (Senilität)
- Müdigkeit
- Herz-Kreislauferkrankungen

Das Wachstumshormon erreicht seine volle Wirkung jedoch erst, wenn auch die Schilddrüsen-, Nebennieren- und Sexualhormone in ausreichenden Konzentrationen vorliegen – ein weiterer Beleg dafür, dass es mit der isolierten Substitution eines einzelnen Hormons meist nicht getan ist! Das Wachstumshormon ist ein umfassend wirksames Hormon. Entsprechend beeindruckend sind auch die Wirkungen, die wir hier in der Praxis erleben, wenn HGH ersetzt wurde:

- Der Körper der Frauen (und Männer) wird bald straffer – der Bauch fester und insgesamt sind sie schlanker. Sie verlieren durchschnittlich 15 Prozent Körperfett– bei einem Gewicht von 72 Kilogramm sind das immerhin rund 11 Kilo! Zugleich nimmt die Muskelmasse um bis zu 10 Prozent zu.
- Das Hautbild an Gesicht und Händen verändert sich – weniger Falten und auch weniger Tränensäcke.
- Die Knochendichte nimmt zu – weniger Osteoporose also.
- Die Wundheilung ist verbessert, Brüche und andere Verletzungen heilen schneller ab.
- Das Immunsystem ist gestärkt.
- Herz- und Nierenfunktion sind verbessert.
- Der Schlaf hat eine bessere Qualität.
- Die Stimmung verbessert sich.

Immer vorausgesetzt, es wird verantwortungsvoll damit umgegangen: Das Wachstumshormon ist ein echtes »Superhormon«! Seine Wirkung ist mit keiner anderen Maßnahme zu erreichen! Leider ist das Hormon nicht ganz billig – je nachdem, wie viel gebraucht wird, liegen die Therapiekosten zwischen 6 und 12 Euro am Tag. In aller Regel beginnt man mit einer neunmonatigen Therapie mit Wachstumshormonen und legt dann eine Pause ein. In leichten Fällen bzw. bei beginnendem Mangel kann die Anregung der körpereigenen Produktion des Wachstumshormons bereits einen überaus positiven Effekt haben. Dazu werden hochdosiert bestimmte Aminosäuren – mit dabei Arginin und Ornithin – gegeben (siehe Seite 255). In diesem Fall ist es wichtig, darauf zu achten, genügend Schlaf zu bekommen – am besten vor Mitternacht, denn das Wachstumshormon wird nachts gebildet.

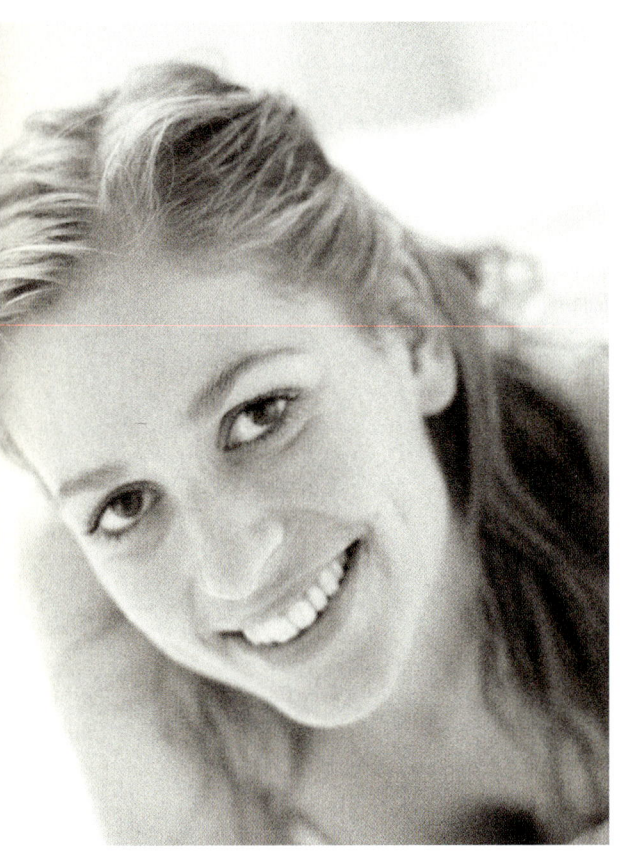

Serotonin

Den stärksten Einfluss auf unser seelisches Wohlbefinden hat das Glückshormon *Serotonin*. Wenn es fehlt bzw. zu wenig davon vorhanden ist, kann es zu depressiven Verstimmungen bzw. Depressionen kommen. Bei Frauen (und natürlich auch bei Männern), die eine Neigung dazu haben und/oder immer wieder unter Müdigkeit und Abgeschlagenheit leiden, die energielos sind und ohne Motivation, sollten stets die Serotoninwerte und die seines Gegenspielers, des Kortisols, überprüft werden.

Wenn das Glückshormon nicht in ausreichender Menge vorhanden ist, greifen viele schnell zu einem Antidepressionsmittel. Unsere Erfahrungen – und entsprechende sind von zahlreichen Experten bestätigt worden – zeigen jedoch, dass es oftmals viel besser gelingt, die auf Serotonin-Mangel beruhenden Depressionen in den Griff zu kriegen, wenn hochdosiert seine Vorstufen verabreicht werden. Bei diesen Aminosäuren – etwa 5-HTP (5-Hydroxy-Tryptophan) oder Tryptophan – handelt es sich um Substanzen, die im Gegensatz zu den Antidepressiva keinerlei Nebenwirkungen verursachen (siehe auch Kapitel Feuer, Seite 206).

Pregnenolon und die Schilddrüsenhormone

Ein weiteres Hormon, das unser Wohlbefinden steigert und aus unserer Hormonersatztherapie nicht wegzudenken ist, ist das *Pregnenolon*. Es ist die »Muttersubstanz« der Sexualhormone, der Stresshormone und des DHEA. Ein Mangel daran drückt sich bei Frauen oft in verstärkter Müdigkeit, vermin-

> **Wussten Sie ...**
>
> .. eigentlich, warum Schokolade so beliebt ist und gerade bei Kummer sehr gern genascht wird? Weil sie, wie Bananen und Gummibärchen übrigens auch, viel Tryptophan enthält. Das hebt die Stimmung, und die Welt sieht schon viel freundlicher aus – wenigstes kurzfristig.

derter Gedächtnisleistung, in Stimmungsschwankungen und Gelenkentzündungen aus. Bei Krebspatientinnen wurde ebenfalls ein zu niedriger Pregnenolonspiegel festgestellt.

Außerdem lassen im Alter auch die Schilddrüsenhormone nach. Beste Prävention dafür, dass dies nicht (so schnell) geschieht, ist es, die Schilddrüse zeit ihres Lebens mit ausreichend Jod zu versorgen, zum Beispiel durch jodreichen Seetang. Im Alter ab etwa 65 bis 70 Jahren sollte die oftmals schwächelnde Schilddrüse durch die Gabe eines biologischen Schilddrüsenhormons ausgeglichen werden (z.B. Amour Thyroid).

Natürliche Hormone und eine gesunde Lebensweise können helfen, die Lebensqualität bis ins hohe Alter zu erhalten.

Der Hormonersatz zur Erhaltung von Jugend und Spannkraft steckt in Deutschland noch in den Kinderschuhen. Einerseits hat das etwas damit zu tun, dass immer noch die landläufige Meinung herrscht, zum Alter gehörten Mühen und Gebrechen, Schmerzen und Krankheiten einfach dazu. Das stimmt nicht! Ich habe dies weiter vorn schon betont: Alt zu werden ist eine Sache – krank eine ganz andere Sache!

Der andere Grund für den noch eher seltenen Einsatz natürlicher Hormone hierzulande ist aber genauso fatal! Offensichtlich haben die meisten Menschen noch nicht verstanden, dass unsere Alterspyramide nicht nur in den Nachrichten im Fernsehen umkippt, sondern auch im wirklichen Leben. Wer heute noch nicht die 60 oder 70 Jahre erreicht hat, muss damit rechnen, dass er bis in ein sehr viel höheres Alter leistungsfähig und gesund bleiben muss, um sich vor den Folgen der abzusehenden Altersarmut zu schützen. Die rechtzeitige Gabe von Hormonen kann einen Beitrag dazu liefern, gelassen und voller Zuversicht auf ein aktives und gesundes Alter zuzugehen.

Kann man selbst etwas für ausreichendes HGH tun?

Ja! Und zwar jeden Tag! Wer genügend schläft und den freien Radikalen möglichst keine Chance zum Angriff gibt, tut damit auch etwas für sein Wachstumshormon. Echte Radikalenfänger sind hochdosierte Vitamine und Spurenelemente – vor allem Vitamin C, Zink und Selen (siehe die Kapitel Element Metall und Erde, Seite 71 und 112). Wichtig ist: Natürliche Präparate und nicht zu niedrig dosiert! *Vorsicht:* Synthetische Vitamine haben im Gegensatz zu den natürlichen Nebenwirkungen und sind aus meiner Sicht nicht zu empfehlen.

So helfen Sie natürlich und sanft Ihrem Wachstumshormon mit folgender Kur auf die Sprünge:

- Immunrezeptur (siehe Seite 275), als Vorbereitung und um die freien Radikalen zu entfernen, über 4 Wochen, dann Basisrezeptur plus Antioxidation (siehe Seite 274) als Dauertherapie.
- Am Abend auf nüchternen Magen (letzte Mahlzeit mind. 3 Std. vorher): Vit.-C-Pulver 1 x 1/2 TL vorab zur Resorptionsverbesserung, dann:
- 10 bis 15 Min. später Aminosäuren: Acetyl-L-Carnitin 1 x 1g, Glutamin 1 x 1,5 g, Ornithin 1 x 1g, GABA 1 x 1g, Arginin 1 x 1 g und Glycin 1 x 1,5 g (siehe Rezeptur Sanu-Gro, Seite 275).

Einnahme-Dauer: 12 Wochen, dann 3 Wochen Pause, dann noch einmal 9 Wochen.

Früh gealtert

Die 54-Jährige war als Anwältin sehr erfolgreich. Sie hatte eine Topfigur, kleidete sich sehr geschmackvoll – doch vom Gesicht her schätzte man sie leicht auf Mitte 60. Ihre Falten im Gesicht überschminkte sie kräftig, auffällig alt aber sahen vor allem ihr Hände aus.

Seit drei Jahren litt sie unter deutlichen Wechselbeschwerden: Hitzewallungen, Herzklopfen, Antriebsschwäche, Depressionsneigung (was sie von sich eigentlich gar nicht kennt!), Schlafstörungen, Libidostörung. In letzter Zeit hatte sie auch noch das Gefühl, ihre gute Figur nach und nach zu verlieren. Außerdem ließ ihr Gedächtnis nach, und sie beschlich das Gefühl, »langsam zu verblöden«. Vom Gynäkologen hatte sie sich mit synthetischen Hormonen behandeln lassen, dadurch besserten sich die Hitzewallungen und das Herzklopfen, die vegetativen Beschwerden waren jedoch noch deutlicher geworden, ganz zu schweigen vom schnellen Altern.

Diagnose: Im Vitalstofflabor fanden wir deutlichste Zeichen von oxidativem Stress (freie Radikale), und gravierende Mängel an Vitamin D, Magnesium, Eisen, Mangan, Kupfer und Zink. *Im Hormonstatus:* Melatoninmangel, schwerer Östriolmangel, Pregnenolon niedrig, Progesteronmangel, Östrogene niedrig (trotz Einnahme von synthetischen Östrogenen/Gestagenen), Wachstumshormon grenzwertig niedrig, Testosteron ohne Befund, DHEA grenzwertig niedrig, Serotonin ohne Befund. *Gynäkologischer Status:* Verkleinerte Ovarien, deutliche Atrophiezeichen am äußeren und inneren Genital.

TCM-Diagnose: Deutlicher »calor venti«-Befund (»heißer Wind«: durch Toxine, Lösungsmittel, Pestizide, Schwermetalle und Pilze), der das Yin des Metalls und das Yin des Wassers dezimiert hat.

Kinesiologisch: Ovarienbelastung links und Nebennierenbelastung durch alte Infekte (Eierstock- und Nierenbeckenentzündung in der Jugendzeit!). Dadurch Blockade des Hormonmeridians.

Ganzheitliche Therapie: Ausgleich des Vitalstoffdefizits zunächst durch Vitamin- und Mineralstoff-Infusionen, danach hochdosiert oral. Absetzen der synthetischen Hormone und Beginn mit der natürlichen Hormontherapie: Triest, Progesteron, Melatonin, Pregnenolon, DHEA, Hautcremes mit Zusätzen von natürlichen Hormonen.

Als Nächstes leiteten wir die eingelagerten Toxine und Pilze aus, um die Meridianblockaden abzubauen: Hydro-Colon-Therapie, Darmflora-Lenkung, Koriander, Algen etc. Dann gingen wir an die Wurzel des Problems: Das homöopathische Konstitutionsmittel war Sulfur. Und mit Schüßler-Salzen stützten wir das Yin: Nr. 3, 7, 11, 17, 19, 21. Mittels Phytotherapie stützten wir insbesondere das Shen (Yin des Feuers) und das Yin der Niere mittels der klassischen chinesischen Rezeptur: Pilula Rehmanniae (als Tabletten erhältlich).

Das Behandlungsergebnis war für die Patientin (und auch für mich) überwältigend: Sämtliche Beschwerden verschwanden schlagartig, die Frau blühte richtig auf. Der Hautbefund und der gynäkologische Befund besserten sich auf einen Zustand wie mit zirka 47, 48 Jahren. Nach 7 bis 8 Monaten war auch die Figur wieder im Lot. Die Patientin fühlte sich wie 40.

Anti-Aging

Viele ältere Menschen zeigen uns, dass das Leben jenseits der 60, 70 und sogar 80 Jahre randvoll mit Attraktivität, körperlich/geistiger Fitness und sexueller Lust sein kann. Bei der ganzheitlichen Diagnostik dieser Menschen – ich habe mehrere 90-Jährige ausgiebig studiert – kann ich sagen: *Der Schlüssel für ein gesundes, hohes Alter liegt in einem ausgeglichenen Element Wasser!* Bei keinem dieser Patienten konnte ich eine gravierende Störung im Meridiansystem der Niere feststellen! Gleichzeitig traf ich auch immer wieder auf große innere Zufriedenheit, stets wurde ein stabiler Tagesrhythmus eingehalten und regelmäßig gefastet, und das alles bei einer sonst ausgesprochen gesunden Ernährungsweise. Viele meiner betagten Patienten waren übrigens Menschen, die sich mit der Natur sehr verbunden fühlten.

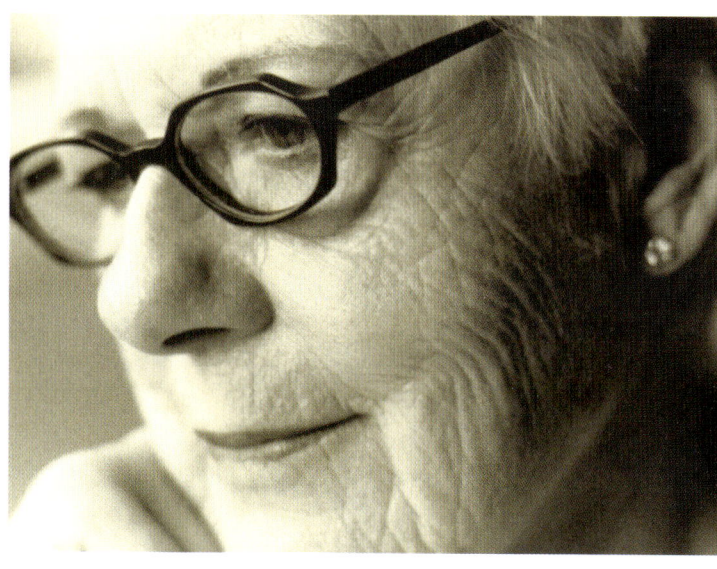

Wenn die bioenergetische Testung und die vielen spezifischen Signale eine Schwächung des Elements Wasser bekunden – untrügliche Zeichen hierfür sind Tränensäcke, vorzeitig graue Haare oder vorzeitige Probleme mit dem Hören, Sehen oder Zahn-/ Knochenstoffwechsel – ist es immer das oberste Therapieziel, die Meridianblockaden aufzulösen. Dadurch gelingt es, vor allem die Nebennieren – wie erwähnt, eine der wichtigsten Hormonfabriken – wieder zu stabilisieren und zu erhalten. Der Hormonmangel wird ausgeglichen durch den Einsatz natürlicher bzw. naturidentischer und völlig nebenwirkungsfreier Hormone.

So wunderbar und nebenwirkungsfrei die Therapie mit natürlichen Hormonen auch sein kann – sie gehört immer in die Hand eines erfahrenen Arztes! Zwischenuntersuchungen, Laborkontrollen und Überwachung sind dabei eine Selbstverständlichkeit.

Das Element Wasser kann durch eine tiefgreifende Konstitutionstherapie in Balance gebracht werden, ergänzt durch Schüßler-Salze. Die Stützung des Yin (Substanz) ist nahe liegend, weil ja lebenslang bisher das Yang das Sagen hatte und so das Yin regelrecht verbrannt hat. Mit bestimmten Mineralstoffen und Schüßler-Salzen kann man das Yin jedoch wieder aufbauen.

Hormonmangel auf einen Blick erkannt

Hormon	Leitsymptom bei Mangel
Östriol	Haut trocken und dünner, erste Gesichtsfalten (Augenpartie, Mund), Haut am Handrücken altert, Gebärmuttermyome, Gelenkschmerzen
Progesteron	schmerzhafte Menstruation, Brüste geschwollen, druckschmerzhaft, vor allem vor der Menstruation; starke Blutung, Zysten in den Brüsten/Eierstöcken/Gebärmuttermyome, Bäuchlein kommt, Bauch aufgetrieben, Gewebestraffheit vor allem an Beinen und Oberarmen lässt nach, Aufgedunsenheit und Schwellungen (Gesicht, Hände und Füße), zunehmend Ängste, aber auch Aggressionen, Reizbarkeit, Kopfschmerzen vor Menses, Cellulitis
Östradiol	Busen wird zunehmend schlaff, typische Wechselbeschwerden: Hitzewallungen, nächtliches Schwitzen, trockene Schleimhäute (Augen, Genitalbereich); Schmerzen beim Sex, Libidostörung, Gelenkschmerzen, Depressionsneigung, Stimmungsschwankungen, Müdigkeit, rasche Erschöpfung
Melatonin	Einschlafprobleme, häufiges Aufwachen, nicht mehr einschlafen können, morgens nicht hochkommen, älter aussehen, als es dem Alter entspricht; vorzeitig graues Haar, bei Reisen deutliche Jetlag-Probleme, Ängste und Depressionen, Immunschwäche, Gedächtnisstörungen
Serotonin	Depressionsneigung, Reizbarkeit, Ängste, Schlafstörungen
DHEA	Infektneigung, rasche Erschöpfung und mangelnder Antrieb, fehlendes Selbstbewusstsein, Müdigkeit, Lustlosigkeit, schnelle Hautalterung und Faltenbildung, Erhöhung der Blutfette, Haare trocken und glanzlos, Achsel- und Schambehaarung spärlicher, Muskeln zunehmend schlaffer
Testosteron	Schlafstörungen, Reizbarkeit, Nervosität, Ängstlichkeit (Panik), Depressionen, Entmutigung, Gelenk-, Muskelbeschwerden, körperliche Erschöpfung, Nachlassen der Tatkraft, Abnahme der Libido, Cellulitis
Wachstumshormon	zunehmende Muskelschwäche, Körper wird allgemein schwächer, dünne Haare, Haut fein und trocken, hängende Augenlider, Tinnitus, Rückbildung des Zahnfleisches, Bauch wird dick, wabbelig und hängt; immer ängstlich, beunruhigt, Depressionsneigung, geistiger und körperlicher Abbau
Pregnenolon	Gedächtnislücken, Gelenkprobleme, plötzliche Müdigkeitsanfälle, Stressaversion, Stimmungsschwankungen, schlaffe Muskeln, niedriger Blutdruck, mangelnde Behaarung der Achselhöhlen und Schamregion
Schilddrüsenhormone	Verfrorenheit, immer kalte Hände und Füße, morgens verschwollene Augenlider und aufgequollenes Gesicht, schnelle Gewichtszunahme, Morgensteifigkeit der Gelenke, trockene Haut

Hinweis: Die Medikation von Hormonpräparaten sollte nur durch einen Arzt / eine Ärztin erfolgen. Vor Selbstmedikation rate ich dringend ab!

Potenziale entfalten:
Wie Sie dem Element Wasser Gutes tun

Das Wichtigste ist die Basis-Stabilisierung aller fünf Elemente! Und dies gelingt auf vielerlei Weise, wie die folgenden Empfehlungen zeigen.

Ernährung:
Lebensmittel, die das Element Wasser unterstützen, sind zum Beispiel: Erbsen, Linsen, Saubohnen, Sojabohnen, Kichererbsen, Mungobohnen, Oliven. Kirschen, Himbeeren, Pflaumen, Weintrauben. Gepökeltes, gesalzenes, geräuchertes und luftgetrocknetes Fleisch. Fisch, Meeresalgen und Meeresfrüchte. Nüsse und Samen.

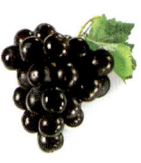

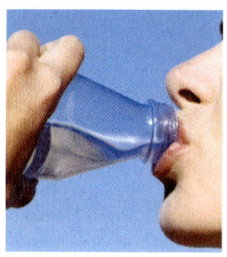

Wasser: Trinken Sie ausreichend mineralarmes **reines** Wasser.

Wasser fungiert als Speichermedium, speichert positive und negative Informationen. Daher die dringende Empfehlung: Einbau eines Vitalisierungssystem (z.B. Grander®-Wasser oder unser selbst entwickeltes System – AMTCM®-Wasservitalisierung).

Orthomolekulare Therapie:
Basisrezeptur plus Antioxidation plus:
- Ausreichend Omega-3- und -6-Fettsäuren zur allgemeinen Hormonunterstützung.
- Vit. D (tgl. 1000 bis 2000 IE), Carnitin, Taurin (jeweils 1 x 500 mg pro Tag) und Q10 (tgl. 1 x 30 mg) als Vitalstoffe für die Nebenniere.
- Vit.-B-Komplex (tgl. 1 x 1 Kps.) und Lecithin (3 x/Woche 1200 mg) für gute Nerven/Gedächtnis.
- Vitalstoffe für den Knochen: Vit. D (tgl. 1000 bis 2000 IE) und Calcium (tgl. mind. 1000 mg!), um der weitverbreiteten Osteoporose vorzubeugen.
- Vitalstoffe zum Schutz des Östriols: »Sanu-Est-protect« (siehe Seite 275).

Phytotherapie:
Stützung des Yang des Elements Wasser (bei Tränensäcken, Kreuzschmerzen, Müdigkeit, Schlappheit, Schwellungen, Fröstelichkeit, blasser Zunge):
- Maca, tgl. 2g morgens als Kapseln.
- Rhodiola: tgl. morgens 2 Kapseln.
- Ginseng (z.B. Ultra Ginseng, Fa. Nature'Plus).

Stützung des Yin des Elements Wasser (bei Osteoporose, grauen Haaren, schlechten Zähnen, allgemeinem vorzeitigem Hormonmangel, roter Zunge):
- Nourish essence (Fa. China Pure Med).
- Pfingstrose (Paeonia lact.).
- Klassische Rezeptur: Pillula Rehmanniae (erhältlich über TCM-Apotheken).

Natürliche Mittel gegen Wechselbeschwerden (wenn Sie keine natürlichen Hormone nehmen möchten):
- Isoflavone: z.B. Ultra Isoflavone (Fa. Nature`Plus) oder Menoflavon-Kapseln als Rotklee-Extrakt.
- Traubensilberkerze (Black Cohosh).
- Cimicifuga-Wurzelstock (Cefakliman®, Femikliman®, Klimadynon®, Remifemin®).

Schüßler-Salze:
Stützung des Yin des Elements Wasser (Osteoporose, graue Haare, Hormonmangel): Nr. 1, 2, 3, 7, 11, 17, 21, 22.
Stützung des Yang des Elements Wasser (Tränensäcke, Erschöpfung, Kreuzschmerzen, Fröstelichkeit): Nr. 4, 5, 7, 11, 21.
Kurmäßig angewendet über ein halbes Jahr.

Bei Bedarf *Komplexhomöopathie:*
Für bessere Vitalität: Remedium® Vitale EKF.
Für den Knochenstoffwechsel: EK® Bürger N Tbl., Calcoheel® Tbl., Steirocall® N.
Komplexhomöopathika für Wechselbeschwerden: Klimakt®-Heel, Bromaklim® Complex, Oligoplex Cimicifuga Madaus®.

Und wenn Sie möchten:
Hormonersatztherapie mit natürlichen Hormonen. Es ist der Quantensprung in der Anti-Aging-Therapie!

Traditionelle Chinesische Medizin:
Akupunktur und traditionelle Phytotherapeutika zur Stützung des Elements Wasser.

Klassische Homöopathie:
Mittels Konstitutions-Homöopathie tiefgreifendstes Verfahren. Einzigartige Möglichkeit, Erbgifte auszugleichen und auszumerzen.

P.S.: LIEBER GESUND ALS PERFEKT

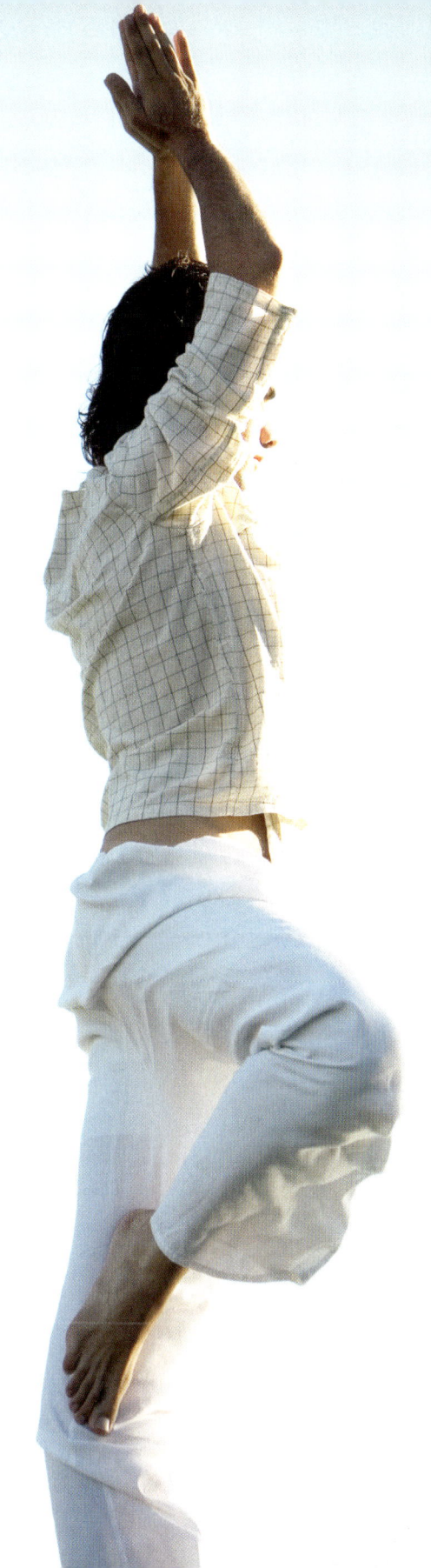

Viele Frauen halten heutzutage eine Menge aus. Und leisten Unglaubliches: Sie sind liebevolle Partnerin und fürsorgliche Mutter, fleißige Hausfrau und gut organisierte Managerin des Alltags, beruflich erfolgreich, sportlich, charmant, sexy, intelligent und souverän – und das alles am besten auf einmal. Früher standen wir Männer unter Druck und wollten Superman sein. Heute versuchen allzu viele Frauen, Superwoman zu sein.

Aber abgesehen davon, dass der Versuch, auf allen Gebieten des Lebens perfekt zu sein, unweigerlich fehlschlagen muss: Früher oder später macht auch noch die stärkste Rossnatur schlapp, wenn die Energiereservoirs leer sind und die Energiequellen versiegen. Das Yin trocknet aus, das Element Holz überdreht, die Mitte schwächelt, die typischen »Frauenleiden« werden immer stärker. Die Frage ist nur. Wozu? Finden Männer »perfekte« Frauen attraktiver? Bestimmt nicht. Sind »perfekte« Frauen ein gutes Vorbild für unsere Kinder? Da habe ich meine Zweifel. Sind »perfekte« Frauen im Beruf erfolgreicher? Keineswegs, zumindest nicht dann, wenn sie versuchen, einfach nur die besseren Männer zu sein.

Was aber höchst attraktiv ist, sind gesunde Frauen. Gute Vorbilder sind Frauen in Balance. Erfolgreich sind Frauen, die die Wirtschaft mit weiblichen Stärken bereichern. Damit Sie weiblich, ausbalanciert und gesund sind und bleiben, gibt es nur einen Weg – nämlich den, langfristig alle Fünf Elemente in Ihrem Leben gleichmäßig zu fördern und zu kräftigen! Darum geht es in diesem Buch.

Die Aufgabe des Elements *Metall* ist das Sichern Ihrer Grenzen, im körperlichen wie im geistig-seelischen Sinne. Das Element *Erde* ist der Spiegel Ihrer erworbenen Konstitution, also Ihres mehr oder weniger gesunden Lebenswandels. Das Element *Holz* ist in Ihrem Leben die treibende Kraft und reguliert Ihre Körperfunktionen. Das Element *Feuer* sorgt dafür, dass Sie Ihre Ziele erreichen, sowohl die kurzfristigen als auch die langfristigen Lebensziele. Und das Element *Wasser* ist der Sitz der Ihnen angeborenen Konstitution, womit sowohl ererbte Defizite als auch Talente und Potenziale gemeint sind, die entfaltet werden wollen.

Wenn Sie all das immer wieder beherzigen und sich der Kraft der Fünf Elemente in guten wie in schwierigen Zeiten anvertrauen, werden Sie sich von ihnen getragen, gestärkt und geschützt fühlen. Dann werden Sie sich mehr und mehr selbst kennenlernen und die sanften und heilenden Prozesse feiner wahrnehmen. Sie werden auf tieferer Ebene verstehen und sich am Leben erfreuen. Gönnen Sie sich und Ihrer Gesundheit das Beste!

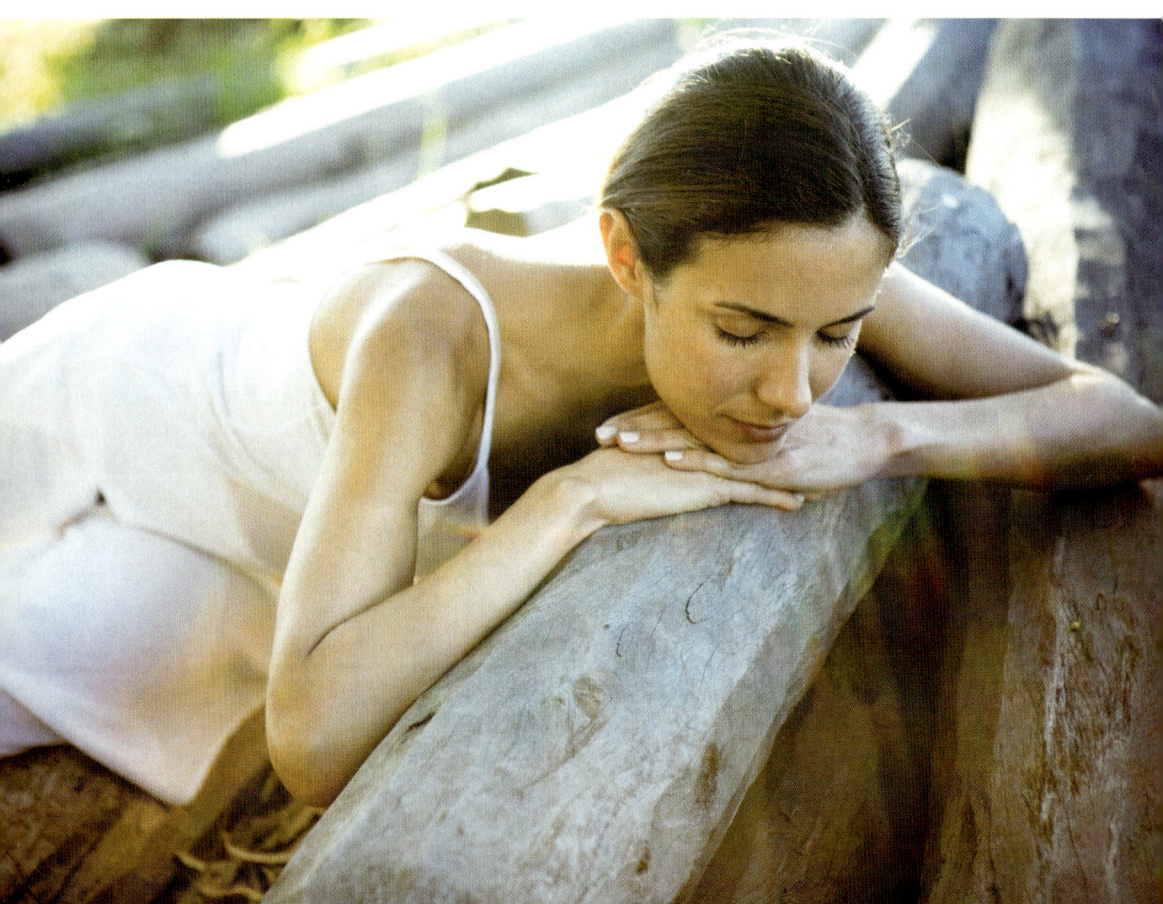

Das Wichtigste auf einen Blick: Was Sie tun können, um die Fünf Elemente in Ihrem Leben zu stärken:

Metall

- Haut und Schleimhäute schützen und richtig pflegen
- UV-Strahlung vermeiden
- Darmflora ins Gleichgewicht bringen
- Immunsystem stärken
- Bewegung/Sport
- Rhythmen im Alltag einhalten
- Giftfreies Raumklima und viel frische Luft
- Mit dem Rauchen aufhören

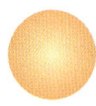

Erde

- Gesunde Ernährung
- Körpergewicht und -form (Figur) im Griff behalten
- Vitamine/Nahrungsergänzung
- Entgiftung/Entschlackung

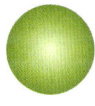

Holz

- Erdstrahlen vermeiden, Schlafplatz testen
- Elektrosmog/Strahlung vermeiden
- Amalgam entfernen lassen und Rückstände ausleiten
- Stress reduzieren
- Ursachen für Aggression/Frustration beseitigen

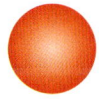

Feuer

- Für guten Schlaf sorgen
- Einen Sinn im Leben finden und verfolgen
- Herz-Kreislauf-System trainieren und gesund erhalten

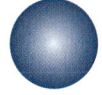

Wasser

- Natürliche Hormontherapie
- Erfüllende Sexualität leben
- Viel reines Trinkwasser
- Homöopathische Konstitutionstherapie

Mein Dank ...

... gilt zuallererst meiner Frau und meinem Sohn. Viele Stunden habe ich diesem Buch gewidmet anstatt meiner Familie. Für ihre Unterstützung und ihr Verständnis bedanke ich mich von ganzem Herzen.

... geht des Weiteren an den Kösel-Verlag, bei dem mein Buch in besten Händen liegt, insbesondere bei Dagmar Olzog und Ulrike Reverey, die mein mit diesem Buch verknüpftes Anliegen und das Konzept des Buches auf Anhieb verstanden und mich durch ihre positive Ausstrahlung bestärkt haben, sowie Luise Zellner und Ilse Weidenbacher, die zum Gelingen des Werkes beigetragen haben.

... an meinen Agenten Oliver Gorus von der Agentur Gorus, der mich bei Verlagssuche, Konzeption und Manuskript begleitet hat.

... an meine verehrten Kolleginnen und Kollegen Frau Dr. Senay Seyran-Kura aus Stuttgart, Frau Dr. Brunhilde Menche-Schuh und Dr. Dirk Schuh aus Hamburg und Dr. Johann Anderl aus Landshut für ihre freundliche fachärztliche Beratung und Unterstützung.

... nicht zuletzt an alle meine Patientinnen und Patienten, groß und klein, die mir in meiner bisherigen Laufbahn als Arzt ihr Vertrauen geschenkt haben, und die jeden Tag aufs Neue mein Wissen über, aber auch mein Gefühl für das wunderbare Wesen des Menschen erweitern.

ANHANG

Literaturempfehlungen

Allgemein

Bruker, Max O./Gutjahr, Ilse: *Reine Frauensache.* Lahnstein: Emu, 3. Aufl. 2007
Dahlke, Margit/Dahlke, Rüdiger/Zahn, Volker: *Frauen-Heil-Kunde. Be-Deutung und Chancen weiblicher Krankheitsbilder.* Bielefeld: Bertelsmann 1999
Emoto, Masarn: *Die Botschaft des Wassers.* Burgrain: Koha 2002
Graf, Friedrich P.: *Ganzheitliches Wohlbefinden – Homöopathie für Frauen. Ein Begleitbuch für die wichtigsten Lebensphasen.* Freiburg: Herder, 6. Aufl. 2003
Feichtinger, Thomas/Niedan-Feichtinger, Susana: *Schüßler-Salze für Frauen.* Freiburg: Haug 2003
Fischer, Heide: *Frauenheilbuch.* München: Nymphenburger, 2. Aufl. 2004
dies.: *Frauenheilpflanzen. Wirkungen, Hausmittel und praktische Selbsthilfetipps.* München: Nymphenburger 2006
Francia, Luisa: *Starke Medizin. Handbuch zur Selbstheilung.* München: Frauenoffensive 1995
Hildegard von Bingen: *Naturheilkraft für Frauen.* Köln: Naumann & Göbel 2005
Kaur Khalsa, Shakta: *Yoga für Frauen. Gesundheit und Wohlbefinden in jeder Lebensphase.* München: Dorling Kindersley 2003
Laue, Birgit: *Heilpflanzen für Frauen. Sanfte Naturmedizin und die besten Hausmittel.* Reinbek: Rowohlt Tb 2005
Louden, Jennifer: *Tu Dir gut! Das Wohlfühlbuch für Frauen.* München: Goldmann 2006
Madejsky, Margret: *Alchemilla. Eine ganzheitliche Kräuterkunde für Frauen.* München: Goldmann 2000
Nissim, Rina: *Naturheilkunde in der Gynäkologie. Ein Handbuch für Frauen.* Berlin: Orlanda, 12. Aufl. 2007
Northrup, Christiane: *Frauenkörper, Frauenweisheit.* München: Zabert Sandmann 2003
Rosenberg, Kerstin D.: *Das Ayurveda-Praxisbuch für Frauen. Gesund, schön und sinnlich.* CH-Baden: AT-Verlag 2004
Homöopathie für Frauen. Beschwerden und Behandlung von A-Z. Bindlach: Gondrom 2005
Skibbe, Petra: *Ayurveda-Handbuch für Frauen. Typgerecht essen, rundum wohl fühlen.* Darmstadt: Pala 2002
Treben, Maria: *Frauenkrankheiten. Vorbeugen – erkennen – heilen.* A-Steyr: Ennsthaler, 6. Aufl. 1993
Wohlfeil, Gottfried J.: *Gesund wohnen – gesund schlafen.* CH-Zürich: Oesch 1999

Anti-Aging

Chopra, Deepak/Simon, David: *Der Jugendfaktor. Das Zehn-Stufen-Programm gegen das Altern.* München: dtv 2004

Chopra, Deepak: *Jung bleiben – ein Leben lang. Mit Ayurveda das Geheimnis des langen Lebens erfahren.* München: Droemer-Knaur 2003

Döll, Michaela: *Antiaging mit Antioxidantien. Die Powerstoffe für Fitness und Vitalität.* München: Herbig 2006

Hackl, Monnica: *Jung und schön mit Hui Chun Gong.* München: Hugendubel 2002

Klentze, Michael: *Anti-Aging.* München: Südwest 2003

Koch, Marianne: *Körperintelligenz. Was Sie wissen sollten, um jung zu bleiben.* München: dtv 2003

Krag, Werner: *Power Aging. Länger leben, später altern – jetzt handeln!* Aachen: mvg 2005

Steinkraus, Volker/Wischmeyer, Wolfgang: *Geheimnisse schöner Haut. Was Antiaging und Kosmetik leisten.* Frankfurt/Main: Fischer 2007

Strunz, Ulrich Th.: *forever young – Das Leicht-Lauf-Programm.* Reinbek: Rowohlt Tb 2006

Walker, Norman W.: *Auch Sie können wieder jünger werden!* München: Goldmann 2000

Amalgam

Daunderer, Max: *Amalgam.* Heidelberg: Ecomed, 6. Aufl. 2000

Mutter, Joachim: *Amalgam. Risiko für die Menschheit.* Weil der Stadt: Natura Viva, 3. Aufl. 2002

Volkmer, Dietrich: *Amalgam-itäten.* Bruchsal: Esogetics GmbH 1999

Brust/Brustkrebs

Arnot, Bob: *Das Anti-Brustkrebs-Buch. Vorbeugung durch richtige Ernährung und Lebensweise.* München: Piper 2000

Béliveau, Richard/Gingras, Denis: *Krebszellen mögen keine Himbeeren. Nahrungsmittel gegen Krebs. Das Immunsystem stärken und gezielt vorbeugen.* München: Kösel, 7. Auflage 2008

Berg, Lilo: *Brustkrebs. Wissen gegen Angst. Das Handbuch.* München: Goldmann 2002

Delbrück, Hermann: *Brustkrebs. Rat und Hilfe für Betroffene und Angehörige.* Stuttgart: Kohlhammer, 7. Aufl. 2006

Dorn, Almut/Wollenschein, Melanie/Rohde, Anke: *Psychoonkologische Therapie bei Brustkrebs.* Köln: Deutscher Ärzte-Verlag GmbH 2006

Goldmann-Posch, Ursula/Martin, Rita R.: *Über-Lebensbuch Brustkrebs. Die Anleitung zur aktiven Patientin.* Stuttgart: Schattauer, 3. Aufl. 2007

Goldmann-Posch, Ursula: *Der Knoten über meinem Herzen.* München: Blessing 2000

Kleine-Gunk, Bernd: *Brustkrebs vorbeugen: Das Aktiv-Programm für jede Frau.* Stuttgart: Trias 2004

Plant, Jane A.: *Das Leben in deiner Hand.* München: Goldmann 2003

Chinesische Medizin

Fahrnow, Ilse M.: *Fünf Elemente Ernährung.* München: Gräfe u. Unzer, 7. Aufl. 2005
Hempen, Carl-Hermann: *Die Medizin der Chinesen.* München: Goldmann 2007
Lang, Marianne: *Fünf-Elemente Küche.* München: Südwest 1999
Temelie, Barbara: *Ernährung nach den fünf Elementen.* Oy-Mittelberg: Joy 1999

Ernährung

Anemüller, Helmut: *Vollwerternährung, aber richtig.* Stuttgart: Trias 1991
Despeghel, Michael/Heufelder, Armin: *Ran an den Bauch.* München: Gräfe u. Unzer, 2. Aufl. 2006
Funfack, Wolf: *metabolic balance – Die Diät.* München: Südwest 2005
Grillparzer, Marion: *Low carb. Die neue Gute-Laune-Diät.* München: Gräfe u. Unzer 2005
Lützner, Hellmut: *Wie neugeboren durch Fasten.* München: Gräfe u. Unzer, 8. Aufl. 2004
Pape, Detlef/Schwarz, Rudolf/Trunz-Carlisi, Elmar/Gillesen, Helmut: *Schlank im Schlaf.* Gräfe u. Unzer, 12. Aufl. 2007
Treutwein, Norbert: *Übersäuerung. Krank ohne Grund?* München: Südwest 2001
von Koerber, Karl/Männle, Thomas/Leitzmann, Claus: *Vollwerternährung.* Stuttgart: Karl F. Haug, 9. Aufl. 1999
Wacker, Sabine/Wacker, Andreas: *Basenfasten für Sie.* Freiburg: Haug 2005
Worm, Nicolai: *LOGI-Methode. Glücklich und schlank.* Lünen: Systemed, 6. Aufl. 2003
Zierden, Irmgard/Stossier, Harald: *Ganz Frau und ganz gesund mit F. X. Mayr.* Freiburg: Haug 2004

Fachliteratur

Gerhard, Ingrid/Kiechle, Marion: *Gynäkologie integrativ.* München: Urban & Fischer bei Elsevier 2005
Goerke, Kay/Steller, Joachim/Valet, Axel: *Klinikleitfaden Gynäkologie und Geburtshilfe.* München: Urban & Fischer bei Elsevier 2003
Lee, John R.: *Natürliches Progesteron. Ein bemerkenswertes Hormon.* Oberhaching: AKSE 2003
Morrison, Roger: *Handbuch der homöopathischen Leitsymptome und Bestätigungssymptome.* Groß Wittensee: Kröger, 2. Aufl. 1997
Schilcher, Heinz/Kammerer, Susanne/Wegener, Tankred: *Leitfaden Phytotherapie.* München: Urban & Fischer bei Elsevier, 3. Aufl. 2007
Schleimer, Jochen: *Salze des Lebens.* Stuttgart: Karl F. Haug, 4. Aufl. 2002
Schmidt, Edmund/Schmidt, Nathalie: *Leitfaden Mikronährstoffe.* München: Urban & Fischer bei Elsevier 2004
Wiesenauer, Markus/Berger, Reinhild: *Homöopathie für Frauen.* Stuttgart: Medpharm Scientific Publishers 1998

Geopathie
Bachler, Käthe: *Erfahrungen einer Rutengängerin.* Nottuln: Np-Buchverlag, 18. Aufl. 2004
Banis, Ulrike: *Erdstrahlen & Co.* Freiburg: Haug, 2. Aufl. 2004
Thurnell-Read, Jane: *Wie Erdstrahlen unser Leben beeinflussen.* München: Goldmann 2000

Homöopathie
Vithoulkas, Georgos: *Medizin der Zukunft.* Kassel: Wenderoth, 22. Aufl. 2006

Menstruation/PMS
Rushton, Anna/Höner, Rita: *Natürliches Progesteron. Der alternative Weg bei PMS und Hormonproblemen.* München: Goldmann 2000

Natürliche Familienplanung
Arbeitsgruppe NFP: *Natürlich und sicher.* Bergisch Gladbach: Ehrenwirth, 6. Aufl. 2004

Wechseljahre
Bopp, Annette: *Eine unverwechselbare Zeit. Wie Frauen ihren Weg durch die Wechseljahre finden.* Reinbek: Rowohlt Tb, 2. Aufl. 2002
Bührer-Lucke, Gisa: *Wechseljahre ohne Hormone. Alternativen bei Hitzewallungen und Co.* Berlin: Orlanda 2004
Daub-Amend, Eveline: *Wechseljahre. Gesund und selbstbewusst in eine neue Lebensphase.* Stuttgart: Freies Geistesleben, 3. Aufl. 2006
Engelbrecht, Sigrid: *Heiße Jahre. Voller Energie durch die Wechseljahre.* München: Gräfe u. Unzer, 2. Aufl. 2006
Fell-Hagen, Monika: *Die Energie der Chakren. Mit Yoga in die 50 plus.* München: Kösel 2006
Hellmann, Gerda: *Wechseljahre. Mit Naturheilkunde fit und gesund.* Baden-Baden: Aurelia 2003
Hellmiß, Margot: *Mit Soja durch die Wechseljahre.* München: Südwest 2005
Kleine-Gunk, Bernd/Imgrund, Barbara: *Ihr Einkaufsführer Phytoöstrogene. Mit Pflanzen-Hormonen gesund und fit durch die Wechseljahre.* Freiburg: Haug 2003
Kleine-Gunk, Bernd: *Phyto-Östrogene. Die sanfte Alternative während der Wechseljahre.* Stuttgart: Trias 2. Aufl. 2003
ders.: *Attraktiv und fit durch die Wechseljahre.* Stuttgart: Trias 2002
Kolip, Petra/Glaeske, Gerd/Bucksch, Jens/Strube, Helga: *Wechseljahre. Was Frauen wissen sollten.* Berlin: Stiftung Warentest, 2. Aufl. 2004
Lackinger Karger, Ingeborg: *Wechseljahre.* München: Gräfe u. Unzer, 5. Aufl. 2003
Love, Susan M./Lindsey, Karen: *Das Hormonbuch. Was Frauen in den Wechseljahren wissen sollten.* Frankfurt/Main: Fischer, 3. Aufl. 1999
Maris, Bartholomeus: *Wechseljahre der Frau. Die Kunst der Reifung im Zeitalter der Hormonbehandlung.* Esslingen: Gesundheitspflege Initiativ, 2. Aufl. 2003
Nissim, Rina: *Wechseljahre Wechselzeit. Ein naturheilkundliches Handbuch.* Berlin: Orlanda 1999
Northrup, Christiane: *Weisheit der Wechseljahre.* München: Zabert Sandmann 2005

Rauscher, Irmgard R.M.: *Feuerroter Wandel. Orientierung für Frauen in den Wechseljahren.* München: Kösel 2006

Rimkus, Volker: *Die Rimkus-Methode. Eine natürliche Hormonersatztherapie für die Frau.* Aachen: Hochschulverlag 2006

Rodrigues, Dinah: *Hormon-Yoga. Das Standardwerk zur hormonellen Balance in den Wechseljahren.* Darmstadt: Schirner 2005

Römmler, Alexander: *Die Wahrheit über Hormone.* München: Südwest 2006

Stoppard, Miriam: *Menopause. Problemlos durch die Wechseljahre.* München: Dorling Kindersley 2002

von Collenberg, Irmhilt Ruedt: *Wechseljahre. Veränderungen verstehen und Beschwerden sanft lindern.* Bindlach: Gondrom 2005

Bildquellen

S. 2: Südwest Verlag/Karl Newedel; S. 14: FXH; S. 19 Kösel Verlag; S. 26/27: Martina Matthäi; S. 35: Archiv Kraxenberger/lizenzfrei; S. 36: Südwest Verlag/Michael Nagy; S. 52, 59: Südwest Verlag/Karl Newedel; S. 71: Südwest Verlag/Kristiane Vey; S. 74/75: Martina Matthäi; S. 78: Südwest Verlag/Karl Newedel; S. 84: Südwest Verlag/Gerhard Heidorn; S. 90: Südwest Verlag/Nicolas Olonetzky; S. 97: FXH; S. 101, 103: Südwest Verlag/Karl Newedel (Tomate, Broccoli); S. 103: creativ Collection/ccvision lizenzfrei (Wirsing); S. 104: Südwest Verlag/Karl Newedel (Käse), Südwest Verlag/Claudia Rehm, Achim Sass (Himbeeren); S. 105 FXH; S. 119: Südwest Verlag/Karl Newedel; S. 120/121: Martina Matthäi; S. 128: Archiv Autor; S. 142: Archiv Autor; S. 163/164: Dr. Kade/Besins Pharma GmbH; S. 165: FXH; S. 174: Südwest Verlag/Siegfried Sperl; S. 178: Südwest Verlag/Karl Newedel; S. 184/oben: FXH, unten: Archiv Autor; S. 194/195: Martina Matthäi; S. 203: Südwest Verlag/Karl Newedel; S. 214/215: Martina Matthäi; S. 220: Kösel Verlag; S. 225: Archiv Autor; S. 230: creativ Collection/ccvision lizenzfrei; S. 232: Südwest Verlag/Karl Newedel; S. 236: Imagesource/lizenzfrei; S. 259: Südwest Verlag/Karl Newedel (Weintrauben); S. 270: Südwest Verlag/Ute Schoenenburg; S. 271: Südwest Verlag/Joachim Heller; S. 272: Südwest Verlag/Karl Newedel; S. 277, 278: Archiv Autor.

Illustrationen von Monica May: 7, 8, 9, 28, 76, 122, 130, 196, 201, 216, 229

PhotoAlto (Royalty Free): 13, 23, 41, 63, 83, 111, 115, 124, 129, 140, 166, 183, 193, 200, 210, 212, 235, 248, 254, 259 (Personenfoto), 261, 262

PhotoDisc (Royalty Free): 3, 55, 72, 151, 202, 206, 208, 217, 245, 257

Rezepturen

Schüßler-Salz-Kuren

Von den angegebenen Schüßler-Salzen je 1 Tablette nehmen und diese zusammen in einen Becher mit (stillem) Wasser geben, mit einem Plastiklöffel verrühren und über den Tag verteilt trinken. Vor jedem Schluck nochmals umrühren.

Als Kur: 3 x pro Woche (z.B. montags, mittwochs und freitags) drei bis fünf Monate lang einnehmen.

Tee-Rezepturen

Zubereitungshinweis für Heilpflanzen-Tees: In der Regel gilt: 1 TL pro Tasse an Teemischung mit kochendem Wasser übergießen und 10 Minuten ziehen lassen. 3 bis 5 Tassen pro Tag trinken.

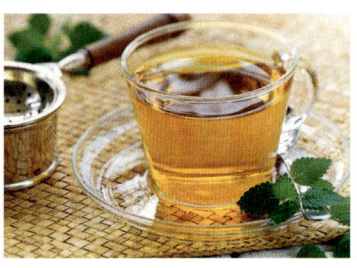

Element Metall

Kombiniertes Eichenrinden-Sitzbad:

Eichenrinde	60 g
Zauberstrauchblätter	30 g
Kamillenblüten	5 g
Ringelblumenblüten ohne Kelchblätter	10 g

(die Teeabkochung dem Sitzbad zuführen)

Immuntee:

Klettenlabkraut	30 g
Sonnenhutwurzel	30 g
Hafer	30 g
Kermesbeere	30 g
Brennnesselkraut	30 g
Ringelblume	30 g
Große Klette	30 g
Brunnenkresse	30 g

(bei Bedarf mit 1 TL Honig süßen)

Element Erde

Leber-Galle-Entgiftung:
Schöllkraut	30 g
Löwenzahnwurzel mit Kraut	30 g
Wermutkraut	30 g
Schafgarbenkraut	20 g
Mariendistelfrüchte	30 g
Erdrauchkraut	30 g

Nierenentgiftung:
Birkenblätter	30 g
Brennnesselkraut	30 g
Goldrutenkraut	30 g
Schachtelhalmkraut	30 g
Bärentraubenblätter	30 g
Schwarze Johannisbeerblätter	30 g

Lymphentgiftung:
Schachtelhalmkraut	30 g
Steinkleekraut	50 g
Labkraut	20 g
Ringelblume	25 g
Gundelrebe	40 g

Element Holz

Entgiftender Frauentee:
Frauenmantelkraut	20 g
Weiße Taubnesselblüten	20 g
Kamillenblüten	20 g
Walnussblätter	10 g
Ringelblume	10 g
Oregano/wilder Majoran	10 g

Krampflösender Dysmenorrhoe-Tee:
Frauenmantel	20 g
Kamillenblüten	30 g
Melissenblätter	20 g
Schafgarbenblüten	20 g
Gänsefingerkraut	20 g
Fenchelfrüchte	10 g
Lavendelblüten	20 g

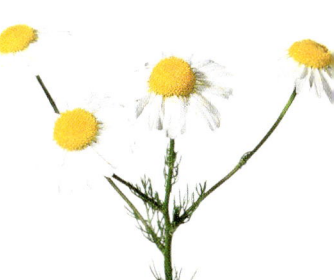

Blutungsregulierender und stärkender Frauentee:

Frauenmantel	30 g
Schafgarbe	20 g
Hirtentäschel	30 g
Besenginster	20 g
Engelwurz	30 g
Vogelknöterich	30 g
Brennnesselkraut	20 g

eventuell ergänzt mit:

Indianische Frauenwurzel	20 g
Schachtelhalm	20 g
Löwenzahnwurzel	20 g

Hildegard-Tee gegen starke Regel:

Sellerie	30 g
Betonienkraut	30 g
Hirtentäschel	30 g
Pfingstrose (Blüten und Wurzeln)	15 g
Gewürznelken (Knospen)	15 g
Zimt (Rinde und Blätter)	15 g
Zypressen (Rinden und Blätter)	15 g

(15 Min. ziehen lassen. 1 bis 3 x 1 bis 3 Tassen pro Tag)

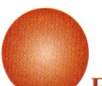

Element Feuer

Schlaf- und Beruhigungstee:

Baldrianwurzel	50 g
Hopfenzapfen	30 g
Melissenblätter	15 g
Pfefferminzblätter	15 g
Pommeranzenschalen	10 g

Element Wasser

Nieren-Blasen-Tee zur Durchspülung:

Goldrutenkraut	30 g
Bärentraubenblätter	30 g
Orthosiphonblätter	30 g
Birkenblätter	30 g
Schwarze Johannisbeerblätter	30 g
Schachtelhalmkraut	30 g

Nieren-Blasen-Tee zur Langzeittherapie:

Schachtelhalmkraut	60 g
Brennnesselkraut	30 g
Birkenblätter	30 g
Boccoblätter	30 g
Kamillenblüten	5 g

Östrogenbetonter Wechseljahrs-Tee:

Frauenmantel	50 g
Traubensilberkerze	40 g
Angelica	15 g
Johanniskraut	15 g
Salbei	10 g
Hopfenzapfen	20 g
Weinraute	5 g
Weißdorn	10 g

Gestagenbetonter Wechseljahrs-Tee:

Frauenmantel	100 g
Salbei	50 g
Himbeerblätter	50 g
Hopfenzapfen	50 g
Walnussblätter	50 g
Weißdornblätter	50 g
Lavendelblüten	30 g
Rosenblüten	30 g
Schafgarbe	30 g

Weitere Rezepturen

»Herztropfen«:

Maiglöckchenkraut-Tinktur	10 g
Flüssiger Adoniskraut-Extrakt	10 g
Flüssiger Baldrianwurzel-Extrakt	10 g
Weißdornblätter mit Blüten	10 g

(3 x 20 Tropfen tgl. in Flüssigkeit einnehmen)

Hormoncreme bei Cellulitis und Bindegewebsschwäche:
(original nach Prof. Huber)

Androstanolon	2,0 %
Sojabase	2,5 %
Extr. Centella asiatica	0,3 %
Retinol	0,06 %
WIP Base® Gel liposomal	ad 100,0

Orthomolekulartherapie

Nach den Erfahrungen des Autors an Tausenden therapierter Patienten und nach neuesten wissenschaftlichen Erkenntnissen der Präventiv- und Orthomolekularmedizin. Speziell entwickelt von Dr. med. Georg Kneißl (Institut für AMTCM®):

Basisrezeptur:
- Multivitamin (z.B. Sanu-Multi-plus)
- Magnesium-Mischung (z.B. Sanuvit-Magnesium plus)
- Vit D (400 IU)
- Jod in Seealgenform (z.B. Kelp)
- B-Komplex (z.B. Sanuvit-B-Komplex Formula Max)
- Basenpulver (z.B. Sanuvit-Basenmischung)

Halten Sie diese Vitalstoffe (nur natürliche!) am besten immer vorrätig und nehmen Sie sie regelmäßig ein. (Dosierungsangaben auf den jeweiligen Präparaten.)

Antioxidation:
Spezialformel mit natürlichem Vit. C, Bioflavonoiden, Quercetin, Rutin, Vit. E, red. Glutathion, Betacarotin, OPC-Traubenkernextrakt, Selen, Zink u.a. (Sanu-Antiox plus)

Immunrezeptur (Vitamine für die Abwehr):

Vitamin C-Mischung	bis 10 g pro Tag
Zink-Mischung	3 x tgl.
Vitamin E	2 x 400 IU
Selen	2 x 100 µg

Schutz der Haut / Östriol:
Sanu-Est-protect: Haut- und Schleimhautvitalstoffe als Spezial-Mischung aus Karottenpulver, Zink, Kupfer, Mangan, Schwefel, Folsäure, Biotin, Kieselsäure u.a.

Rezeptur zur Vorbeugung der Osteoporose:
Sanu-Osteo plus: Calcium-Mischung, Magnesium, Biotin, Vit. D, Sojaisoflavone, Fluor u.a.

Rezeptur zum Gefäßschutz:
Arterio-San: Spezialmischung aus Resveratrol, Omega-3-Fettsäuren und speziellen gefäßaktiven Substanzen

Rezeptur zur Anregung des Wachstumshormons:
Sanu-Gro: Spezialmischung aus Aminosäuren, Vit. E, Zink und verschiedenen anderen Vitalstoffen

Bezugsquelle für alle genannten Sanu-Rezepturen: *www.sanuvit.de*

Bezugsquellen und Adressen

Bezugsquellen

Die hier angegebenen Bezugsquellen beruhen auf meinen persönlichen Erfahrungen und werden deshalb von mir besonders empfohlen. Das bedeutet nicht, dass nicht auch andere empfehlenswerte Hersteller und Bezugsquellen existieren. (Der Verlag übernimmt keine Gewähr für die Richtigkeit der Angaben und für die Qualität der Bezugsquellen und ihrer Leistungen.)

Ärzte, die natürliche Hormontherapie anbieten
www.dr.rimkus.ike.de,
auch über www.rezeptura.com

Biochemie nach Dr. Schüßler
In jeder Apotheke erhältlich.

Bioenergetische Entstörsysteme, Wasservitalisierung
Institut für AMTCM, www.amtcm.de und www.sanuvit.de
www.geobiologie.de

Entgiftungsmittel
www.sanuvit.de

Fruchtbarkeits-/Verhütungscomputer
Baby-comp®, Lady-comp®, pearly®:
www.valley-electronics.de/ www.mypearly.de

Herstellung von natürlichen Hormonen (auch Melatonin)
www.rezeptura.com

Homöopathische Arzneien
In spezialisierten Apotheken erhältlich. Der Autor bevorzugt Präparate der Fa. Gudjons und Homeoden.

Orthomolekulare Mittel und Nahrungsergänzungsmittel
www.sanuvit.de

Die Johannes-Apotheke Bodenkirchen (www.apotheke-bodenkirchen.de; Tel.: 08745/71 44) führt alle erwähnten Homöopathika/Schüßler-Salze/Teemischungen/Phytotherapeutika und rezeptpflichtigen Nahrungsergänzungsmittel.

Rutengänger
Forschungskreis Erdstrahlen und Elektrosmog e.V.
www.erdstrahlen-elektrosmog.de und www.athome.de

TCM-Rezepturen
Klassische TCM-Rezepturen erhalten Sie als Dekokte oder in Pillenform (CHINA PURMED) über Ihre TCM-Apotheke.

Websites

Ärzte für TCM: www.tcm.edu

Homöopathische Ärzte: Deutscher Zentralverein homöopathischer Ärzte e.V.
www.dzv.de

Natürliche Familienplanung: www.uni-duesseldorf.de/NFP
www.natuerliche-familienplanung.de
www.meinkinderwunsch.de

Über den Autor

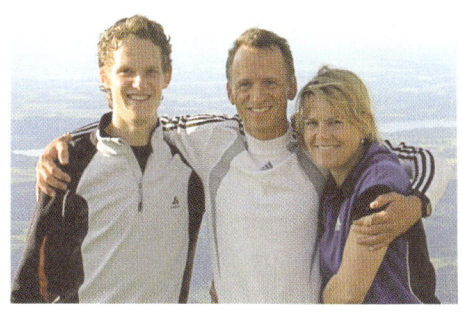

Dr. med. Georg Kneißl, geb. 1963, studierte und promovierte an der Ludwig-Maximilian-Universität in München. Seine klinische Ausbildung vollzog sich vor allem in den Fachbereichen Innere Medizin, Gynäkologie und Kinderheilkunde. Schon früh wandte er sich jedoch konsequent auch ganzheitlichen Methoden zu. Dies führte zu Ausbildungen in klassischer Homöopathie, Präventivmedizin (DGpM), orthomolekularer Medizin (FOM) sowie in biologischer Krebsmedizin (AGO, ZAEN). Es folgten umfassende Ausbildungen in weiteren naturheilkundlichen Verfahren, u.a. in Kinesiologie, Bioresonzthérapie, Hydro-Colon-Therapie, Diätetik und Ernährungsmedizin, Anti-Aging-Medizin und auch in Geistheilung. Darüber hinaus widmet er sich seit mehr als zwanzig Jahren der östlichen Gesundheitslehre, insbesondere dem intensiven Studium der Traditionellen Chinesischen Medizin (TCM), u.a. in einem dreimonatigen Studienaufenthalt am *College of Traditional Chinese Medicine* in Chengdu/China. Er ist Mitglied in verschiedenen naturheilkundlichen Zentralverbänden sowie Gesundheitstrainer mit Vortragstätigkeit in Deutschland, Österreich und in der Schweiz. Im Jahr 2000 gründete er das Privatinstitut für »Angewandte Moderne TCM (AMTCM)«.

Dr. med. Georg Kneißl ist mit Leib und Seele Arzt! Sein Credo: *Jede Krankheit lässt sich verhindern – sogenannte »Frauenleiden« müssen nicht sein!* Sein fundiertes und vielfältiges Wissen sowie seine langjährige Erfahrung mit der Diagnose, Behandlung und Heilung chronischer Beschwerden führte zur Entwicklung seiner einzigartigen ganzheitlichen Krankheitsvorbeugung. Er lebt mit seiner Familie im Raum Mühldorf/Süddeutschland und arbeitet zusammen mit seiner Frau Dr. med. Andrea Kneißl in eigener Praxis in Zangberg.

Praxiskontakt:

Dr. med. Georg Kneißl / Dr. med. Andrea Kneißl
Prakt. Ärzte – Naturheilverfahren – Homöopathie – Akupunktur
Präventivmedizin (DGpM) / Orthomolekulare Medizin (FOM) 7 / Komplementäre Biologische Krebsmedizin (ZAEN)
Mozartstr. 19, 84539 Zangberg / Tel.: 08636/661 66, Fax: 08636/663 46
E-Mail: praxis@praxis-dr-kneissl.de, Websites: www.praxis-dr-kneissl.de und www.amtcm.de

Vorträge und Seminare des Autors

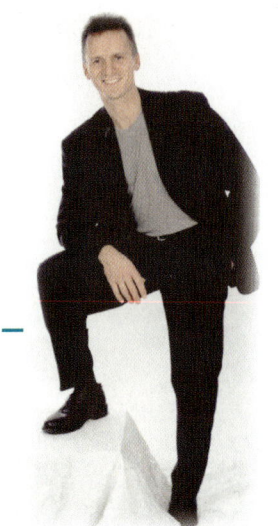

Erleben Sie Dr. med. Georg Kneißl live:

Damit Sie gesund bleiben –

Prävention pur für die ganze Familie!

Regelmäßige Vortrags-Veranstaltungen in unterschiedlichen Städten:

Die Inhalte – Ihr Nutzen:

- So erreichen Sie einfach Ihr Traumgewicht
- Der schnelle Weg, sich wohlzufühlen!
- Wie Sie Ihre Gefäße reinigen
- Allergien: Die besten Tipps, dieser Geißel zu entkommen
- Einfach jünger aussehen: Anti-Aging, aber richtig!
- Die natürliche Krebsvorsorge der Zukunft
- So schützen Sie sich und Ihre Kinder wirksam vor zu viel Umweltbelastung
- Fragen rund um die Gesundheit an den Experten

Nähere Infos und Anmeldung über:

www.leben-Sie-gesund.de

San-U-Vit GmbH
Gewerbestraße 24
84431 Heldenstein
Telefon: 0700-563 477 50
Fax: 0700-563 477 51
E-Mail:
info@leben-Sie-gesund.de

Sachregister und Medikamente

A

Ablagerungen, an den Gefäßwänden S. 211
Abtasten S. 161
Abwehr S. 29
Acidum nitricum S. 49, 53
Aconit S. 35
Adenoviren S. 172
Aescorin® S. 114
Agnolyt® S. 135, 144, 148, 167
Agnucaston® S. 135, 144, 167
Akupressur S. 137
Akupunktur S. 22, 32, 38, 129, 148, 173, 229, 232 f., 240
Alcea Alchemilla S. 136, 144, 167
Alcea Tropaeolum majus S. 49
Alkohol S. 24, 117, 201, 210
Aloe-vera-Saft S. 46, 69
Altersarmut S. 255
Amalgam S. 21, 41, 67, 112, 131, 142, 190, 192 f., 217, 228
- ausleitung S. 47
- sanierung S. 148
Amazonen-Typ S. 125
Aminosäuren S. 52
Anamnese S. 81
Ananas S. 59
Ananasextrakte S. 114
Anbau, ökologischer S. 116
Androgene S. 251
Angiotensin S. 91
Angocin Anti-Infekt® S. 34
Angocin® S. 71
Angst S. 199, 242
- vor Verlust des Partners S. 235
Anspannung S. 84
Anthroposophische Therapie S. 48
Anti-Aging S. 99, 257
Anti-Aging-Hormon S. 250, 252
Antibiotika S. 32 ff., 38 ff., 43 f., 191
- »Kuren« S. 38
Antidepressiva S. 81, 127, 206, 235, 254
Antihistaminika S. 191
Antimirgen®-Tropfen S. 130
Antimykotikum S. 41
Antioxidantien S. 102, 110, 116 f., 135, 173, 181, 188, 203, 255, 259
Antioxidation S. 36, 47
Anti-Pilzsalbe S. 43
Antiseptikum S. 44

Apis S. 189
Aqualibra® S. 34
Arginin S. 52
Aromatherapie S. 48, 136, 146
Arsenicum album S. 53
Ashwagandha S. 233
Aspirin® S. 130
Assalix® S. 130
Atmung der Zelle S. 177
Ausdauersport S. 86, 135
Ausleiten von alten Infekten S. 66
Ausscheidungsfunktion S. 110
Ausstattung, genetische S. 217
Autogenes Training S. 130
Avocado S. 117
Ayurveda S. 20, 118

B

Bachblütentherapie S. 22, 153
Bakterien S. 19, 21, 40, 171
Balance S 78, 182
Baldrianwurzel S. 87, 203
Bärentraubenblätter S. 34
Bärlauch S. 112
Bärlauchlösung S. 113
Basaltemperatur S. 221
- kurve S. 143, 223, 225, 229
- messung S. 232
Basentabs® S. 118
Basisantioxidation S. 60, 143
Basisrezeptur S. 36, 47, 60, 102, 110, 112, 117, 135, 143, 188, 203, 255, 259
Bauchfett S. 94, 230
Bauchumfang S. 93, 95
Beckenbodentraining S. 238 f.
Beeren S. 59
Befruchtung, künstliche S. 228
Behandlung/Prävention bei unerfülltem Kinderwunsch – Stufenplan S. 231
Belastung
- geopathische S. 180, 190
- medorrhinische S. 38, 41, 244
- sykotische S. 41, 50
- tuberkulinische S. 17, 38
- psychische S. 172
Belladonna S. 35
Beruhigungstee S. 203
Betaisodona S. 45
Beta-ReuRella S. 112
Betula Pubescens S. 167

Bewegung S. 25, 29, 42 ,72, 89, 93, 99, 114
Biopsie S. 162
Bioresonanz S. 64
Bioresonanztherapie S. 22
Birke S. 167
Birkenblätter S. 34, 167
Blasenspiegelungen S. 38
Blockaden S. 18 f., 109, 123
Blockaden im Meridiansystem S. 170, 224
Blutdruckmedikamente S. 235
Blutzuckerspiegel S. 95 f.
Body Mass Index (BMI) S. 93 ff.
Borax S. 49
Borretschöl S. 47
Brennnesselkraut S. 167
Brennnesseltee S. 37 f.
Broccoli-Extrakt S. 71
Bromaklim® S. 260
Bromelain® S. 39, 113 f.
Brusttast-Untersuchungen S. 161
Buchweizenkraut S. 114
Buchweizen-Tee S. 114
Bullrich®-Salz S. 118
Burnout – Stufenplan S. 86

C

Calcium S. 259
Calcoheel® S. 260
Candida S. 190
- Überwucherung S. 193
Canephron® S. 34
Canesten Creme® S. 42
Cantharis S. 35
Carito® S. 34
Carnithin S. 259
Causticum S. 239
Cefadian® S. 136
Cefadyn® S. 114
Cefale® S. 136
Chemotherapie S. 178, 235
Chinesische Diätetik S. 22
Chinesische Heilpflanzen (Phytotherapeutika) S. 22
Chinesische Medizin S. 17
Chinesische Phythotherapie S. 130
Chlamydien S. 132
Chlorwasser S. 46
Cholesterinspiegel S. 91
Chronische Blasenentzündungen – Stufenplan S. 36

Chronische Erkrankungen S. 11
Cilantro supreme S. 112
Cimicifugawurzelstock S. 136
Clont® S. 45
Coffein S. 130
Colasamen S. 130
Coli-Bakterien S. 44
Colon-Hydro-Therapie (Darmwäsche) S. 22, 68, 148
Cortisol S. 80
Cortison S. 43, 56, 191
Coryne-Bakterien S. 44
Cosmochema® S. 72
Cotrimazol S. 42
Cran Max S. 37
Cranio-cal Migräne®Complex-Tropfen S. 130
Curcumin S. 178, 181
Cystinol® S. 34, 37
Cysto Fink® S. 34

D
Darm S. 68
- flora S. 22, 86
- reinigung S. 100
- sanierung S. 36, 38, 66, 131, 135, 143, 153, 188, 193
- symbioselenkung S. 110
- wäsche S. 67
Derivatio® H S. 112
Desensibilisierung S. 191
DHEA S. 61, 251 f., 258
DHEA-Mangel S. 180
Diagnose S. 17, 21
Diäten S. 94
Dickungsmittel S. 116
»Dinner-Cancelling« S. 85, 98 f., 100, 203
»Döderlein-Bakterien« S. 40
Doloteffin® S. 130
Doxycyclin S. 45
Dreifach-Erwärmer S. 127 f., 224
Dulcamara S. 35, 53
Durchblutung S. 114
Dysmenorrhoe Gastreu® S. 137
Dysmenorrhoe-Tee S. 136
Dysto-L-Loges® S. 87
Dysto-loges® S. 204

E
Echinacin S. 31, 52
Echinacin®-Saft S. 71
Edelsteintherapie S. 22
Eibe S. 71
Eichenrinden-Extrakt S. 47
Eichenrinden-Sitzbad S. 47
Eigenbluttherapie S. 22, 148
Eileiter, Beweglichkeit des S. 226

Eileiter, Durchgängigkeit des S. 226
Eileiterunterbindung S. 159
Einkaufsliste S. 98
Einlagen, propriozeptive S. 114
Eisen S. 86
Eisenmangel S. 180
Eisprung S. 222, 224
EK® Bürger S. 260
Elektroschlinge S. 50
Elektrosmog-Belastung S. 157, 180, 190, 203
Element Erde S. 77
Element Feuer S. 197
Element Holz S. 123
Element Metall S. 29
Element Wasser S. 217
Emoto, Masaru S. 13
Empfängnisverhütung, natürliche S. 221
Emulgatoren S. 116
Energieübungen S. 22
Engystol® S. 72
Enterokokken S. 44
Entgiftung S. 24, 68 f., 86, 110, 112, 114, 126, 131, 143, 160, 173, 224
Entgiftungsfunktionen S. 213
Entgiftungstherapie S. 229
Entgiftungswoche S. 112
Entschlackung S. 110
Entspannung S. 84 ff, 123, 130, 135
Enzyme S. 39, 113 f., 167, 186, 188
Enzymtherapie S. 22, 48, 153
Epstein-Barr-Virus S. 32, 67, 150, 157, 171 f., 180, 185, 232
Erbgifte S. 21
Erbtoxine S. 170
Erde S. 19
Erdstrahlen S. 21
Ernährung S. 65, 70, 89, 110, 115, 135, 143, 172, 257, 259
Erstverschlimmerung S. 67
Erythromycin S. 45
Esberitox® S. 71
Essen S. 24, 82, 108
Essentielle Fettsäuren S. 135
Estradiol S. 247
Euminz® Lsg. S. 130

F
Fagorutin® S. 114
Familienplanung S. 221
Farbstoffe S. 116
Feng Shui S. 20, 96
Fernseher S. 201, 217
Fettabsaugung S. 108
Fette, tierische S. 117
Fettregulation S. 57

Fettverbrennung S. 102
Fischölkapseln S. 86, 102
Fleisch S. 117
Florabio® - Gänsefingerkraut-Frischpflanzenpresssaft S. 136
Florabio® -Lycopus-Frischpflanzensaft S. 136
Fluconazol S. 43
Flygil® S. 45
Formaldehyd S. 55, 62
Frauenmantel S. 136, 144, 167
Frauentee, entgiftender S. 48
Frauentyp, knabenhafter S. 124
Freie Radikale S. 64, 70
Fruchtbarkeit S. 218
Fruchtsäfte S. 24, 117
Früchte S. 59
Früherkennung S. 11
Frustration S. 82
FSH S. 124
5-HTP S. 88, 102, 203, 206, 254
Fucus S. 102
Fünf Elemente S. 19 ff.
Fürsorge S. 82
Funfack, Wolf S. 100
Fungata® S. 43
Fußbad S. 34, 38

G
GABA S. 203
Gänsefingerkraut S. 136
Galle-Meridian S. 127 f.
Gardnerella S. 43
Gebärmutterschleimhaut S. 224
Gebärmuttersenkung und Harninkontinenz – Stufenplan S. 239
Gedächtnis S. 250, 256
Gelbkörperhormon S. 124
Gemüse S. 59
Geopathie S. 171 f., 174
Geruchsverstärker S. 116
Geschlechtsverkehr S. 43
Geschmacksverstärker S. 116
Gestagen S. 224
Gestagen, synthetisches S. 246
Gesundheitssystem S. 89
Getreide S. 117
Gewebeentnahme S. 169
Gifte S. 19, 126, 228
Ginseng S. 86, 259
Gleichgewicht/-störungen S. 83, 182
Gleitmittel S. 236
Glückshormon S. 81, 205, 254
Glykämischer Index (GLYX) S. 98 f.
Goldrutenkraut S. 34
- Extrakt S. 37

Grapefruitextrakte S. 67, 69
Graphites S. 53
Gripp-Heel® S. 72
Grundumsatz S. 95
Gütesiegel S. 62
Gynokardin® S. 247

H

Haare/Haarausfall S. 56, 182
Haemophilus vaginalis S. 43
Hahnemann, Samuel S. 14 f., 20, 88
Halsschlagadern S. 211
Handy S. 200, 231
Haut S. 29, 31, 56
Hautpflege S. 24, 57 f.
Hautpflege, paraffinfreie S. 213
Heilerde S. 118
Heilfasten S. 148
Heilkräutertee S. 186
Heilpflanzen S. 229
Heilpflanzen zur Teebereitung S. 136
Heilpflanzenmischung S. 232
Heilsteintherapie S. 22
Heisenberg, Werner S. 13
»Heiße 7« S. 131
Heißhungerattacken S. 98
Heizdecken S. 201
Helarium® S. 87
Helonias S. 239
Hervert®-Tropfen S. 130
Herz/Herztropfen S. 209, 213
Hevertotox® S. 72
Hewecyst forte® S. 37
Hewecyst® S. 34
HGH S. 255
Hirtentäschelkraut S. 146
Hodentemperatur S. 231
Holunder S 71
Holzschutzmittel S. 142
Homöopathie S. 13 f., 17, 21
Homöopathisches Prinzip S. 14
Honig S. 117
Hopfenzapfen S. 87, 203
Hormeel® N S. 137, 146, 168
Hormon aus der Yamswurzel S. 246
Hormoncreme S. 110
Hormone S. 237, 241
Hormone, künstliche S. 154, 212, 246
Hormone, natürliche S. 154, 168, 204, 240
Hormonersatz, künstlicher S. 244
Hormonersatztherapie (HET), natürliche S. 247, 260
Hormonersatztherapie S. 250
Hormonhaushalt S. 110, 182

Hormonmangel S. 257
Hormonproduktion S. 242
Hormonregulierung S. 107
Hormonspiegel, ausgeglichener S. 248
Hormonspirale S. 159
Hormontherapie S. 247
HPV-Virus S. 157, 173
Hülsenfrüchte S. 117
»Human Growth's Hormon« (HGH) S. 252
Hydro-Colon-Therapie S. 100
Hygiene S. 46
Hysterektomie S. 182

I

Immunrezeptur S. 36, 71, 255
Immunsystem S. 16, 29 f., 34, 250, 252 f.
Immuntherapie S. 173, 181
Infektionen S. 30, 191
- bakterielle S. 172
Insektizide S. 142
Insulinspiegel S. 90, 96
Intimität S. 234
In-Vitro-Fertilisation S. 228

J

Jarsin® S. 87
Jod S. 255
Johanniskraut S. 87
Jo-Jo-Effekt S. 94, 99

K

Kaffee S. 24, 117
Kälteschaden S. 150, 233
Kamillosan® S. 47
Kanne Brottrunk S. 36, 46, 69, 110
Kapuzinerkressekraut S. 34, 71
Karzinosinum S. 170
Keime S. 30
Ketokonazol S. 43
Kinderwunsch S. 142, 149
Kinderwunsch, unerfüllter S. 183
Kindheit S. 151
Kinesiologie S. 158, 173, 205
Klimadynon® S. 136
Klimakt®-Heel S. 260
KL-Thryptophan S. 203
Kneipp®-Blasen-und-Nieren-Tee S. 34
Kneippanwendungen S. 130, 143
Knoblauch S. 47
Knochendichte S. 253
Körperflüssigkeiten S. 123
Kohlenhydrate S. 95 f., 98 f., 100
Komplexhomöopathie S. 34, 49, 87, 130, 137, 146, 168, 189, 213

Kondome S. 222
Konservierungsmittel S. 116
Konstitution, ererbte S. 217
Konstitutionsbehandlung S. 229
Konstitutionstherapie S. 15, 37, 66, 85, 107, 110, 153, 181, 224, 240
Konzeptionsoptimum S. 229
Koriander S. 112
Kosmetikindustrie S. 57
Krähenfüße S. 241
Krafttraining S. 110
Kräutertee S. 24
Krankheitserreger S. 30
Krebs-Abstrich S. 50
Krebsoperationen S. 178
Krebsrisiko S. 172
Krebstherapie S. 179
Krebstherapie, biologische S. 176
Krebsvorsorge S. 157, 169, 205
Kremer, Dr. med. Heinrich S. 177, 181
Kryo-Therapie S. 50

L

Labordiagnostik S. 81
Lachesis S. 189
Lachfältchen S. 241
Lactobacillen S. 47
Laif® S. 87
Lavendelblüten S. 87, 203
L-Carnithin S. 86
Lebensfreude S. 183
Lebensführung S. 22, 31, 41
Leber S. 69
Leberentgiftung S. 48, 69, 86 f.
Leber-Galle-Entgiftung S. 112
Leber-Galle-Tropfen®-Cosmochema S. 112
Lebermeridian S. 224
Leberreinigung S. 113
Lecithin S. 259
Leinöl S. 135
Leistungsdruck S. 85, 190, 213, 192, 231
Leitbahnen S. 18
LH S. 124
Libido S. 158, 235
- mangelnde S. 252
Lilium Tigrinum S. 49, 239
Limonaden S. 117
Liposome S. 61
Lomaherpan® S. 52, 55
Lösungsmittel S. 142, 232
Löwenzahn S. 112
- Lösung S. 113
Low-Carb-Diät S. 148
L-Taurin S. 86

Lust auf Sex S. 158, 251
Lust S. 236
Lycopodium S. 189
Lymphdrainage S. 87
Lymphentgiftung S. 86, 113
Lymphidiral Basistropfen® S. 49
Lymphomyosot® S. 37, 67, 112, 137, 168
Lysin S. 52

M
Maca S. 86, 259
Macawurzel S. 233
Mäusedornwurzelstock S. 114
Magnetfeldtherapie S. 22
Mammographie S. 162, 169
Mariendistel-Extrakt S. 113
Massagen S. 22, 33, 85 f., 129, 143
Mastodynon® S. 137, 146,168
Matratze S. 201
Meatus-Operation S. 38
Medorrhinum S. 53, 170
»Meer der Säfte« S. 123
Meerrettichwurzel S. 34, 71
Mega CLA S. 102
Melatonin S. 61, 70, 99, 143, 180, 204, 206, 250, 258
Melatoninspiegel S. 31
Melissenblätter S. 52, 55, 87, 203
Menstruationszyklus S. 123 f.
Mercurius corrosivus S. 35
Meridiandiagnostik S. 169
Meridiane S. 18 f., 126, 150
Meridiantherapie S. 165, 172
metabolic balance®-Diät S. 100
Methionin S. 36
Metronidazol S. 44
Miasma, psorisches S. 16
- sykotisches S. 16
- syphilitisches S. 17
Migräne-gastreu® R 16 Tropfen S. 130
Mikrowelle S. 116
Milchsäurebakterien S. 36, 40, 46, 173
Mineralien S. 209
Mineralstoffe S. 22, 60
Mineralstofftabletten S. 118
Mitten-Balance-Kur S. 100
Mönchspfeffer S. 135, 144, 146, 148, 167
Moronal® S. 42
Moxibustion S. 22
Murex S. 239
Musik S. 29, 73, 84
Muskelentspannung nach Jacobson S. 85
Muttermundabstrich S. 173

Mykofungin® S. 42
Mysteclin® S. 45

N
Nachtkerzenöl S. 47, 135
Nägel S. 56
Nahrungsergänzung S. 24, 86, 117, 153, 193
Nahrungsumstellung S. 68
Naranofem® S. 146
Natrium chloratum S. 55
Natrium muriat S. 239
Natrium muriaticum S. 52, 173, 208
Naturtextilien S. 62
Nebennieren S. 244, 257
Nemased® S. 204
nephro-loges® S. 34
Nephroselect® S. 34
Nervoheel® S. 87
Nervoregin® S. 204
NervoreginH® S. 87
Neurexan® S. 204
Nicotinum D 6 S. 64
Nieren-Blasen-Tee S. 34, 37
Nierenentgiftung S. 86, 113
Nierenmeridian S. 224
Nikotinpflaster S. 64
Nizoral® S. 43
Nourish S. 260
Nystatin S. 42

O
Obstessigspülung S. 47
Östradiol S. 61, 185, 243, 248 f., 258
Östriol S. 58, 61, 185, 243, 248 f., 258
»Östriol-Protect« S. 47, 60, 259
Östrogene S. 91, 124, 185, 210, 243, 248 f.
Östrogenproduktion S. 229
Östron S. 249
Ohrakupunktur S. 22, 64, 240
Oligoplex Cimicifuga Madaus® S. 260
Omega-3-Fettsäuren S. 86, 110
Omniflora® S. 36, 46
Operationsnarben S. 240
Organon der Heilkunst S. 14
Orgasmus S. 231, 234
Orthomolarika S. 52
Orthomolekulare Therapie S. 22, 110, 231, 259
Orthosiphonblätter S. 34

P
Papaya S. 59
Pape, Detlef S. 100
PAP-IIID S. 173 f.

Papillomviren S. 50
Paraffine S. 57 f., 61
Partnerschaft S. 133, 142, 151
Pascatox mono® S. 49, 71
Pascatox® S. 52
Pascobal® Tropfen S. 34
Passiflora Oligoplex® S. 204
Passionsblumenkraut S. 87, 203
Pessar-Behandlung S. 238
Pestizide S. 62, 142
Pestwurz S. 136
Pestwurzelstock S. 130
Petadolex® S. 130
Petudolor® S. 136
Pfefferminzöl S. 130
Pfeiffer'sches Drüsenfieber S. 171
Pfingstrose S. 87, 130, 260
Pflanzen, hormonregulierende S. 144
Pflanzenextrakte S. 61
Pflanzenschutzmittel S. 190
Pflanzentherapie, westliche S. 22, 153, 186
Phlebodril® S. 114
Phlogenzym® S. 39, 113, 167
Phönix Silibum® Spag. S. 112
Phönix-Solidago® S. 37, 137
Phosphate S. 190
Phosphor S. 189
Phyto-L® S. 137, 146
Phytotherapie S. 144, 167, 173, 188, 203, 231, 239 f., 259
Pille S. 43, 67, 134, 139, 147, 154 f., 156, 158, 210, 212, 222, 235
Pillula Rehmanniae S. 260
Pilzbefall, im Darm S. 193
Pilzbelastung S. 110
Pilze S. 19, 21, 40, 126, 171
Placebos S. 15
PMS, Mastodynie und schmerzhafte Tage – Stufenplan S. 135 ff.
Potenzen, hohe S. 14
Potenziale S. 217
Pregnenolin S. 254, 258
Preiselbeere/-Extrakt S. 37 f.
Pro Familia S. 236
Problemzonen S. 236
Progesteron S. 61, 124, 185, 247 f., 258
Progesteronproduktion S. 229
Prolaktin S. 124, 185
Propolis S. 31, 52, 55, 71
Propolisept® S. 52, 55
Prothil® S. 133
Psora S. 170
Psychopharmaka S. 81, 87
Psychotherapie S. 107
Pubertät S. 123, 234

Pulsatilla (Küchenschelle) S. 32, 35, 49, 107, 158, 239

Q
Q10 S. 259
qi S. 20
Qigong S. 20, 22
Quecksilber S. 190
Quercetin S. 178, 181

R
Radikalfänger S. 250, 255
Radiowecker S. 200
Radtour S. 72
Rauchen S. 64, 143, 209 f., 212
Regelmäßigkeiten S. 31, 203
Reibesitzbäder (nach Kneipp) S. 47
Remedium® S. 136, 260
Resveratrol S. 67, 178, 181
Rhioval® S. 37
Rhodiola S. 86, 259
Rhus toxicodendron S. 52
Rhythmus S. 29, 31, 73, 84, 86, 139, 143, 201, 203
Rimkus, Volker S. 247
Rituale S. 31, 73, 139
Rohkost S. 118
Rosmarin S. 52
Rosskastaniensamen S. 114
Rote Bete S. 71
Rotweinextrakte S. 211

S
Säure-Basen-Gleichgewicht S. 67, 181
Säure-Basen-Haushalt S. 42, 118
Säureschutzmantel S. 57
Salben S. 57
Salusoy F Femin Balance S. 135
Sanu-C S. 71
Sarsaparilla S. 35
Sauerstofftherapie S. 22
Sauna S. 71, 213
Schachtelhalmkraut S. 167
Schadstoffbelastungen S. 192
Schadstoffe in der Kleidung S. 62
Schadstoffe in der Nahrung S. 192
Scheidenflora S. 40
Scheidenspülungen S. 43
Schilddrüse S. 135
Schilddrüsenhormon S. 254, 258
Schilddrüsenoperation S. 207
Schimmelpilze S. 128, 131 f., 172, 180, 232
Schlaf S. 73, 85, 143, 199, 253
Schlafhygiene S. 200

Schlaflosigkeit S. 242
Schlafmangel S. 127
Schlafplatz S. 24, 86, 171, 200, 203, 205
Schlafrhythmus S. 205
Schlaftabletten S. 201
Schlaftee S. 203
Schleim-Beschaffenheit S. 226
Schleimbildung S. 41
Schleimhäute S. 29 f., 40
Schleimhautsanierung S. 131
Schmerzmittel S. 129
Schokolade S. 115, 206
Schröpfen S. 130
Schüßler-Salze S. 21, 32, 35, 37, 48, 52, 54 f., 60, 67, 72, 87, 102, 110, 130, 136, 145, 167, 173, 181, 186, 188, 204, 213, 231, 233, 240, 257, 260
Schüßler-Salz-Therapie S. 130
Schuldgefühle S. 53
Schulmedizin S. 11
Schwäche, konstitutionelle S. 41
Schweinefleisch S. 117
Schwermetall S. 21, 41, 135, 143, 171 f., 180, 193
- ausleitung S. 68, 148, 153, 188, 190
- belastung S. 128, 132, 224, 228, 232
Schwermetall-Komplex-Farbstoffe S. 62
Selbstbewusstsein S. 108, 151
Selbstheilung S. 14, 33
Selbstuntersuchung der Brust S. 162
Selbstvorwürfe S. 199
Selen S. 32, 255
Sepia S. 43, 52, 67, 85, 88, 181, 189, 233, 239 f.
Sepia-Frauen S. 235
Serotonin S. 81, 86, 88, 205 f., 254, 258
Set-Point S. 102
Sex/Sexualität S. 53, 81, 85 f., 132, 183, 231, 234, 236
Shiatsu S. 20
Silidagoren® S. 34
Sirulina-Algen S. 112
Sojaprodukte S. 117
Solarium S. 63
Somatropin S. 99, 252
Sonne S. 62, 63
Sorgen S. 128, 218
Spaziergang S. 72 f., 84, 86, 203, 213
Spermiogramm S. 223
Spirale S. 159 f.
Sport S. 72, 89, 108, 110, 114
Spurenelemente S. 22, 209

Stada-Blasen-und Nieren-Tee S. 34
Staphisagria S. 107
Staphylokokken S. 44
Steine, bioenergetische S. 180
Steirocall® S. 260
Steirovit® femina S. 159
Sterilisation S. 159
Stoffwechsel S. 95
Strahlen S. 174
- belastung S. 200, 213, 231
- therapie S. 235
Strahlung, elektromagnetische S. 174, 193
Strahlung, geopathische S. 174
Strahlung, ionisierende S. 175
Streptokokken S. 44
Stress S. 34, 108, 80, 83, 118, 127, 133, 190, 192, 199, 202, 210, 213, 228, 235
Stress
- oxidativer S. 32, 70, 180
- hormon ACTH S. 80
- problematik S. 82
- regulation S. 123
Stromic® S. 34, 37
Stützstrümpfe S. 114
Substanzen, giftige S. 232
Sulfur S. 49, 148
Symbioflor I® S. 35, 69, 71
Symbiolact comp® S. 69
Symbiolact® S. 36, 46
Symbionten S. 67, 110
Symbioselenkung S. 22
Syphilinum S. 170

T
Tagesplanung/ -rhythmus S. 192, 257
Taigawurzel S. 71
Taiji S. 20, 22
Taurin S. 259
Tee S. 52, 117, 188
Tee, schwarzer S. 24
Teemischungen S. 146, 232
Temperaturanstieg S. 222
Temperaturkurve S. 221
Temperaturwahlmethode S. 159
Termindruck S. 192, 213
Testosteron S. 61, 251 f., 258
Tetanus-Erreger S. 30
Tetracyclin-Antibiotikum S. 44 f.
Teufelskrallewurzel S. 130
Thuja S. 52 f., 189
Thuja Urtinktur S. 51
Thymianöl S. 47
Tomaten-Extrakt S. 71
Tonsillektomie S. 65
TOXI loges S. 31, 72

Toxine S. 143
Traditionelle Chinesische Medizin (TCM) S. 18, 21 f.
Trägersubstanz S. 14
Traubensilberkerze S. 260
»Triest« S. 249
Tromantadin S. 54
Tryptophan S. 254
Tubenfaktor S. 223, 226
Tuberkulinum S. 170
Tuina S. 22

U
Übersäuerung S. 118, 180
Umckaloabo S. 31, 71
Umweltgifte S. 21, 54, 190, 228
Upelva® spag. S. 137
Uroflan® S. 34
Utrogest® S. 247

V
Vagiflex® S. 45, 47
Vaginale Infektionen – Stufenplan S. 46
Vaginalflora S. 47
Vaginalschleimhaut S. 40
Vaginalspülung S. 47
Valeraniaheel® S. 87
Varicella-Zoster-Virus S. 54
Variolum S. 55
Venoplant® S. 114
Venostasin® S. 114

Venus-Typ S. 123
Viagra S. 236
Viren S. 19, 21, 171
Viru-Merz® S. 54
Vitalfeldtherapie S. 22
Vitalkost S. 24, 67, 86
Vitalstoffdefizite S. 159, 172
Vitalstoffe S. 22, 181
Vitalstoffstatus S. 207
Vitamin B6 S. 86
Vitamin C S. 32, 110, 255
Vitamin D S. 86, 259
Vitamin-B-Komplex S. 86, 203, 259
Vitamine S. 22, 60, 209
Vitamin-E-Öl S. 61
Vitaminmangel S. 190
Vollkornprodukte S. 117
Vollwertkost S. 46, 100, 116
Vulkanerde S. 118

W
Wachstumshormon S. 110, 117, 252, 258
Wärme S. 33
Wärmetherapie S. 153
Wasser S. 13, 20, 24, 86, 117, 213, 259
Wasserbett S. 201
Wechselduschen S. 71
Wechseljahre S. 12, 187, 210, 235, 241 ff.

Weiblichkeit S. 106, 132, 218
Weidenrinde S. 130
Wetterwechsel S. 128
Wobenzym N® S. 52
Wobenzym® S. 39
Wohnungsgifte S. 190
Wolfstrappkraut S. 136
Worm, Nicolai S. 100
Wright, Jonathan S. 247
Wundheilung S. 253

X
Xingyiquan S. 20

Y
Yamswurzel S. 148, 168, 247
Yin und Yang S. 20
Yoga S. 85, 130, 135

Z
Zärtlichkeit S. 33, 234
Zellatmung S. 178
Zeller®-Kopfweh-Drg. S. 130
Zervikalschleim S. 222
Zervixfaktor S. 223, 226
Zink S. 32, 110, 255
Zucker S. 36, 59
Zuckerstoffwechsel S. 99
Zugluft S. 127
Zusatzstoffe S. 116
Zyklus S. 123

Register der Krankheiten und Symptome

A
Abgeschlagenheit S. 254
Abnutzung S. 93
Adipositas S. 143
Aggressivität S. 17
Aids S. 17
Akne S. 65, 67, 155
Allergien S. 16, 22, 65, 118, 191
Altern, vorzeitiges S. 218, 243
Altersdiabetes S. 91
Altersbeschwerden, Linderung der S. 248
Alzheimer S. 17, 250, 253
Amenorrhoe S. 141, 145
Angespanntheit S. 87
Angstzustände S. 250 f.

Antriebsschwäche S. 256
Arterienverkalkung S. 251
Arteriosklerose S. 16, 210
Arthrose S. 93, 253
Asthma S. 238
Atemwegsinfekte S. 15, 63
Ausbleiben der Monatsblutung S. 107, 145
Ausbleiben einer gewollten Schwangerschaft S. 155
Ausfluss S. 12, 40, 42, 44, 238, 249
Ausstülpung der Muttermundschleimhaut S. 156
Autoimmunerkrankung S. 17, 171

B
Beckenschiefstand S. 114
Behaarung, männliche S. 187
Beschwerden, gastrointestinale S. 154
Beschwerden, vegetative S. 22
Besenreiser S. 108, 114
Bindegewebsschwäche S. 238
Bindegewebsverhärtungen S. 16
Blähungen S. 68
Bläschen S. 51, 54
Blasenentleerungsstörungen S. 238
Blasenentzündungen S. 33 f., 38, 47, 249
Blutdruckanstieg S. 154

Blutfette, erhöhte S. 16
Bluthochdruck S. 210 f., 235, 244, 248
Blutung, zu stark und zu lang S. 139, 146, 186
Brachymenorrhoe S. 141
Brechreiz S. 127
Brennen S. 40, 42, 44, 51
Bronchitis S. 31, 40
Bronchitis, chronische S. 238
Brustkrebs S. 124, 155, 161, 246, 248, 250
Brustschmerzen S. 173
Brustspannungen S. 125, 154
Bulimie S. 106
Burnout S. 80 ff., 115

C
Candida-Entzündung S. 42
Candida-Pilze S. 34, 180, 232
Cellulitis S. 12, 57, 108 f., 110, 117, 124, 251 f.
Chlamydien S. 44, 46
Cimicifuga S. 260
Colitis ulcerosa S. 17

D
Damenbart S. 251
Dauerstress S. 87
Depressionen S. 17, 81, 87, 118, 125, 147, 154, 205, 209, 242, 250 f., 254
Depressionsneigung S. 132, 256
Diabetes S. 16, 67, 93, 96, 118, 210, 235, 252
Diabetes mellitus S. 91
Druckgefühl S. 238
Dysmenorrhoe S. 136

E
Eierstockentzündung S. 138 214
Eierstocktumor S. 138
Eierstockzyste S. 32, 138, 182, 187
Eileiterschwangerschaft S. 138
Eisprung-Schmerz S. 138
Ektopie S. 141, 156 f.
Ekzeme S. 68
Endometriose S. 133, 138, 142, 149, 187, 232
Entstellungen S. 17
Entzündung von Gebärmutter, Eileiter und Eierstöcken S. 38
Entzündungen S. 190
Erbbelastung, medorrhinische S. 224
Erkältungen S. 125
Erkrankungen, chronische S. 22
Ess-Brech-Sucht S. 106

F
Fehlbildung S. 133
Fehlernährung S. 213
Feigwarzen S. 50 53
Fettsucht S. 78
Fibroadenome S. 162
Fieber S. 35, 54
Fieberbläschen S. 54
Figrome S. 50
Fisteln S. 17
Fluor S. 44
Fremdkörpergefühl, in der Scheide S. 238
Fröstheln S. 86
Fruchtbarkeitsprobleme S. 249

G
Gallengries S. 165
Gallensteine S. 113, 165
Gebärmutterhalskrebs S. 155
Gebärmutterkrebs S. 180
Gebärmuttersenkung S. 238, 240
Gedächtnisleistung, verminderte S. 254 f.
Gedächtnisstörungen S. 81, 251
Gelbkörperschwäche S. 224, 232
Gelenkentzündungen S. 255
Genitalherpes (Herpes genitalis) S. 51
Genitaltuberkulose S. 150
Gereiztheit S. 81, 126, 132
Geschlechtskrankheit S. 40
Geschwülste, gutartige S. 170
Geschwüre S. 17
Gesichtsschmerzen S. 54
Geweberänderungen in der Brust S. 125
Gewebsverdichtungen S. 123
Gewichtsprobleme S. 124, 154
Gicht S. 16
Gonorrhö S. 16
Grippe S. 30, 150
»Gürtelrose« S. 54

H
Haemophilus-vaginalis S. 44 f.
Harndrang S. 42, 238
Harninkontinenz S. 238, 240
Harnverhaltung S. 238
Harnwegsinfekte S. 238
Hautekzeme S. 118
Hautkrebs S. 63
Hautverfärbungen, bräunliche S. 154
Heißhunger S. 96
Herpes labialis S. 54
Herpes S. 50, 53 f., 173
Herzattacke S. 209

Herzinfarkt S. 118, 209 ff., 248
Herzklopfen S. 243, 256
Herzkranzgefäße S. 154
Herz-Kreislauferkrankungen S. 253
Herzprobleme S. 117
Herzrhythmusstörungen S. 118
Heuschnupfen S. 190
Hitzewallungen S. 124,, 243, 256
Hörstörungen S. 154
Hormonmangel S. 224, 238
Hormonstörungen S. 107, 223
Hypermenorrhoe S. 141

I
Infektanfälligkeit S. 30 f.
Infekte, grippale S. 232
Infekte, unausgeheilte S. 171
Infektionskrankheiten S. 16
Infertilität S. 219
Insulinresistenz S. 91
Ischialgien S. 114
Isoflavone S. 260

J
Juckreiz S. 40, 42, 44, 190 f.

K
Kinderlosigkeit S. 232
Kinderwunsch/ -unerfüllter S. 47, 153, 219
Knocheneiterungen S. 17
Knochenentkalkung S. 118
Knötchen in der Brust S. 164
Knoten der Brustdrüsen S. 156, 161
Konzeptionsoptimum S. 222
Kopfschmerzen S. 125, 132, 154
»Krätze« S. 16
Krampfadern S. 108, 113, 124
Krampfanfälle S. 154
Krämpfe S. 44, 123
Krebs S. 11, 17, 32, 44, 50, 64, 117, 157, 162, 166, 169 f., 172 f., 177, 248, 255
Kreislauf S. 213
Kreuzschmerzen S. 44, 114

L
Lebensmittelallergie S. 190
Leber, Belastung/Tumor S. 154
Libidostörungen S. 235, 256
Libidoverlust S. 126
Lippenherpes S. 11, 54
Lungenkrankheiten S. 15
Lustlosigkeit S. 82
- sexuelle S. 82

M

Magengeschwür S. 117
Magersucht S. 78, 106
Mammakarzinom S. 175
Mandelentzündung, chronische S. 184 f.
Mandelentzündungen S. 31 f., 65, 232
Mastopathie (schmerzhafte) Knötchenbildung in der Brust S. 157, 161
- Stufenplan S. 167
Menorrhagie S. 141
Menstruation, verfrühte S. 145
Menstruation, verspätete S. 145
Metastasen S. 170, 177
Metrorrhagie S. 141
Migräne S. 12, 15, 125, 127, 154, 249
Minderwertigkeitskomplexe S. 16, 108
Mischinfektionen, bakterielle S. 45
Müdigkeit S. 81, 86, 243, 253 f.
Multiple Sklerose (MS) S. 17, 171
Mumps S. 227
Muskelschwäche S. 154, 251
Muttermal S. 64
Muttermundverschluss S. 133
Mykoplasmen S. 45
Myome S. 12, 31 f., 133, 182

N

Nagelpilz S. 69
Nasennebenhöhlenentzündung S. 31 f., 126, 224
Nerven, schlechte S. 82, 132
Nervenleiden, degenerative S. 17
Neurodermitis S. 56, 190, 192
Niedergeschlagenheit S. 81, 88, 123, 207
Nierenbeckenentzündung S. 38

O

Ödeme S. 113
Östrogenmangel S. 42
Oligomenorrhoe S. 141
Orangenhaut S. 108 f.
Osteoporose S. 248, 251, 253

P

Parkinson S. 17
Partnerschaftskonflikte S. 81, 235
Perfektionismus S. 124
Periodenschmerzen S. 132, 134, 173
Pickel S. 68
Pigmentflecke S. 64
Pilze S. 16, 67
Pilzinfektionen S. 40, 44, 192
Polymenorrhoe S. 141
Prämenstruelles Syndrom (PMS) S. 123, 132, 138, 147
Probleme beim Wasserlassen S. 243
Probleme mit der (falschen) Pille S. 154
Progesteronmangel S. 157, 232, 242
Prolaktinom S. 224
Pusteln S. 68

R

Reizbarkeit S. 123, 147
Reizblase S. 37
Rheuma S. 16, 118, 154
Rückenschmerzen S. 243

S

»Schaufensterkrankheit« S. 211
Scheidenpilz S. 40
Scheidenpilzinfektionen S. 156
Schilddrüsenstörung S. 32, 154, 224
Schlafstörungen S. 81, 87, 124 f., 199, 256
Schlaganfall S. 11, 212, 248
Schlappheit S. 82, 86, 243
Schleimhäute, trockene S. 243
Schleimhautnester im Bauchraum S. 149
Schmerzen S. 12, 149
- vor und während der Periode S. 125
- beim Geschlechtsverkehr S. 235, 238
- in der Nierengegend S. 35
- ziehende S. 238
Schmerzzustände S. 22
Schmierblutungen S. 126, 132
Schokoladenzysten S. 149, 187
Schorf S. 190
Schwangerschafts-Komplikationen S. 249
Schwellungen S. 79, 86, 113, 136
Schwindel S. 154
Schwitzen S. 243
Sehstörungen S. 154
Sexualstörungen S. 234
Sonnenbrand S. 62
Soor-Entzündung S. 42
Soorkolpitis S. 42
Spannungsgefühl S. 51, 113
- in der Brust S. 132, 147
Speckgürtel S. 243
Spermiogramm S. 223
Sportverletzungen S. 39
Spotting S. 141
Stauungsdermatitis S. 113
Sterilität S. 219, 223
Stimmungsschwankungen S. 123, 207, 255
Störungen, sexuelle S. 218
Stoffwechsel-Erkrankungen S. 235
Sucht S. 64
Suizidneigung S. 17
Syndrom der polyzystischen Ovarien S. 224
Syphilis S. 50, 125

T

Thromboserisiko S. 114, 158, 246
Trauer S. 88
Traurigkeit S. 209
Trichomonaden S. 45
Trichomoniasis S. 44
Tripper S. 16, 41, 125
Tuberkulose S. 15, 125
Tumor S. 11, 16, 169 f.
Tumor, im Gehirn S. 224
Typ-II-Diabetes S. 91, 93

U

Übelkeit S. 132
Übergewicht S. 89, 210, 213, 238
Überlastung S. 80
Unfruchtbarkeit S. 182, 227
- beim Mann S. 227
Unlust, sexuelle S. 132
Unruhezustände S. 87
Unterbauchschmerzen S. 138, 149
Unterleibsbeschwerden S. 126
Unterleibsentzündungen S. 33, 38, 224
Unterleibserkrankungen S. 31
Unterleibsschmerzen, krampfartige S. 132
Unterleibstumore, gut- und bösartig S. 155

V

Vaginale Mischinfektionen S. 42
Vaginalinfektionen S. 154, 249
Venenklappenschäden S. 114
Veränderung der Libido S. 154
»Verblühen« S. 241
Verdauungsprobleme S. 31, 243
Vergreisung (Senilität) S. 253
Verkrampfungen S. 87
Verschleimung S. 79
Verschluss der Vagina S. 133
Verstimmungen, depressive S. 124, 126, 182 205, 254
Verstopfung S. 68, 238
Verwachsungen S. 138

Virus-Infektionen der Haut und Schleimhäute S. 16
Vitalität, geringe S. 251
Vitalstoffmangel S. 107
Völlegefühl S. 68

W

Wasseransammlungen S. 154
Wasserlassen, häufiges S. 44
Wechselbeschwerden S. 256, 260
Wechseljahrsbeschwerden S. 47, 182
Windpocken S. 54
Wucherungen S. 16
Wundstarrkrampf S. 30

Z

Zerviskarzinom S. 141
Zervixpolyp S. 141
Zervizitis S. 141
Ziehen im Unterleib S. 132
Zoster (Herpes) S. 54
Zuckerkrankheit S. 91
Zuckerstoffwechsel-Störungen S. 154
Zunge, blasse S. 86
Zunge, rote S. 87
Zwanghaftigkeit S. 17, 124
Zyklusstörungen S. 15, 47, 139, 187, 225, 232, 249
Zysten S. 47, 162
Zysten, in den Eierstöcken S. 242

Leben mit Kindern

Vorbeugen, stärken und gesund bleiben

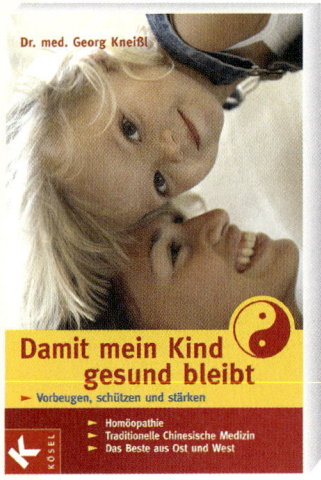

Dr. med. Georg Kneißl
DAMIT MEIN KIND GESUND BLEIBT
Vorbeugen, schützen und stärken.
Homöopathie. Traditionelle Chinesische
Medizin. Das Beste aus Ost und West
304 Seiten. Klappenbroschur
ISBN 978-3-466-30743-2

Ob Erkältungen, Hautprobleme oder Allergien, ob psychosomatische Krankheiten oder Verhaltensauffälligkeiten: Dieses Buch zeigt, wie Sie die körperliche und seelische Entwicklung Ihres Kindes mit sanften und einfachen Mitteln positiv unterstützen können. Auf der Basis von Homöopathie und der Fünf-Elemente-Lehre aus der Traditionellen Chinesischen Medizin bietet es alle wesentlichen Informationen rund um die Gesundheit des Kindes. Mit zahlreichen praktischen Tipps, die sich leicht in den Familienalltag integrieren lassen, vielen Fallbeispielen, Fotos, Farbleitsystem und ausführlichem Register.

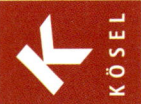

SACHBÜCHER UND RATGEBER
kompetent & lebendig.

www.koesel.de
Kösel-Verlag München, info@koesel.de